KiWi
1780

Das Buch

Puh, ist das heiß hier! Warum bin ich plötzlich eine solche Mimose? Warum wälze ich mich schlaflos im Bett? Was soll das Ganze? Irgendwann trifft es jede: Die Hormonumstellung beginnt und erwischt uns meist mitten in der Hochphase des Lebens. Was tun, wenn sich »Forever Young« als Unfug erweist? Die Wechseljahre-Beraterin Ellen Cornely-Peeters nimmt uns mit an den Start in eine spannende zweite Lebenshälfte, erklärt mit Augenzwinkern, was körperlich und seelisch in uns vorgeht, und macht nicht zuletzt viel Mut. Denn als Dolmetscherin für das Hormon-Babylon weiß sie: Die Wechseljahre sind nicht nur die Zeit möglicher Hitzewallungen und Gefühlsausbrüche, sondern auch und vor allem die Zeit, eigene Wünsche und Bedürfnisse zu erkennen und anzuerkennen. Die Zeit, bisher unerfüllte Lebensträume Wirklichkeit werden zu lassen. Klingt gar nicht so schlecht ...

Die Autorin

Ellen Cornely-Peeters, geboren 1962, ist ausgebildete Krankenschwester für Anästhesie und Intensivmedizin. In ihrer Beratungspraxis für ganzheitliche Frauengesundheit in Gummersbach berät sie seit über 12 Jahren Frauen rund um das Thema Wechseljahre und Gesundheitsprävention. »Ach, Meno! Eine Wechseljahre-Beraterin macht Mut« ist ihr erstes Buch.
Ulrike Bremm, geboren 1968, studierte Politikwissenschaft und Sprachen. Seit bald 25 Jahren führt sie Interviews mit Prominenten. Sie arbeitet als freie Journalistin für Zeitschriften wie *Emotion* oder *Psychologie bringt dich weiter* und ist Dozentin und Buchautorin. Mit ihrer Familie lebt sie bei Köln.

Ach, Meno!

Ellen Cornely-Peeters
mit Ulrike Bremm

Eine Wechseljahre-Beraterin macht Mut

Kiepenheuer & Witsch

Aus Verantwortung für die Umwelt hat sich der Verlag Kiepenheuer & Witsch zu einer nachhaltigen Buchproduktion verpflichtet. Der bewusste Umgang mit unseren Ressourcen, der Schutz unseres Klimas und der Natur gehören zu unseren obersten Unternehmenszielen. Gemeinsam mit unseren Partnern und Lieferanten setzen wir uns für eine klimaneutrale Buchproduktion ein, die den Erwerb von Klimazertifikaten zur Kompensation des CO_2-Ausstoßes einschließt.

Weitere Informationen finden Sie unter
www.klimaneutralerverlag.de

FSC
www.fsc.org
MIX
Papier aus verantwortungsvollen Quellen
FSC® C083411

Verlag Kiepenheuer & Witsch, FSC® N001512

1. Auflage 2021

Covergestaltung: Sabine Kwauka
Covermotive: Foto der Autorin © Sabine König,
Motiv Umschlagrückseite © owatta / shutterstock.com
Gesetzt aus der ScalaPro
Satz: Buch-Werkstatt GmbH, Bad Aibling
Druck und Bindung: CPI books GmbH, Leck
ISBN 978-3-462-00118-1

Inhalt

Einleitung

Gewöhnlich kommt jede Frau
in die Wechseljahre,
doch diese sind wirklich alles –
außer gewöhnlich!

Falls auch Sie zu den über 16 Millionen Frauen in Deutschland gehören, die zwischen 38 und 65 Jahre alt sind, dürfte Sie dieses Buch über die »heißen« Jahre brennend interessieren.

Die Wechseljahre. Nicht wirklich eine Lebensphase, auf die jede Frau sehnsüchtig wartet. Zu negativ ist sie in unserer Gesellschaft immer noch besetzt. Doch ob wir wollen oder nicht: Früher oder später erleben wir alle diese wechselhaften Zeiten. Ich selbst habe die Menopause bereits hinter mir gelassen und bin zu der festen Überzeugung gelangt, dass nicht die Wechseljahre selbst das eigentliche Problem darstellen – es ist die große Verunsicherung, die mit den körperlichen und seelischen Veränderungen durch die Hormonumstellung einhergeht.

Da Sie dieses Buch in den Händen halten, gehören Sie wahrscheinlich zu den zwei Dritteln der Frauen, die mehr oder weniger starke Beschwerden haben und wissen möchten, worin die Ursache dafür liegt – und was sie dagegen tun können. Ich widme es allen Frauen, die erfahren wollen, wodurch ihr Leben auf den Kopf gestellt wird. Sowie ihren Partner*innen, Kindern und Kolleg*innen, die das seltsame Wesen, das da plötzlich an ihrer Seite lebt oder arbeitet, verstehen möchten.

Ich selbst hätte mir das Know-how, das zwischen diesen Seiten steckt, damals für meine Wechselzeit gewünscht. Es setzt sich zusammen aus wissenschaftlichen Erkenntnissen, Beobachtungen der Komplementärmedizin sowie Inhalten meiner Aus- und Weiterbildung zur zertifizierten Wechseljahre-Beraterin. Aber es basiert auch auf meinem eigenen Erleben, intensiven Gesprächen mit Freundinnen, die meine Sichtweise immer wieder geschärft und erweitert haben – und vor allem auf Erfahrungsberichten all der Klientinnen, die ich in meiner zwölfjährigen Tätigkeit als Wechseljahre-Beraterin mit eigener Praxis in Einzelgesprächen, bei Vorträgen oder in Workshops beraten durfte. All die Begegnungen und Gespräche tragen dazu bei, dieses Buch mit »Leben« zu füllen.

Ob wir mit Ende 30, Mitte 40 oder Anfang 50 in die Wechseljahre kommen, hängt von vielen individuellen Faktoren ab wie vor allem der genetischen Disposition. Belastungen durch Umwelteinflüsse sowie physische und psychische Überforderung können zu einem vorzeitigen Beginn der Wechseljahre führen. Aber keine Frau wacht morgens auf und weiß: »Aha, jetzt ist es also so weit!« Manchmal kommen die Veränderungen eher schleichend daher, sodass wir uns gut in die neue Situation einfinden können, manchmal jedoch so schnell, dass wir das Gefühl haben, mit Vollgas gegen die Wand gefahren zu sein. Einigen machen eher körperliche Symptome zu schaffen, andere haben im seelisch-emotionalen Bereich ihre Probleme. Wieder andere kämpfen mit harten Bandagen gegen die Zeichen der Zeit. Forever Young? Den Feldzug gegen das Alter können wir nicht gewinnen.

Da wir alle sehr unterschiedlich geprägt sind, in unterschiedlichen Lebensverhältnissen stecken und individuelle Bedürfnisse haben, erlebt jede Frau die Wechseljahre anders. Der Verlauf der Wechseljahre wird auch von Faktoren wie der Selbstwahrnehmung, unserer Lebenszufriedenheit, der Anerkennung, die wir im Beruf, in unserer Partnerschaft und unserem sozialen Umfeld erfahren, sowie dem allgemeinen Gesundheitsstatus beeinflusst.

In diesem Buch finden Sie Antworten darauf, welche Symptome zu welcher Phase gehören und warum wir sie bekommen. Es ist hilfreich und wichtig zu wissen, welche Rolle die Hormone bei diesem Auf und Ab spielen – und was wir selbst unternehmen können, um den Umstellungsprozess, den Übergang in einen neuen Lebensabschnitt, positiv zu beeinflussen. Gut informiert zu sein, stärkt unser Selbstbewusstsein und gibt uns Sicherheit. Wenn wir lernen, unsere Befindlichkeiten auch als Signale oder sogar als Weckrufe zu verstehen, wenn wir die Zeichen von Körper und Seele richtig deuten können, fällt uns der Umgang damit viel leichter – und die Beschwerden können meist deutlich gemildert werden.

Die Wechseljahre sind weder eine Krankheit, die es wegzutherapieren gilt, wie manch findige Pharmaunternehmen uns glauben machen wollen, noch ein Fluch, wie manche Frauen meinen. Aber sie fordern uns ganz schön heraus. Denn der Rhythmuswechsel kann unser Leben völlig aus dem Gleichgewicht bringen. Meist kommen physische und psychische Beeinträchtigungen als Kombipaket daher. Wenn wir uns nicht mit ihnen auseinandersetzen, können sie uns auf lange Sicht krank machen. Je nach Erziehung, Glaubenssätzen, Lebensstil und der Verdrängung der Signale können sich die Probleme verstärken oder heftiger ausfallen. Aber keine Angst: Ich gebe Ihnen allerlei bewährte Maßnahmen und Mittel zur Linderung von Beschwerden an die Hand.

Gute Zeiten, schlechte Zeiten – das gilt auch für die Wechseljahre. Momente voller Zweifel wechseln sich ab mit Momenten voller Zuversicht. Da die Hormonumstellung in mehreren Phasen verläuft, kann sich dieser Prozess über einen Zeitraum von mehreren Jahren hinziehen. Von fünf bis hin zu 15 Jahren ist alles dabei – eine verdammt lange Zeit! Doch das macht auch Sinn. So haben wir ausreichend Gelegenheit, die Dinge zu regeln, die wir verändern möchten oder sogar müssen. Und wenn wir unsere »Altlasten« erst einmal entsorgt haben, können wir mit Gelassenheit, Leichtigkeit und Happiness in unsere Zukunft starten.

Worum es mir, neben individuellen Lösungen für Ihre persönliche Wechselzeit, vor allem geht: um einen Perspektivenwechsel, einen positiven Blick auf die Wechseljahre. Denn sie sind besser als ihr Ruf. Ich möchte Sie ermuntern und ermutigen zu entdecken, wie wegweisend und wertvoll dieser Umstellungsprozess sein kann. Tatsache ist: Die Wechseljahre sind eine Chance, unserem Leben noch einmal eine neue Richtung zu geben. Die Zeit, unsere ureigenen Wünsche und Bedürfnisse zu erkennen. Zu überlegen, was noch auf unserer Bucket List steht, und bisher unerfüllte Lebensträume endlich Wirklichkeit werden zu lassen.

Doch bis dahin können uns stürmische Zeiten bevorstehen. Bis wir wieder in ruhigem Fahrwasser sind und Land in Sicht ist, gilt es, so manche Klippe zu umschiffen. Mit meinem Buch möchte ich Ihnen einen Leuchtturm der Orientierung, Klarheit und Sicherheit bieten. Ich möchte Sie dabei unterstützen, Ihren ganz persönlichen Weg durch diese turbulente Lebensphase zu finden. Stürzen wir uns in den folgenden Kapiteln gemeinsam ins Abenteuer Wechseljahre!

Bin ich schon drin? Der Wechseljahre-Selbsttest

Mit diesen Fragen können Sie leicht herausfinden, ob der Hormonwechsel bei Ihnen schon im Gange ist:

	ja	nein
Sind Sie zwischen 40 und 50 Jahre alt?		
Sind Sie ohne erkennbaren Grund reizbarer, angespannter und nervöser als sonst?		
Fühlen Sie sich in letzter Zeit schnell erschöpft oder überlastet?		
Leiden Sie unter Konzentrationsproblemen oder Vergesslichkeit?		
Bemerken Sie bisher unbekannte depressiven Verstimmungen, Antriebsarmut und/oder Stimmungsschwankungen?		
Sind Sie öfter nah am Wasser gebaut?		
Leiden Sie unter ungewohnten Ängsten bis hin zu Panikattacken?		
Fühlen sich Ihre Brüste praller und empfindlicher an?		
Bemerken Sie »schwere« Beine, geschwollene Finger oder Augenlider?		
Leiden Sie öfter an Völlegefühl und aufgeblähtem Bauch?		

Haben Sie öfter Verstopfung?		
Hat sich Ihr Zyklus verändert, verkürzt, verlängert? Oder haben Sie unregelmäßige Blutungen?		
Haben Sie ungewöhnlich starke oder schwache Blutungen? Oder sind diese längere Zeit komplett ausgeblieben?		
Haben Sie neuerdings Probleme mit dem Ein- oder Durchschlafen?		
Bemerken Sie plötzlich auftretende Schweißausbrüche oder Hitzewallungen?		
Nehmen Sie zu, ohne Ihre Essgewohnheiten verändert zu haben?		
Ist Ihre Haut ohne erkennbare äußere Ursache trockener geworden?		
Leiden Sie auf einmal unter plötzlichem Herzrasen und Blutdruckschwankungen?		
Haben Sie Schmerzen in Gelenken und Muskeln, die Sie bisher nicht kannten?		
Leider Sie öfter unter Harnwegsinfektionen, häufigem Harndrang oder unwillkürlichem Harnabgang?		
Sind Ihre Schleimhäute (Augen, Nase, Vagina) trockener geworden?		

1. *Meine ganz persönliche wechselhafte Geschichte*

Mit 38 kam ich in die Wechseljahre. Mit 38?! Jawoll, und zwar mit Pauken und Trompeten! Die Wechseljahre – das ist was für »alte« Frauen, hatte ich immer gedacht. Warum mein Körper in dieser Zeit plötzlich anfing, verrücktzuspielen, wurde mir allerdings erst viel später klar. Das Frühwarnsystem war angesprungen, um mich auf die beginnenden hormonellen Veränderungen hinzuweisen – aber ich hatte damals noch keine Dolmetscherin an Bord und verstand die Signale nicht. Prämenopause, so hätte die Übersetzung gelautet.

Zu sagen, dass ich plötzlich an Konzentrationsstörungen litt, wäre eine verniedlichende Umschreibung der Tatsachen. Mein Kopf ähnelte mehr und mehr einem Sieb. Meine Vergesslichkeit nahm existenzbedrohende Züge an. Ich hatte die Buchhaltung der Firma meines Mannes nicht mehr im Griff. Immer häufiger gab es Rückfragen aus dem Steuerbüro zu fehlerhaften Buchungen und fehlenden Unterlagen. Unser ganzes Haus war gespickt mit Post-its. Jede Telefonnummer, jede PIN – bisher fein säuberlich in meinen Gehirnwindungen abgespeichert – musste notiert werden. Mehrfach war meine EC-Karte gierig vom Automaten geschluckt worden, als wäre er dem Tod durch Verdursten nahe, weil ich mich – selbst nach dem dritten Versuch – partout nicht an diese vier kleinen Ziffern erinnern konnte. An der Supermarktkasse lieh mir eine mir entfernt bekannte Frau Geld, als ich mein Portemonnaie vergessen hatte. Ich lebte in panischer Angst, irgendeinen wichtigen Termin zu verschwitzen. Peinlich, aber wahr: Einmal vergaß ich sogar, mein Kind von der Schule abzuholen!

Der zweite Schub ereilte mich im Alter von 42. Zu meinen Konzentrationsproblemen kamen weitere »Befindlichkeitsstörungen« hinzu: Ich fühlte mich komplett erschöpft und kraftlos. Nachts wälzte ich mich schlaflos im Bett hin und her. Um tagsüber gereizt zu sein und beim nichtigsten Anlass vor Wut an die Decke zu gehen. Schuld waren immer die anderen, wenn irgendwas nicht so funktionierte wie geplant. Auch mein Mann konnte mir nichts mehr recht machen. Phasenweise konnte ich ihn im wahrsten Sinne des Wortes nicht mehr riechen.

Ich verstand mich selbst nicht. Ich hatte doch ein erfülltes Leben: Ich war mit meinem Mann auf einer Wellenlänge, unsere zwei Töchter (vier und sieben) waren unser ganzes Glück. Wir hatten gerade nach unserem Umzug aus Köln gemeinsam die Arztpraxis meines Mannes in Gummersbach aufgebaut, die ich als Praxismanagerin leitete. Was war denn plötzlich mit mir los?

Als sich auch noch Herz- und Gelenkschmerzen dazugesellten, machte ich mir ernsthafte Sorgen um meinen Gesundheitszustand und suchte den Hausarzt meines Vertrauens auf. Nachdem alle Untersuchungen abgeschlossen waren, gratulierte er mir zu meiner tadellosen Verfassung: »Sie sind eine Frau in den besten Jahren! Biologisches Alter glatte zwei Jahre jünger als das kalendarische.« Alle Werte, alle Tests hatten keine Auffälligkeiten ergeben. »Sie müssen sich keine Sorgen machen, Frau Cornely-Peeters«, verkündete mein Arzt gut gelaunt. »Alles in bester Ordnung!«

Na, diese Meinung teilte ich nun allerdings überhaupt nicht. Nach drei Monaten wurden die Beschwerden sogar noch schlimmer. Ich war verunsichert, frustriert und verzweifelt, denn ich hatte überhaupt keine Erklärung für dieses Wesen von einem anderen Stern, das sich da in mir breitgemacht hatte. Da der jährliche Vorsorgetermin anstand, machte ich mich auch gleich noch auf den Weg zur Frauenärztin. Wie beim Hausarzt war auch hier alles im Lot.

Also dann – weitermachen wie bisher? Das ließ mein Körper nicht zu. Denn ich verspürte ein immer größeres Bedürfnis nach Ruhe und Alleinsein. Ich brauchte Zeit. Zeit für mich! Unter anderem buchte ich eine Auszeit in einem »Schweige«-Kloster. Eine wirklich grandiose Erfahrung! Ich musste mich niemandem erklären, wurde mit köstlichem Essen versorgt und holte mir Kraft in der Meditation, im Klostergarten und in der Klosterkapelle. Keine Verpflichtungen, keine Termine. Einfach nur Stille. Der Himmel auf Erden …

Wieder angekommen im Alltag als berufstätige Mutter und Ehefrau und Mitglied der Schulpflegschaft wurde mir schnell klar, dass ich in meinem gewohnten Tempo nicht mehr weiterarbeiten wollte – und offensichtlich auch nicht konnte. Denn nach einiger Zeit wiesen mir zunehmende Herzrhythmusstörungen, innere Unruhe und Panikattacken erneut den Weg zum Arzt.

Diverse Tests, EKG, Blutuntersuchungen – und wieder kein Ergebnis. Der sicher gut gemeinte Rat meines Hausarztes, mir mal eine Pause zu gönnen, vielleicht in den Urlaub zu fahren, brachte mich dann völlig aus der Fassung. Denn: Ich kam gerade aus dem Urlaub!

Kurz entschlossen machte ich mich selbst auf die Suche nach Antworten. Ich begann zu recherchieren: Zu was passten die Symptome? Beginnende Demenz? Hirntumor? Burnout? Herzinfarkt? Diabetes? Ich hatte keine Ahnung. All diese Symptome auf einem Haufen ergaben für mich überhaupt keinen Sinn. Und dabei hatte ich als ausgebildete Fachschwester für Anästhesie und Intensivmedizin eigentlich gedacht, mich ein wenig mit der Materie auszukennen …

Je tiefer ich ins Internet eintauchte, desto größer wurden

meine Augen: WECHSELJAHRE? War das des Rätsels Lösung? Ich konnte es kaum glauben.

Also wieder auf zur Gynäkologin. Die Frauenärztin bestätigte zwar: Nun ja, durchaus, einige Symptome würden schon zu den Wechseljahren passen – aber nein, das könne nicht sein, ich sei dafür noch viel zu jung. Außerdem fehlten die typischen Hitzewallungen. Ihr Erklärungsversuch: »Können Ihre Unruhe und die Panikstörungen nicht daran liegen, dass Sie unzufrieden sind, nicht ausgelastet?«

Ich dachte, ich höre nicht richtig! Unzufrieden? Ja, natürlich war ich unzufrieden – wie sollte ich mich denn sonst fühlen? Ich, die Powerfrau, war auf einmal energielos, lustlos und erschöpft! Aber was hieß hier nicht ausgelastet? Das war doch die Höhe! Ein Fulltime-Job in einer Arztpraxis, ein pubertierendes Kind, ein Ehrenamt in der Schule, der Haushalt und ein riesiger Garten, die ich ohne die Unterstützung irgendwelcher Servicekräfte bewältigte ... Wenn das nicht ausgelastet sein sollte – was dann?

So zog ich unverrichteter Dinge wieder von dannen und fühlte mich wie ein Hypochonder. Bei meinem nächsten Termin bei der Frauenärztin bat ich um einen Hormontest. Ich wollte endlich Klarheit! Das niederschmetternde Ergebnis ließ nicht lange auf sich warten: Hormonwerte out of order! Ich hatte die Werte einer 80-jährigen Frau – und das mit 46! Postmenopause – was für ein Schock! Denn das hieß im Klartext: Ich hatte die hormonelle Umstellungsphase, die Wechseljahre, schon fast hinter mir ... Dass meine Periode schon länger ausgeblieben war, hatte ich auf die Verhütung mit der Hormonspirale geschoben, die die Menstruation unterdrückt.

Sosehr mir die Entdeckung auch zu schaffen machte – endlich hatte ich es schwarz auf weiß: Ich hatte mir das alles keineswegs eingebildet. Es bestanden definitiv Zusammenhänge zwischen den vielfältigen körperlichen und seelischen Symptomen, die mich so beängstigt hatten, und dem ganz natürlichen Rückzug der Hormone. Nun wusste ich Bescheid. Die »Aufklärung« des Falls gab mir meinen Seelenfrieden zurück.

Was außerdem wichtig für mich war: die Hormontherapie, die mir die Gynäkologin verordnete. Und die laut Laborarzt vor allem dazu dienen sollte, die angeblich unweigerlich drohende Osteoporose zu vermeiden. Innerhalb kürzester Zeit war ich wie ausgewechselt: Ich fühlte mich wie eine 20-Jährige auf der Balz. Ein Phänomen, das ich durchaus reizvoll fand – und mein Mann natürlich auch.

Neugierig geworden, was es mit diesem Phänomen auf sich hatte, recherchierte ich zum Thema Hormontherapie – und blieb reichlich irritiert und verunsichert durch die widersprüchlichen Aussagen von Schulmedizin, Pharmaindustrie und Presse zurück. Nachdenklich machte mich eine große Studie, die vor Jahren mit Frauen nach der Menopause durchgeführt wurde. Sie hatte gezeigt, dass sehr viele Probandinnen durch die Einnahme von Hormonen krank geworden oder sogar frühzeitig an den Nebenwirkungen verstorben waren. Also entschied ich mich für einen Kompromiss: Ich nahm die Hormone weiter ein – allerdings nur die niedrigste Dosis, die nötig war, um mich zu stabilisieren.

Eine Woche nach dem Befund ging's aber erst mal mit meiner besten Freundin in den lange geplanten Mädelsurlaub nach Barcelona. Ich eröffnete ihr, dass sie wohl mit einer Frau in den Wechseljahren ihr Hotelzimmer teilen müsste. Völlig entgeistert fuhr sie an den Straßenrand und schaute mich mit konsterniertem Blick an: »Und mit dir soll ich jetzt Urlaub machen? Ich will Spaß und keine Wechseljahre!«

Schloss sich das wirklich aus: Spaß und Wechseljahre? Ich

wusste es nicht, denn ich hatte mich noch nicht wirklich mit dieser Lebensphase beschäftigt. Warum auch? Wer mit Saft und Kraft mitten im Leben steht, macht sich keine Gedanken über »später«.

Eine gute Zeit hatten wir dann dennoch in Spanien. Wir schauten uns die Sagrada Família an, bummelten durch diese Stadt, die ein einziges Museum ist, und zogen abends ausgelassen durch Bars und Diskotheken. Aber die erste Reaktion meiner Freundin ließ mich nicht los. Und auch wenn der Drops Wechseljahre für mich nun schon fast gelutscht war: Ich wollte – besser spät als nie – Informationen. Antworten auf die vielen Fragen, die mir unter den Nägeln brannten. Nach meiner Rückkehr aus dem Urlaub machte ich mich in der Buchhandlung auf die Suche nach Fachliteratur und fand ganze drei Bücher (!) zu diesem für jede Frau so wichtigen Thema ...

2. Ach echt, so was gibt's? Der Beruf der Wechseljahre-Beraterin

In einem dieser Bücher, die ich mir nach meiner »Diagnose« besorgt hatte, begegnete mir der Tipp: »Werden Sie doch Wechseljahre-Beraterin!« Die Generation der Babyboomer sei nun in der hormonellen Umstellungsphase, es gebe daher großen Bedarf, und dieses Angebot stopfe eine echte Lücke im deutschen Gesundheitssystem.

Die Idee stammt aus den Niederlanden, wo die Wechseljahre-Beratung schon vor vielen Jahren mit großem Erfolg in der Gesundheitsfürsorge für Frauen etabliert wurde. In unserem Nachbarland hat man früh erkannt: In unserer heutigen Konsum- und Leistungsgesellschaft stellen die Wechseljahre die herausforderndste Lebensphase für Frauen dar. Denn Stress und Überforderung führen dazu, dass Symptome stärker ausfallen als nötig. Wenn die hormonelle Umstellung einsetzt, kämpfen viele gerade damit, den Spagat zwischen Kindern und Job hinzubekommen, oder sind auf dem Karrieresprung oder auf dem Weg in die Selbstständigkeit. Weil der Trend dazu geht, erst spät eine Familie zu gründen, fallen die Wechseljahre oft in eine Zeit, in der die Kinder noch klein sind und viel Zeit einfordern. Und auch kinderlose Singles und Paare wollen sich vieles leisten können und müssen dementsprechend verdienen.

»Wechseljahre-Beraterin? Puh, wer will denn bitte so was werden? Never ever!« Ich legte das Buch zur Seite und verschwendete keinen Gedanken mehr daran. Es ging mir ja wieder gut – körperlich zumindest. Doch mein Nervenkostüm und die schwankenden Stimmungen machten mir nach wie vor zu schaffen.

Aber als ich ein paar Monate später beim Aufräumen noch einmal darin blätterte, stieß ich wieder »zufällig« auf diesen Satz. Plötzlich war ich angefixt. Hätte nicht auch ich einen Tour-Guide durch das unwegsame Gelände der Wechseljahre bitter nötig gehabt? Mir viele Ängste und Sorgen ersparen können, wenn ich über die Auswirkungen der Hormonumstellung auf Körper und Seele Bescheid gewusst hätte? Könnte ich vielleicht anderen zur Seite stehen, die diese turbulenten Zeiten noch vor sich hatten oder mittendrin steckten? Denn vermutlich wissen die meisten Frauen ebenso wenig wie ich, warum sie Beschwerden haben, was da eigentlich im Körper los ist und vor allem: was sie Gutes für sich tun können.

So begann ich im Herbst 2008 meine Weiterbildung in einem Institut in Düsseldorf, in dem Schulmediziner*innen, Naturheilkundler*innen und Psychotherapeut*innen unterrichteten. In theoretischen und praktischen Sequenzen lernten wir viel über unsere Gedanken und Gefühle durch den Einfluss der Hormone, lernten wirksame Möglichkeiten kennen, unseren Sorgen und Ängsten nachzuspüren, tief verborgene Ursachen der Symptome zu entdecken und Lösungen sichtbar zu machen. Schon die ersten Stunden dieser sechs Monate dauernden Weiterbildung zur Wechseljahre-Beraterin, die uns Frauen das Rüstzeug mitgab, eine eigene Praxis zu führen, Vorträge zu halten und Workshops zu leiten, öffneten mir die Augen, rückten so viele Dinge ins rechte Licht! Endlich gab es Erklärungen für all meine Beschwerden, endlich konnte ich die Zusammenhänge zwischen meinen körperlichen und seelischen Veränderungen und die tiefere Bedeutung der Wechseljahre verstehen. Mehr und mehr entwickelte ich mich zur Dolmetscherin für die Sprache der Hormone.

Ich erfuhr, dass zwei Drittel aller Frauen zwischen Ende 30 und Mitte 60 an Beschwerden leiden, mal mehr, mal weniger – und zwar unabhängig von Bildung, Status oder sozialer Herkunft. Nur ein Drittel kommt ganz ohne Begleitsymptome durch diese Zeit und wird sich meist erst im Rückblick bewusst, dass sie diese Lebensphase mehr oder weniger »unbemerkt« durchlaufen haben. Das war ein Schlüsselerlebnis für mich, dass die Wechseljahre so unterschiedlich wahrgenommen werden, und ich wollte wissen, warum das so ist. Mir wurde außerdem bewusst, wie viel Irritation es über diesen Lebensabschnitt, überhaupt über unser »Frausein«, gibt. Ich brannte darauf, direkt nach Abschluss der Weiterbildung Anfang 2009 meine eigene Praxis im oberbergischen Gummersbach zu eröffnen. Denn ich wollte mein Wissen an möglichst viele Betroffene weitergeben.

»Wechseljahre, was ist das überhaupt?« Mein erster großer Vortrag als fertig ausgebildete Wechseljahre-Beraterin vor einer Gruppe von 30 interessierten Frauen im Alter zwischen 40 bis 79 Jahren in der Kreisvolkshochschule in Gummersbach war sehr spannend und aufregend für mich. Treffen meine Ausführungen den Zeitgeist der Frauen? Finden sie sich wieder mit ihren eigenen Themen? Eine der Teilnehmerinnen fiel mir besonders auf. Sie hörte sehr aufmerksam zu und schaute des Öfteren erstaunt und überrascht. In der Abschlussrunde erzählte sie, dass sie anscheinend nun schon seit zwei Jahren in der Postmenopause sei und bis auf kurzfristige Schlafprobleme bislang keinerlei Symptome hatte. Sie war ganz erstaunt, dass die Hormonumstellung so vielfältige Begleitsymptome mit sich bringen kann.

Die meisten haben keine Ahnung, dass der Beruf der Wechseljahre-Beraterin überhaupt existiert. »Ach echt, so was gibt's?« Das höre ich oft – viel zu oft. Und wer davon erfährt, fragt sich:

Was tun die überhaupt? Frauen beraten, die in den Wechseljahren sind, na klar! Aber wie genau?

Als professionelle Wechseljahre-Beraterin – in Deutschland ist Wechseljahre-Beratung kein Berufsbild, sondern eine Zusatzbezeichnung im Rahmen des Leistungsspektrums einer Gesundheitsberatung – biete ich Rat suchenden Frauen vor allem einen »geschützten Raum«, damit sie alles, was sie belastet, endlich einmal aussprechen können. Denn viele haben – in dieser Lebensphase, in der sie sich ja selbst nicht mehr verstehen – Angst vor Zurückweisung, davor, schräg angeguckt zu werden. Wenn die Klientinnen niedergeschlagen oder bedrückt in die Beratung kommen, trauen sie sich anfangs kaum, offen über ihre Emotionen zu sprechen, weil sie ihre Empfindungen als »seltsam« oder »nicht richtig« erfahren. Was sie sich im Besonderen wünschen: sich wahrgenommen und verstanden zu fühlen, dass ihre Beschwerden, Ängste und Sorgen ernst genommen werden. Oftmals finden sie nicht einmal bei Freundinnen den erhofften Trost, stoßen sogar auf Unverständnis (siehe folgendes Fallbeispiel).

Ich war überrascht und erschrocken über diese heftige Reaktion. Wie schön wäre es doch, wenn Frauen gerade in Zeiten des Gefühlschaos solidarischer und verständnisvoller wären. Die Frage ist außerdem: Warum sollten wir uns mit möglicherweise während der Hormonumstellung auftretenden Beeinträchtigungen abfinden, wenn es doch Abhilfe gibt? Der Austausch mit einer unabhängigen Beraterin hätte in diesem Fall sicher eine sehr gute Unterstützung sein können.

Der beste Zeitpunkt, eine Wechseljahre-Beraterin aufzusuchen bzw. sich mit den wechselhaften Jahren zu beschäftigen? Mit Anfang 40, würde ich sagen. Denn es gibt nichts daran zu rütteln: Jede Frau ist irgendwann in den Wechseljahren. Viele warten zu lange, suchen erst Hilfe, wenn Hitzewallungen zu

Fallbeispiel aus meiner Praxis

Vor einigen Jahren stellte ich im Rahmen der Akquise mein Projekt »Wechseljahre-Beratung« in einer Behörde vor. Die zuständigen Abteilungsleiterinnen waren hellauf begeistert, dass es ein solches Angebot überhaupt gibt, und fragten interessiert nach. Aber eine der Damen war mehr als skeptisch. Sie berichtete von einer Freundin, die sich in letzter Zeit überhaupt nicht mehr unter Kontrolle hätte. »Sie heult ständig rum und ist so was von unentspannt. Ständig ruft sie mich an und erzählt mir, dass sie in letzter Zeit tieftraurig ist und Schlafstörungen ihr die ganze Energie rauben. Der habe ich letztens ganz schön Bescheid gegeben: ›Stell dich nicht so an, das ist doch völlig normal in dieser Zeit, das geht vorbei‹, habe ich zu ihr gesagt. Ich finde, dass die Wechseljahre einen Programmpunkt im Leben einer Frau darstellen, den wir einfach zu meistern haben. Pubertät und Schwangerschaft sind auch schwierige Zeiten. Also: nur kein Aufsehen, Pobacken zusammenkneifen, Augen zu und durch.«

durchgeschwitzten und schlaflosen Nächten geführt oder Stimmungsschwankungen sich zu heftigen depressiven Verstimmungen ausgewachsen haben – getriggert durch den Hormonwechsel. Der Verlust unserer Fruchtbarkeit ist vergleichbar mit dem Entbundenwerden: Wenige Tage nach der Geburt verändert sich der Hormonspiegel rapide. Einige Hormone ziehen sich schlagartig zurück, weil sie für die Versorgung des Babys nicht mehr gebraucht werden. Durch den »kalten Entzug« kann es zum sogenannten Baby-Blues kommen.

In der Lebensmitte erleben wir mitunter den Wechseljahre-Blues. Der Rückzug der Geschlechtshormone kann uns ganz schön aus den Latschen hauen. Die Folge: Stimmungsschwankungen, depressive Verstimmungen, emotionale Labilität und Niedergeschlagenheit. Ein aufklärendes Gespräch mit einer professionellen Wechseljahre-Beraterin, die diese und andere Zusammenhänge frühzeitig deutlich macht, kann in hohem Maße dazu beitragen, seelische Spannungen zu verringern bzw. gar nicht erst entstehen zu lassen. Um dieser Lebensphase gelassen entgegenzusehen, macht es also Sinn, sich so früh wie möglich zu informieren.

Als Wechseljahre-Beraterin bin ich Zuhörerin, Gesprächspartnerin und Mutmacherin zugleich. Ich erkläre, dass alles so sein darf, wie die Frauen es eben empfinden. Die lösungsorientierte Gesprächsführung ermöglicht den Frauen, sich ihrer Situation bewusst zu werden und ihre Lösung selbst zu entdecken. Die ganzheitlich orientierte Herangehensweise ist mir ein wichtiges Anliegen, denn Körper, Geist und Seele gehören untrennbar zusammen. Leider immer noch kein selbstverständlicher Aspekt in der (Frauen-)Gesundheitsfürsorge. Im Coaching überlege ich gemeinsam mit der Klientin, welche Strategie für sie die passende ist, um Symptome zu lindern und Wohlbefinden zu fördern. Dabei orientiere ich mich an ihren individuellen Bedürfnissen und unterstütze sie dabei, eigene positive Strategien zur Bewältigung und Gestaltung ihrer Wechseljahre zu entwickeln. Nicht jede findet im Yoga Entspannung und nicht jede bekommt Energie durch Sport. Es ist wie immer im Leben: Es gibt nicht nur die eine richtige Herangehensweise, den einen richtigen Weg. Ein wichtiger Aspekt dabei ist, dass Frauen wieder lernen, auf ihre Instinkte, ihre innere Stimme zu vertrauen.

Diejenigen, die mich aufsuchen, sind auch meist sehr wissbegierig. Sie wollen genau verstehen, wie sich ihr Körper im

Wechsel verändert, welchen Einfluss die Hormonumstellung auf die Psyche hat und vor allem, wie sie sich auf diesen Lebensabschnitt vorbereiten bzw. ihn gut meistern können. Einige haben sich vorab im »Netz« informiert und sind schon über vieles im Bilde. Auf wichtige individuelle Fragen finden sie dort jedoch keine Antworten. Wieder andere suchen meinen Rat, weil sie sich durch die Flut oft widersprüchlicher Informationen eher verunsichert als gut informiert fühlen. Und darin sehe ich meine Rolle als Wechseljahre-Beraterin auch: aufzuklären.

Unter anderem klären wir auf über das Geschehen im Hormonhaushalt und den Sinn der hormonellen Umstellung. Ich selbst habe mich zur Hormonfachkraft in der »HormonSelbsthilfe« ausbilden lassen, einer unabhängigen Initiative von medizinischen Fachkräften und Betroffenen. Die Aufklärung über die Macht der Hormone ist daher ein besonders wichtiger Aspekt in meiner Beratung. Ich informiere über die Möglichkeiten und die individuelle Sinnhaftigkeit der bioidentischen Hormonanwendung. Im Gegensatz zu den bei einer klassischen Hormonersatztherapie verabreichten Hormonen haben bioidentische Hormone den Vorteil, dass man sie über die Haut verabreichen und gezielt symptom- und bedarfsorientiert dosieren kann. Ein Speichelhormontest (SHT), der in spezialisierten Laboren bestellt und zu Hause durchgeführt wird, kann Aufschluss darüber geben, ob eine hormonelle Unterversorgung vorliegt. Und ob das Verhältnis der Hormone zueinander im Gleichgewicht ist. Nach einem ausführlichen Informationsgespräch und der Besprechung des Ergebnisses informiere ich die Klientin über mögliche Vorgehensweisen. Ich kläre auch über die Wichtigkeit von Mineral- und Vitalstoffen auf, die enormen Einfluss auf unser inneres Gleichgewicht und die Gesundheit haben. Eventuelle Vitalstoffmängel sichtbar zu machen und gezielt zu ergänzen, ist von großer Bedeutung, denn schon allein dadurch können körperliche Symptome drastisch reduziert werden. Zu den vielfältigen Tipps zur Linderung von Beschwerden gehörten auch das weite Feld der Heilkraft der Ernährung, die Kräuterkunde, Entspannungstechniken und Ausdauersport. Als Nordic-Walking-Instructorin weise ich Frauen mit Lust an der Bewegung in die effektive Sportart des »Stöckelns« ein.

Jede in Deutschland tätige Beraterin hat ihre eigenen Schwerpunkte. Dadurch sind wir enorm vielseitig. Wir alle setzen uns auf ganzer Linie für die körperliche und seelische Gesundheit der Frauen im Wechsel ein.

Der Besuch bei einer Wechseljahre-Beraterin ersetzt allerdings nicht gänzlich das Durchchecken beim Arzt. Es beruhigt natürlich ungemein, wenn durch eine medizinische Untersuchung abgeklärt wurde, dass sich hinter den »Symptomen« keine ernsthafte Erkrankung verbirgt. Das ist ohne Frage wichtig!

Allerdings: Wenn Frauen einem Arzt oder einer Ärztin ihre Symptome schildern, müssen sie noch immer damit rechnen, nicht wirklich ernst genommen zu werden. Denn diese Symptomvielfalt ergibt nicht das *eine* Krankheitsbild – und die Medizin beschäftigt sich nur mit Krankheiten. Wir sind jedoch »nur« in den Wechseljahren – ein bisschen überspannt, ein bisschen panisch und ein bisschen schlaflos, mit Herzrasen, Knochenschmerzen und vegetativer Dystonie, wie das so schön heißt.

Ich selbst habe ja mit Anfang 40 am eigenen Leib erfahren, wie verstörend und verunsichernd es ist, wenn einem kein Mediziner erklären kann, was mit einem los ist. Ich hatte das Gefühl, ein Hypochonder zu sein, nicht ernst genommen zu werden. Die Erkenntnis, dass es so etwas gibt wie »Frau, Anfang 40, in den Wechseljahren«, setzt sich erst jetzt, 15 Jahre später, so nach und nach durch. Viele Klientinnen berichten mir von ähnlichen Erfahrungen. Auch sie haben oft schon einiges hinter sich, bis sie den Weg zu mir gefunden haben. Oft höre ich so etwas wie: »Ich war schon überall und niemand konnte mir wirklich helfen. Sie sind meine letzte Hoffnung, Frau Cornely-Peeters. Ich habe den Tipp von einer Freundin bekommen, sie hat mich überhaupt erst darauf gebracht, dass meine Beschwerden mit den Wechseljahren zusammenhängen könnten.«

Es ist extrem wichtig, sogar essenziell für betroffene Frauen, verständnisvolle Unterstützung zu bekommen, damit sie nicht glauben, sie seien hysterisch, verrückt oder gar schwer krank. Viele kommen direkt vom Gynäkologen oder aus der Apotheke zu mir, versorgt mit Hormonen, die sie eigentlich gar nicht nehmen wollen, mit Antidepressiva, die ihre Stimmungen aufhellen sollen, Blutdrucksenkern, um ihnen den Druck zu nehmen, und Schlaftabletten oder Beruhigungsmitteln, die eine ruhige Nacht versprechen. Aber es zeigt sich immer wieder, dass ein (auf-)klärendes Gespräch so viel mehr bewirken kann als ein die schnelle Linderung versprechendes Rezept. Ich sehe meine Arbeit als wichtige und längst überfällige Ergänzung zur schulmedizinischen und gynäkologischen Versorgung. Als eine Bereicherung der modernen Frauen-Gesundheitsfürsorge, analog zur Zusammenarbeit von Gynäkolog*innen und Hebammen.

Leider ist das Angebot der Wechseljahre-Beratung in Deutschland noch nicht im Gesundheitssystem integriert und somit in der Regel aus eigener Tasche zu zahlen. Aber selbst wenn Ihre Krankenkasse eine Erstattung der Kosten ablehnt: Ich bin sicher, das Geld ist gut angelegt! Der Austausch mit einer Wechseljahre-Beraterin bietet ein hohes Maß an Orientierung, nimmt die Angst und trägt zu einer sehr viel größeren Akzeptanz der Wechseljahre und einem selbstsichereren Umgang mit unangenehmen Begleitsymptomen bei. Daher ist es nicht unüblich, dass Frauen nur einen Besuch wahrnehmen. Bei denjenigen, die mehrmals zur Beratung kamen, konnte ich beobachten, dass sie den zu Beginn als krisenhaft empfundenen »Zustand« als eine bereichernde, chancenreiche Lebensphase für sich entdecken konnten. Als eine Zeit der persönlichen Weiterentwicklung, des persönlichen Wachstums. Veränderungen sind für alle Menschen und zu jeder Zeit eine Herausforderung – und die Hormonumstellung der Frauen nimmt tatsächlich noch einmal eine Sonderrolle ein.

Die höchste Wertschätzung ist für mich, wenn die Klientinnen nach dem etwa anderthalbstündigen Erstgespräch positiv gestimmt und gestärkt meine Praxis verlassen. Sich aufrechten Ganges, mit festem Händedruck und einem Lächeln auf den Lippen verabschieden. Dankbar, erleichtert, dass ihre Fragen beantwortet werden konnten, und in der Gewissheit, dass es Lösungen gibt für ihre Probleme, die zunächst unlösbar schienen. Immer wieder aufs Neue bin ich fasziniert über die Aha-Erlebnisse jeder Einzelnen.

Und weil ich in meiner Praxis sehe, wie sehr meine Beratung Frauen im Wechsel bereichert und ihr Leben positiv verändert, habe ich mich dazu entschlossen, dieses Buch zu schreiben. Denn ich möchte möglichst viele erreichen und an meinem Wissen teilhaben lassen.

Liebe Frauen, es ist mir eine große Freude, auch Sie mithilfe dieses Buches zu unterstützen und Sie ein Stück des Weges durch Ihre wechselhaften Zeiten zu begleiten. Meine Erfahrung ist: Sie sind der Start in eine spannende zweite Lebenshälfte! Klingt doch gut, oder?

3. *Was soll der Scheiß?* *Vom Sinn der Wechseljahre*

Fallbeispiel aus meiner Praxis

»Frau Cornely-Peeters, das ist ja gut und schön, was Sie mir da über die Wechseljahre erzählen. Dass eine große Chance darin liegt, noch einmal neu durchzustarten. Aber ich bin rundherum zufrieden. Ich habe einen tollen Job und eine wunderbare Familie, bin gesund und leistungsfähig. Es gibt nichts zu regeln, alles ist gut. Ich möchte und muss mich nicht verändern. Also was soll das Ganze? Warum kann nicht alles einfach so bleiben, wie es ist?!«

Durch die Gespräche mit meinen Klientinnen weiß ich, dass Frauen Sinn und Zweck der Hormonumstellung oft gar nicht bewusst sind. Ich war ja genauso ahnungslos. Was sicher daran liegt, dass die Wechseljahre immer noch ein Tabuthema sind und wir uns überhaupt nicht oder erst, wenn es uns selbst (be-)trifft, damit auseinandersetzen. Langsam scheint sich etwas daran zu verändern – aber es ist nach wie vor definitiv kein Thema, das ganz ungezwungen bei Kaffee oder Cocktail erörtert wird. Wechseljahre sind irgendwie »iihh!«. Daran hat sich in all den Jahren nichts geändert, seit ich als eine der ersten professionellen Wechseljahre-Beraterinnen Deutschlands mit meinen Kolleginnen von »Frau im Wechsel« – die bundesweite Arbeitsgemeinschaft von Wechseljahre-Beraterinnen in

Deutschland – händeringend ein anderes Wort für »Wechseljahre-Beraterin« suchte. Denn wir fürchteten, die Frauen damit zu »verschrecken«.

Dabei ist die Übergangsphase von der fruchtbaren Zeit einer Frau in einen neuen Lebensabschnitt kein Anlass für Angst und Schrecken, sondern ein ganz natürlicher Prozess. Der Zyklus ist jetzt überflüssig. Der Körper bildet immer weniger weibliche Geschlechtshormone, wodurch die Monatsblutungen immer seltener werden, bis es schließlich zur letzten Menstruationsblutung kommt – der sogenannten Menopause. (Der Begriff »Menopause« wird bisweilen übrigens fälschlicherweise gleichgesetzt mit den Wechseljahren.) Wann die letzte Regel stattgefunden hat, wird erst rückblickend klar: dann, wenn über einen Zeitraum von mindestens zwölf Monaten keine Blutung mehr stattgefunden hat.

Eine andere Bezeichnung für die Wechseljahre lautet Klimakterium. Was für ein Wort – passend zum aktuellen Klimawandel: Die ganze Welt ist in den Wechseljahren, im Umbruch. Um uns herum spüren wir die Auswirkungen, wenn ein (Öko-) System aus der Balance gerät: Es kommt, frei nach dem Komiker Johann König, zu starken Schwankungen, Orkanstürmen, Hitzeperioden und »Trockenzeiten« …

»Klimakterium« leitet sich vom Lateinischen »climacter« bzw. vom Griechischen »klimaktér« ab, was so viel bedeutet wie Stufenleiter, Lebensstufe oder auch: kritische Phase im Leben. Und ja, die hormonellen Umstellungsprozesse, welche enormen Einfluss auf Körper, Geist und Seele haben können, stürzen viele Frauen durchaus in eine Krise. Nachdem unser Körper drei Jahrzehnte nach der Pfeife der Hormone getanzt hat, gerät er aus dem Takt und muss sich einen neuen Rhythmus suchen. Das geht oft nicht ohne Komplikationen vonstatten, den ein oder anderen Stolperer oder Aussetzer. Die Wechseljahre können durchaus der Auslöser für eine Midlife-Crisis sein.

Jede(r) weiß, dass die Pubertät eine Phase hormoneller Turbulenzen ist, in der massive Umbauprozesse im Gehirn stattfinden. Die Jugendlichen sind in einer Art Ausnahmezustand. Alles, was gestern noch Gültigkeit hatte, wird über den Haufen geworfen, es wird gezickt und getobt, was das Zeug hält. Für alle Beteiligten ist diese Zeit enorm anstrengend. Doch trotz aller Widrigkeiten ist den meisten Menschen klar: Diese Phase gehört zwingend zum Leben dazu; Abgrenzung und Auflehnung stellen einen wichtigen Entwicklungsschritt auf dem Weg zum Erwachsenwerden dar. Die Pubertät gilt als absolut notwendig und normal – sie ist quasi gesellschaftlich anerkannt.

Reagieren wir Frauen in den Tagen vor unserer Regel zickig oder sind scheinbar ohne Anlass traurig, heißt es regelmäßig: »Na, sind's wieder die Hormone?« Auch wenn in dieser vor allem von Männern gestellten Frage oft ein gewisser spöttischer Unterton mitschwingt: Sie zeigt, dass die hormonbedingten Stimmungsschwankungen im Zyklus zwar als nervig, aber andererseits eben als ganz natürlich empfunden werden.

Auch bei Schwangeren waltet Nachsicht. Selbst wenn die Schwangerschaft nicht immer ohne Risiken und Nebenwirkungen verläuft – wir nehmen die durch die Hormonumstellung verursachten Beschwerden und Stimmungsschwankungen als einen üblichen Begleitumstand dieser Phase wahr und können uns meist gut damit arrangieren. Da muss frau eben durch, damit neues Leben entstehen kann!

Doch bei den Wechseljahren herrscht allgemeine Ratlosigkeit: Welchen Sinn soll diese Übung bloß haben? »Ach, Meno – warum müssen wir überhaupt diese Scheißwechseljahre durchmachen?« Diese Frage wird mir sowohl in der individuellen Beratung als auch in Workshops regelmäßig gestellt (und ehrlich gesagt habe ich sie mir selbst im Nachhinein auch gestellt, als mir klar wurde, dass ich zu den Frauen gehörte, die mit heftigen Umstellungssymptomen zu kämpfen haben). Oft heißt es: »Reicht es denn nicht, dass wir Monat für Monat unter Zyklusbeschwerden leiden, turbulente Schwangerschaften erleben, unter höllischen Schmerzen unsere Babys auf die Welt bringen? Wenn es nach mir ginge, könnten die Wechseljahre ersatzlos gestrichen werden!«

Aber irgendetwas muss sich die Natur doch dabei gedacht haben! Zugegeben: Der Sinn der Wechseljahre erschließt sich erst bei genauerer Betrachtung.

Zum einen ist da der körperliche Nutzen: Die Hormonhochlage der Östrogene, die für unsere fruchtbaren Jahre absolut erforderlich ist, wird auf ein nun »verträgliches« Maß heruntergefahren – und damit erweist uns unser Körper einen Liebesdienst: Denn Östrogene sind hochaktive Wachstumshormone, die dafür zuständig sind, Gewebe wie Brustdrüsen, Ovarien und Gebärmutterschleimhaut für eine mögliche Schwangerschaft regelmäßig auf- und umzubauen. Doch nach drei Jahrzehnten Zyklusaktivität ist es gut, dass damit nun Schluss ist. Denn mit zunehmendem Alter sind die Zellen nicht mehr so reaktionsfreudig wie bisher, was das Risiko steigen lässt, dass diese Umbauprozesse nicht mehr so glatt und reibungslos ablaufen wie in jüngeren Jahren. Zellstoffwechsel-Prozesse könnten, je älter wir werden, außer Kontrolle geraten und zu Zellwucherungen und Zellentartungen, sprich: Krebs, führen. Die Östrogenproduktion herunterzuregulieren, hat also das sinnvolle Ziel, »zügellose« Wucherungen zu verhindern und das (Brust-)Krebs-Risiko zu senken.

Weitere positive Nebeneffekte des Hormonrückzugs: Schmerzhafte Menstruationsbeschwerden gehören der Vergangenheit an. Das Geld, das wir bisher in Hygieneartikel wie Binden und Tampons investieren mussten, können wir für schöne Dinge oder Aktivitäten, die uns wirklich Freude machen, ausgeben. Die Sorge vor einer ungewollten Schwangerschaft sind wir los und wir brauchen uns keine Gedanken mehr um Verhütung zu machen. Nach der Menopause bilden sich auch eine eventuell vorhandene Endometriose (versprengte Gebärmutterschleimhaut in der Bauchhöhle) oder kleinere Myome teilweise oder sogar ganz wieder zurück; Migräneattacken können nachlassen oder völlig verschwinden.

Auch wenn viele Frauen heute später Mütter werden als früher: Die Evolution hat es so eingerichtet, dass wir nur bis zur Lebensmitte fortpflanzungsfähig sind und in möglichst jungen Jahren eine Familie gründen sollten. Wenn wir noch voll in Saft und Kraft stehen, gesünder und belastbarer sind, mehr Energie haben, um eine kräftezehrende Schwangerschaft und die uns jahrelang fordernde Kinderzeit gut zu meistern. Auch unsere Eizellen sind in jüngerem Lebensalter noch frisch und munter, wodurch die Wahrscheinlichkeit für Fehlgeburten und eine Behinderung beim Kind sehr viel geringer ausfällt, als das bei älteren Müttern der Fall ist. Die Familienplanung mit Ende 30 abzuschließen, birgt auch Vorteile für unsere eigene Lebensplanung. Schließlich brauchen Kinder bis zu 20 Jahre, bis sie auf eigenen Beinen stehen. Mit der Menopause, die meist zwischen 45 und 55 stattfindet, werden die Frauen und/oder Mütter dann nahezu gleichzeitig aus der biologischen und oder familiären Versorgerrolle entlassen. Können sich wieder auf sich selbst konzentrieren, noch mal mit neuen Projekten durchstarten.

Andererseits kann der Babywunsch für die 40-jährige Frau das wichtigste Projekt in der Lebensmitte darstellen. Die späte Mutterschaft genau das Richtige sein, um erfüllt in die zweite Lebenshälfte zu starten, da sie bis hierher frei und selbstbestimmt ihre berufliche Karriere verfolgen konnte. Es ist ein Segen der Emanzipation, dass Frauen sich zunächst ganz bewusst ihrer Ausbildung und dem Aufbau ihrer Karriere widmen können, bevor sie Mütter werden. Für unsere Gesellschaft stellt sich allerdings die Aufgabe, wie Frauen (und Männern) die Familiengründung parallel zum Fußfassen im Beruf ermöglicht werden kann – zumal dadurch verhindert werden könnte, dass so viele arbeitende Frauen letztlich ungewollt kinderlos bleiben.

Die Bedeutung der Wechseljahre für unser persönliches Lebensglück

Oft stellen wir in den Wechseljahren fest: Unser Lebensentwurf, das Leben, was wir bisher als ganz selbstverständlich für uns angenommen, manchmal vielleicht eher hingenommen haben, passt so nicht mehr. So gesehen liegt der Sinn der Wechseljahre darin, einmal innezuhalten. Und vielleicht sprechen wir deshalb von Meno-Pause. Unser Körper drückt die Stopp-Taste – und wir haben die Gelegenheit, uns zu sammeln, eine Pause einzulegen, einfach nur zu sein. Weg vom Autopiloten zur Alltagsbewältigung hin zu einem selbstbestimmten Leben.

Die Frauen sehnen sich – so jedenfalls die Erfahrung aus den Gesprächen in meiner Praxis – nach mehr Authentizität und ja, auch nach »Seelenfrieden«. Danach, mit sich selbst ins Reine zu kommen. Ihr Leben zu überdenken, möglicherweise festzustellen, dass die Zeit reif ist, ihre Lebensrollen neu zu definieren. Je nach persönlichen Umständen kann das für jede Frau natürlich vollkommen unterschiedlich aussehen. Der einen geht es darum, sich Freiräume zu schaffen, um Zeit für die Dinge zu bekommen, die ihr immer wichtiger werden. Die andere hat nach dem Auszug der Kinder plötzlich viel Zeit und Raum für sich und sucht nach einer erfüllenden Beschäftigung.

Der Sinn der Wechseljahre liegt also auch darin herauszufinden:

- Was macht mir Spaß und Freude?
- Wo sprudeln meine Kraftquellen?
  Was gibt mir neue Energie?
- Wann empfinde ich das größte Glück?

Schon die Beschäftigung mit solchen Fragen entschleunigt, trägt zu mehr Gelassenheit und innerer Ruhe bei. Und nur in der Ruhe liegt die Kraft für Neues. Auch die Auseinandersetzung mit den körperlichen und seelischen Nebeneffekten der Wechseljahre ist dabei hilfreich – auch wenn es oft Zeit und vor allem Geduld braucht, das so zu sehen.

Denn die Begleitsymptome

- können extrem verunsichern,
- uns wütend oder traurig machen,
- uns Schmerzen bereiten,
- uns »ausbluten« lassen,
- uns den Schweiß aus den Poren treiben,
- uns nicht mehr schlafen lassen oder
- uns sogar in depressive Verstimmungen abgleiten lassen.

All das sind Signale unseres Körpers – und es liegt an uns, ob und wie wir sie wahrnehmen, ob und wann wir die Botschaft dahinter entdecken. Heißt zum Beispiel weniger Energie zu empfinden nicht letztendlich auch, dass wir den Gründen dafür nachspüren sollten: Was raubt mir unnötig Kraft? Wo habe ich mir zu viel aufgehalst? Wird es Zeit, kürzerzutreten, Aufgaben abzugeben, mir eine Auszeit zu nehmen oder viele kleine Auszeiten in den Alltag einzubauen?

Nach all den Jahren in der Beratungspraxis weiß ich: Der Sinn der Wechseljahre liegt neben den körperlichen Gründen darin zu erkennen, dass sie das Startsignal für die zweite Lebenshälfte sind. Zu überdenken, was uns wichtig ist und ob die Zeit reif ist, Prioritäten neu zu definieren. Uns selbst, unsere Wünsche und Träume in den Fokus zu rücken. Wenn wir uns auf den Weg machen, unabhängig und frei unsere zweite Lebenshälfte zu rocken, können wir den Wechseljahren unseren ganz persönlichen Sinn geben.

Die Wechseljahre sind keine Katastrophe, sondern ein Geschenk. Sie befreien uns von den kraftzehrenden Menstruationszyklen und schenken uns die Energie für einen Neustart. Die mittleren Lebensjahre sind eine Zäsur, eine Zeit der Reflexion. Wir schauen zurück auf das, was wir erreicht haben, und nach vorne auf das, was wir uns noch vom Leben wünschen.

4. *Chance to Change: die Wechseljahre als Chance*

Ein lebendiges Leben ist gekennzeichnet durch immerwährenden Wandel und die stetige Weiterentwicklung unserer Persönlichkeit. Schon zur Zeit der alten Griechen erkannte der Philosoph Philon von Alexandria eine gewisse Rhythmik in diesen Reifeprozessen des Menschen. Er beschrieb als Erster den 7-Jahre-Zyklus, der bis heute nicht nur in anthroposophischen Kreisen für Interesse sorgt. Laut dieser Theorie benötigen wir Menschen jeweils sieben Jahre, um eine Entwicklungsstufe zu durchlaufen, um dann – mehr oder weniger unbewusst – in die nächste zu gleiten. Im Durchschnitt würden Frauen in Deutschland heute also zwölf dieser Phasen durchleben, kurz Jahrsiebte genannt.

Eins steht fest: Es macht durchaus Sinn, das Leben in Abschnitte einzuteilen. »Es gibt einfach Herausforderungen, die in bestimmte Lebensphasen gehören – wenn die Menschen sehen, dass da was dran ist, sind sie oft entlastet«, sagt Dr. Henning Elsner, Facharzt für Psychosomatische Medizin und Psychotherapie.

Krisenzeiten

Auch wenn der 7-Jahres-Zyklus durch unsere heutige Lebensweise in gewisser Weise nicht mehr zeitgemäß zu sein scheint: Das 3., 6. und 7. Jahrsiebt, also die Zeit der Pubertät zwischen 14 und 21 und die Zeit der Prämenopause und Menopause zwischen 35 und 49 sind besonders tiefgreifende, prägende und lebensverändernde Stadien, denn durch die beiden hormonellen Umstellungsphasen erleben wir die größten Umwälzungen und Reifeprozesse. Hormone sind eben nicht nur auf der körperlichen Ebene aktiv – sie beeinflussen auch unsere Gedanken und Gefühle. Daher sind diese Lebensphasen als besonders krisenanfällig bekannt.

Doch in einer Krise zu stecken bedeutet auch, an einem Wendepunkt angekommen zu sein. Die körperlichen und seelischen Schmerzen, die wir durch die Wechseljahre erleben, eröffnen uns die Möglichkeit, genauer hinzuschauen. Sie machen uns die Notwendigkeit bewusst, endlich etwas zu (ver-)ändern. Eine gute Zeit also, die Weichen neu zu stellen.

Das 7. Jahrsiebt, in dem die Wechseljahre ihren Höhepunkt erreichen, kann eine aufrüttelnde Zeit sein. Kraftvolle, energiegeladene Phasen wechseln sich ab mit Erschöpfungszuständen bis hin zu depressiven Verstimmungen. Unser Leben kommt durch die hormonellen Turbulenzen arg aus dem Takt und sucht ein neues Gleichgewicht. Denn nicht nur »die Regel« verabschiedet sich. Wir können auch Abschied nehmen von mancherlei Regeln, nach denen wir unser Leben ausgerichtet haben. Nach Alternativen und neuen Routinen suchen, weil sich die alten nicht mehr stimmig anfühlen.

Aufbruchstimmung

Natürlich sind wir zu Beginn unserer Wechseljahre nicht mehr ganz jung, aber auch längst noch nicht alt. Die heutige Generation 50 plus ist so vital wie keine zuvor. Gute 30 aktive Jahre liegen im Durchschnitt noch vor uns. Da macht es definitiv Sinn, einmal in Ruhe darüber nachzudenken, ob alles so ist, wie wir uns das wünschen. Vielleicht noch einmal eine neue Richtung einzuschlagen.

Gedankenanstoß

Mithilfe der folgenden Fragen finden Sie heraus, in welchem Bereich Sie sich Korrekturen wünschen:

Was soll anders werden in meinem Leben?

Warum soll es anders werden?

Was wünsche ich mir?

Wem oder was möchte ich mehr Raum geben?

Wer oder was macht mir besonders viel Freude?

Was spornt mich an?

Wovor habe ich die größte Angst?

Was ist zu befürchten, wenn sich nichts verändert?

Was will endlich gelebt werden?

Aktiv sein, etwas verändern, raus aus den alten Schuhen schlüpfen und neue Wege für sich entdecken – auch das sind Wechseljahre. Wir können dankbar sein für so manches Symptom, denn ohne dieses würden wir weiterhin im alten Trott verharren. Bei vielen Frauen im Wechsel herrscht Aufbruchstimmung. Sie krempeln die Ärmel auf und machen sich tatkräftig an längst Überfälliges. Klären unbearbeitete Konflikte mit Freunden, Familie, Kolleg*innen und ihren Partnern*innen. Die Lust auf Neues setzt neue Energien frei.

Bitte nicht falsch verstehen: Es geht hier nicht um Selbstoptimierung, darum, noch mehr zu schaffen – höher, schneller, weiter. Sondern einzig und allein darum, gelassener und entspannter und damit glücklicher zu sein. Und das ist mitunter eine der schwersten Übungen.

Getreu meinem Motto »Cha Cha – Chance to Change« eröffnen uns die Wechseljahre Chancen, die so vielfältig und einzigartig sind wie wir Frauen selbst. Wir alle haben unsere ganz persönlichen Themen und einen ganz individuellen Leidensdruck. Aus der Erfahrung vieler Beratungsgespräche heraus kann ich jede Frau nur ermuntern, sich achtsam, aber dennoch mutig ihren Themen zu nähern. Egal, wie klein oder groß das Problem auch sein mag – es klopft so lange an unsere Türe, bis wir (uns) ihm öffnen.

Nicht selten blockieren uns tief verwurzelte Glaubenssätze und/oder ein mangelndes Selbstwertgefühl und halten uns davon ab, dem Ruf unseres Herzens zu folgen. Routinen zu verlassen, kann immer auch mit Ängsten behaftet sein. Aber wenn die Alternative ist, in einem ausgelatschten und unbefriedigenden Leben stecken zu bleiben, tun wir gut daran, uns diesen Ängsten zu stellen und sie zu überwinden.

Versöhnung mit der inneren Kritikerin

Häufig stehen wir uns dabei selbst im Weg. Das liegt mit an der negativen inneren Stimme in unserem Kopf. An allem hat sie etwas auszusetzen. Nie ist sie zufrieden – egal, wie wir uns abrackern. »Das hättest du besser machen müssen!« – »Das schaffst du eh nicht.« – »Du musst dies, du musst das …« – »Ausruhen kannst du dich später, nur keine Schwäche zeigen!« – »So wird das nie was!«

Wir lassen uns von unserer inneren Kritikerin oft ganz schön herunterputzen. Die Tiraden aus dem Unterbewusstsein vermitteln uns permanent das Gefühl, nicht okay, nicht (gut) genug zu sein. Und wir geben oft alles, um das Gegenteil zu beweisen. So nagt das mangelnde Selbstbewusstsein als ein gefährlicher Energieräuber an unseren Kräften und stürzt uns nicht selten in tiefe Selbstzweifel.

Während der Hormonumstellung teilt die innere Kritikerin dann oft noch heftiger aus: »Du wirst ja immer dicker! Ab heute gibt's nur noch Salat und dann ab ins Sportstudio! Und diese Cellulite, diese Falten – da musst du doch was machen lassen!« Die innere Stimme treibt uns immerzu an, noch besser, noch perfekter zu werden – üble Nebenwirkungen wie Depressionen, Ängste und totale Erschöpfung bis hin zum Burnout nicht ausgeschlossen.

Wenn wir der lästigen »Meckertante« im Hintergrund einen Namen geben und mit ihr in Kontakt treten, können wir sie fragen: Was will sie uns mit dem ewigen Genörgel eigentlich sagen? Eine Verabredung zum persönlichen Gespräch mit unserer inneren Kritikerin ist eine gute Möglichkeit, Missverständnisse zu klären und sich mit ihr zu versöhnen. Sie als eine gute Freundin und wertvolle Begleiterin schätzen zu lernen, die im Grunde doch nur eines will: uns vor der Kritik anderer, vor Enttäuschungen und Verletzungen bewahren.

Aber nicht nur unsere eigenen Erwartungen an uns selbst setzen uns unter Druck. Wir haben den Eindruck, tagein, tagaus die Erwartungen der Gesellschaft, des Arbeitgebers erfüllen zu müssen. Und auch die Familie – Partner*innen, Eltern und Kinder – versuchen uns auszubremsen. Denn sie möchten oft, dass alles so bleibt, wie es ist, bzw. dass wir so bleiben, wie wir sind. Konflikte und Krisenstimmung sind daher nicht ganz ausgeschlossen, wenn wir uns aufmachen, uns davon zu befreien.

Change your mind

Der Fokus richtet sich nun zunehmend auf die Inneneinrichtung unseres Lebenshauses, auf die eigenen Bedürfnisse und Sehnsüchte, die bisher oft – geschickt verborgen durch das Blendwerk unserer Versorgerhormone – in einem geheimen Hinterzimmer im Dornröschenschlaf ausgeharrt haben. Die Wandelphase macht Wünsche und Träume sichtbar, die jahrelang in uns geschlummert haben. Jetzt ist es an der Zeit, unserer Intuition zu folgen, unsere Leidenschaft(en) auszuleben.

Stellen Sie sich einmal vor, Sie bekommen noch heute die Chance, mehr Gelassenheit und Leichtigkeit in Ihr Leben einziehen zu lassen. Das Einzige, was Sie dafür tun müssen: den Beschluss fassen, dass Sie ab sofort die Wörtchen »Ich muss« aus Ihrem Wortschatz streichen und durch »Ich beschließe« oder »Ich entscheide mich für …« ersetzen.

Ein Beispiel: »Ich muss mich für meine berufliche Weiterentwicklung zwischen zwei Jobangeboten entscheiden – doch aus Angst, einen Fehler zu machen, schiebe ich diese wichtige Entscheidung immer wieder hinaus.« Klingt diese Version hier nicht viel besser?: »Ich entscheide mich nach reiflicher Überlegung für die eine Stelle. Und falls sich nach einiger Zeit herausstellen sollte, dass es doch nicht das ist, was ich mir erhofft hatte – dann beschließe ich, es nicht als Fehlentscheidung zu werten, sondern als eine Art Umweg, auf dem ich wertvolle Erfahrungen sammeln konnte.«

Statt zu sagen »Ich muss unbedingt eine Diät machen, denn mein Zuviel an Gewicht schadet meiner Gesundheit« würde die positivere Botschaft an sich selbst lauten: »Ich entschließe mich, meine Ernährung umzustellen, damit ich mich wieder fit und vital fühle.«

»Ich muss« erzeugt enormen inneren Widerstand. Die Worte haben den Beigeschmack, als zwänge uns jemand anderer dazu, etwas zu tun, was wir gar nicht möchten. Durch die Kraft der eigenen Entscheidung können wir unsere Haltung zu den Dingen verändern, was dazu führt, dass wir Druck abbauen und gelassener werden.

Stress-less

Fallbeispiel aus meiner Praxis

Sechs Monate nach dem Gesprächstermin in meiner Praxis erzählte mir eine Klientin: »Seit ich bei Ihnen war, ist mir vieles durch den Kopf gegangen und vor allem einiges klar geworden. Ich habe viele meiner Lebensbaustellen aufgeräumt und dabei etwas Wichtiges (wieder-)gefunden: meine alte Liebe zum Gärtnern. Ich habe mich in einer Baumschule zu einer Ausbildung angemeldet und bin trotz wirklich harter körperlicher Arbeit total begeistert. Da ich (noch) keinen eigenen Garten besitze, erblühen immer mehr Gärten meiner Freundinnen und Freunde. Ich kann kreativ tätig sein, bin immer an der frischen Luft und habe Muskeln an Stellen entwickelt, von denen ich bisher gar nicht wusste, dass es dort überhaupt welche geben kann. Meine Energie ist zurück – ich fühle mich so wohl wie in den letzten zehn Jahren nicht mehr.«

Entdecken auch Sie Ihr persönliches Naherholungsgebiet! Viele Menschen sind ihr Leben lang auf der Suche nach ihrem Glück. Manchmal bedeutet Glück ganz einfach nur, bei sich zu sein. Durch die enorme Schnelllebigkeit unserer heutigen Gesellschaft ziehen im Laufe unseres Lebens viele Chancen einfach ungesehen an uns vorbei. Auch wenn wir es bisweilen noch nicht mal vor uns selbst zugeben mögen: Wir verspüren zunehmend weniger Lust auf das enorme Tempo und die Hektik des Alltags, den Termindruck im Job und sogar im Privatleben.

Die meisten von uns besitzen wunderschöne Terminplaner, die uns einladen, möglichst viele Termine darin unterzubringen. Von montags bis sonntags, von früh bis spät. Eine Spalte für den Job, mit vielen Unterspalten für diverse innerbetriebliche Termine. Je eine Spalte für die Kinder, die Freunde, die Familie, den Urlaub. Wir haben uns in einem prall gefüllten Leben eingerichtet. Viele selbst geschaffene Verpflichtungen bestimmen den Takt unseres Lebens. Aber wo ist die Spalte für Persönliches? Für Auszeiten, für Regeneration? Es ist höchste Zeit, ein Update hochzuladen, einen Tagesplaner mit der Spalte »Zeit für mich«!

Was wäre Ihr größter Wunsch für diese »Zeit für mich«?
Einfach mal gar nichts tun?
Dem Gras beim Wachsen zusehen?
Die Wolken am Himmel beobachten?
Sich eine Massage gönnen?
Ein genussvolles Mittagessen einnehmen?
Ein Gespräch mit der Freundin führen?
Eine Runde spazieren gehen?
Musik hören?
Stille genießen?

Gelegenheiten beim Schopf packen

Im Englischen nennt man die Zeit des Wechsels auch »Change of life«. Ich finde diese Beschreibung sehr ansprechend. Besonders, weil in Deutschland der Begriff »Wechseljahre« so negativ besetzt ist. »Change of life« klingt deutlich positiver und ani-

Übung

Nehmen Sie sich einmal Zeit nur für sich. Einfach dort, wo Sie gerade sind. Oder Sie suchen Ihren Lieblingsort auf, vielleicht einen geheimen Ort, den niemand außer Ihnen kennt. Nehmen Sie eine bequeme Sitzhaltung ein, oder legen Sie sich auf den Boden. Legen Sie Ihre Hände mit den Handflächen nach unten auf Ihre Rippen. Vielleicht schließen Sie Ihre Augen. Nun richten Sie Ihre Aufmerksamkeit nach innen auf Ihren Herzraum. Atmen Sie dazu in ruhigen Zügen mehrmals tief ein und wieder aus. Lassen Sie Ihre Gedanken kommen und gehen. Nach ein, zwei Minuten schenken Sie sich selbst ein Lächeln. Ein Lächeln nur für diesen Augenblick. Betrachten Sie Ihren Herzraum mit diesem Lächeln auf den Lippen. Verweilen Sie einen Moment in dieser Haltung. Wenn Ihnen danach ist, öffnen Sie ganz langsam wieder Ihre Augen.

Betrachten Sie diese Übung als Ihre kleine Auszeit. Sie können sie genießen (ohne sie zu analysieren oder zu bewerten), wann immer Sie eine kurze Pause vom Alltag brauchen.

miert dadurch, sich mit optimistischem Blick auf den hormonellen Umstellungsprozess einzulassen.

Die zentrale Frage lautet: Lebe ich das Leben, das ich leben will? Die Antwort darauf ermöglicht es uns, unsere eigenen Wünsche klar und deutlich vor Augen zu sehen – ein erster wichtiger Schritt, um Entscheidungen zu treffen und Konsequenzen ziehen zu können. Manchmal reicht es, an kleinen Stellschrauben zu drehen, um zufriedener zu sein.

Die Wechseljahre dauern so ihre Zeit. Oftmals länger, als uns lieb ist. Es braucht Zeit, um uns über wichtige Fragen klar zu werden, Sorgen und Ängste zu benennen, unsere Wünsche zu formulieren. Vielleicht loszulassen. Das ist natürlich nicht immer einfach, denn ein Neuanfang ist auch immer verbunden mit einem Abschied.

Die Hormone tanzen Samba – und wir mit

Auch wenn es für so manche Frau wie blanke Ironie klingen mag: Die Wechseljahre bieten trotz möglicher fieser Nebenwirkungen die Möglichkeit, sich einmal so richtig auszutoben. (Fast) Alles ist erlaubt, denn wir können uns immer damit herausreden, dass unsere Hormone gerade Samba tanzen und wir gegen diese Verrücktheit einfach machtlos sind. Wir können alles tun, was wir schon immer mal tun wollten – ob Fallschirmspringen, Gleitschirmfliegen, pilgern, einen Tauchkurs belegen, ein Studium beginnen oder den Jagdschein machen. Vielleicht engagieren wir uns für die Umwelt oder die Rechte von Frauen, eröffnen einen Laden oder gönnen uns ein Sabbatical. Wir können uns ausprobieren, ohne irgendjemandem etwas beweisen zu müssen. Noch nicht mal uns selbst müssen wir noch etwas beweisen.

Nur Mut, nur zu! Die Wechseljahre sind das, was wir daraus machen! Es ist die super Chance in unserem Leben. Und die Zeit beginnt – jetzt!

Fallbeispiel aus meiner Praxis

Frau A., 53, kam zu einer Beratung, weil sie sich in den letzten Monaten durch die Wechseljahre sehr angespannt und zunehmend erschöpft fühlte. Sie war als leitende Angestellte in einer großen Firma beschäftigt. Ein Traumjob, wie sie sagte. Dennoch hatte sie das Gefühl, etwas ändern zu müssen. Vor allem die langen Autofahrten zum Arbeitsplatz – 45 Minuten pro Strecke – wurden ihr zunehmend zu viel. »Verschwendete Lebenszeit, das wird mir immer stärker bewusst. Diese Zeit würde ich viel lieber in Freizeitaktivitäten investieren.« Wir sprachen über ihre Hobbys, ihre Vorstellung von Freizeitgestaltung und woher sie im Moment die Energie nimmt, die sie für den Alltag so dringend braucht. »Die Energiespender sind meine Arbeit, die Kolleginnen und Kollegen, die ich sehr schätze. Wir unternehmen auch privat viel miteinander. Wir verabreden uns zu Kulturveranstaltungen, zum Wandern, gehen einmal im Monat zum gemeinsamen Abendessen in unser Stammlokal. An diesen Tagen übernachte ich meist bei einer Freundin.«

Ich fragte sie, warum sie nicht in der Nähe ihres Arbeitsplatzes wohne, wo sie ja offensichtlich auch einen großen Teil ihres Privatlebens verbringe. »Na ja, ich habe ein schönes, großes Apartment, recht günstig, mit einem Park in der Nähe. Meine Familie wohnt nicht weit entfernt.« Erst durch meine Frage wurde ihr bewusst, dass sie sich noch nie ernsthaft überlegt hatte, einfach umzuziehen. »Aber stimmt, warum eigentlich nicht? Ich hätte jeden Morgen und jeden Abend 45 Minuten mehr Zeit zur Verfügung, die ich für meinen Sport nutzen könnte. Da war bisher nicht dran zu denken, höchstens am Samstag. Und wenn ich ehrlich bin: Ich komme noch nicht

einmal dazu, regelmäßig in den Park zu gehen. Auch meine Familie besuche ich nicht jeden Sonntag.«
Zehn Monate später bekam ich eine Postkarte von der Klientin: Sie war tatsächlich vier Monate nach unserem Gespräch umgezogen – und total happy mit ihrer Entscheidung.

Übung

Aus der Vogelperspektive aufs eigene Leben schauen

Stellen Sie sich einmal vor, Sie machen sich in der Phase voller Unruhe, schlafloser Nächte und zermürbender Gedankenfluten auf zu einer Bergwanderung, um den Kopf frei zu bekommen. Gemächlich geht es stetig bergauf. Nach einigen Stunden kommen Sie hoch oben auf dem Bergkamm an. Die Luft ist klar und die Aussicht herrlich. Sie setzen sich auf eine Steinplatte und genießen die Ruhe. Ihre Blicke schweifen über eine großartige Landschaft. Nach einiger Zeit entdecken Sie weit unten im Tal ganz unvermutet eine Frau, die aussieht wie Sie selbst.
Wie im Traum tauchen Sie ein in Ihre eigene Lebensgeschichte. Verschiedene Lebensphasen ziehen an Ihrem inneren Auge vorbei. Sie schauen auf das, was Ihnen in all den Jahren gut gelungen ist, was Sie erreicht haben und Sie mit Stolz und Freude erfüllt. Ereignisse und Erlebnisse, die Sie besonders glücklich gemacht haben. Menschen, die Sie begleitet und die Ihr Leben bereichert haben oder dies noch immer tun.
Als Sie den Blick zur Seite wenden, erkennen Sie auch das ein oder andere, was weniger gut gelungen ist. Wo Sie

schmerzhafte Erfahrungen gemacht haben. Denn dort unten liegt, etwas versteckt hinter hohen Kiefern in einem Seitental, der »Hormonsee«, Ihr Hormonsee. Durch den »Klimawandel« sinkt sein Pegelstand stetig. Das Niedrigwasser lässt die Ufer immer breiter werden, wodurch ganz nebenbei auch Altlasten aus der Vergangenheit ans Licht kommen. Unverarbeitetes, das Sie im Laufe der Zeit bewusst oder auch völlig unbewusst über Bord geworfen haben. Einiges haben Sie sogar bis heute verdrängt. Das können seelische Verletzungen, Kränkungen oder Enttäuschungen sein. Wut, Trauer und der Verlust lieber Freunde oder Angehöriger. Traumatische Erlebnisse oder familiäre Zwistigkeiten, die noch nicht beigelegt sind und auf Heilung warten. Sie lassen sich nicht mehr übersehen und müssen nun bearbeitet werden.

Doch auch längst vergessene Träume steigen vom Grund des Sees auf und drängen mit aller Kraft in Ihr Bewusstsein. Das Niedrigwasser gibt den Blick frei auf Ihr Potenzial. Auf die Goldschätze, die unter der Oberfläche verborgen liegen und nur darauf warten, gehoben zu werden.

Nachdem Sie eine Weile dort oben gesessen haben, wird Ihnen klar, auf welch interessantes und buntes Leben Sie zurückblicken können. Aber auch, dass es an der Zeit ist, längst überfällige Entscheidungen zu treffen. Tief berührt, aber glücklich und gestärkt durch das Erlebte machen Sie sich auf den Heimweg. Mit dem festen Willen, die notwendigen Schritte für ein erfüllte(re)s Leben einzuleiten.

5. Die Wechseljahre im Wandel der Zeit

»Da muss man doch nicht so ein Tamtam drum machen!«, empörte sich eine ältere Dame einmal, als sie von meiner Tätigkeit erfuhr. »Irgendwann ist es ja auch wieder vorbei. Millionen Frauen vor uns hatten keine Wechseljahre-Beraterin an ihrer Seite und haben es auch allein geschafft.« Die anderen Frauen in der Runde waren jedoch begeistert, denn sie hätten sich eine solche Hilfe sehr gewünscht. Eine 75-Jährige erinnerte sich: »Wie oft habe ich mich hinterm Stall versteckt, um einen Streifen zu heulen. Und dann habe ich wieder die Ärmel hochgekrempelt – oft am Rande der Erschöpfung.«

Noch schlimmer erging es ihren Müttern. Frauen der Kriegsgeneration konnten sich null Verständnis für ihr »persönliches Leid« erhoffen. Sie hatten keine andere Wahl, als alle Kräfte zu mobilisieren, um ihre Kinder und die »Alten« der Familie heil durch die Wirren des Krieges zu bringen. Keine sichtbaren Krankheitszeichen, keine Knochen gebrochen – also weiter im Text. Wie die Frauen sich gefühlt haben, danach hat niemand gefragt. Körperliche und seelische Malesten der Wechseljahre wurden verdrängt, weil frau ganz einfach funktionieren musste. Ihre hormonell bedingten Beschwerden mussten aus der Not heraus ganz einfach unter den Teppich gekehrt werden – denn schließlich stand das nackte Überleben auf dem Spiel.

Diese Frauen haben in der Regel auch später nicht über ihre Ängste und Sorgen gesprochen, die sie während der Wechseljahre umgetrieben haben. Selbst dann nicht, als ihre eigenen Töchter in die Wechseljahre kamen und sicherlich gern von ihnen erfahren hätten, wie sie die Zeit der Hormonumstellung erlebt hatten, welche körperlichen Beschwerden oder seelischen Tiefs sie hatten und wie sie damit umgegangen sind. Vielleicht sahen sie keine Veranlassung dafür, offen mit ihren Töchtern über ihre Wechseljahre zu sprechen, weil es in ihrer Generation einfach nicht Usus war.

Daher verwundert es nicht, dass es, als ich 2009 mit meiner Freiberuflichkeit startete, hieß: »Na, Sie trauen sich ja was! Sie wollen doch nicht wirklich mit *dem* Thema an die Öffentlichkeit gehen. Und auch noch öffentlich Werbung für Ihr Angebot machen. Und überhaupt: Wer will denn darüber schon reden?« Ich war irritiert – damit hatte ich wirklich nicht gerechnet. So verschwanden meine Visitenkarten, die ich in Gummersbach verteilt hatte, erst mal verschämt unter den Ladentresen. Ich hatte ein Tabu gebrochen.

Die Frauen litten zu der Zeit (es ist erst zwölf Jahre her!) meist immer noch hinter verschlossenen Türen und wären nicht im Traum darauf gekommen, sich einer Fremden anzuvertrauen. Sich Unterstützung zu holen. Immerhin kam eine ganze Reihe Frauen zu einem ersten Informationsgespräch. Sie staunten nicht schlecht, welch neue Denkansätze ich ihnen mitgebracht hatte. Fast alle buchten einen ersten 90-minütigen Beratungstermin. Auch wenn viel gelacht wurde, taten sich einige meiner ersten Klientinnen schwer damit, wirklich offen über ihre, wie sie es selbst bezeichneten, »wirren Gefühlskapriolen« zu sprechen. Sie waren fest überzeugt davon, dass ihr Zustand nicht »normal« sei.

In einigen Fällen waren auch die Männer not amused darüber, wenn ich ihre Frauen darin bestärkte, ihre Gefühle zu benennen und sich Gedanken über ihre Partnerschaft – mit eines der wichtigsten Themen in der Beratung – zu machen. Erstaunlich, aber wahr: Es gibt bis heute (zu) viele Frauen, die (zu) sehr von ihren Partnern abhängig sind – sei es materiell (Stichwort: Gendergap oder Kinder-/Erziehungszeit, kein/kaum eigenes Geld verdienen) oder auch nur emotional: Er liebt mich, also bin ich.

Fallbeispiel aus meiner Praxis

Ich erinnere mich noch sehr gut an eine Frau, die vor zehn Jahren zum Erstgespräch in meine Praxis kam. Sie machte auf mich einen aufgeschlossenen, klaren, lebendigen Eindruck. Sie schien zu wissen, was sie wollte, stellte viele Fragen und war begeistert von dem, was sie hörte. Wir vereinbarten einen weiteren Gesprächstermin für in sieben Tagen. Zwei Tage darauf rief sie mich an und sagte den Termin wieder ab. »Ich habe meinem Mann von unserem Gespräch erzählt und er fand, Sie würden mir nur unnötige Flausen in den Kopf setzen.«

Ich hatte ihr lediglich drei Fragen gestellt: »Was ist die Basis, was sind wichtige Eckpunkte für ein gutes Leben für Sie? Was wäre der erste Wunsch, den Sie sich erfüllen würden, wenn niemand da wäre, der Sie möglicherweise davon abhalten will? Was wäre anders, wenn dieser Wunsch in Erfüllung gehen würde?«

Ich habe sie nicht wiedergesehen. Welche Träume hat sie geträumt? Was ist wohl aus ihnen geworden?

Es ist wunderbar zu beobachten, wie positiv sich in den letzten zehn Jahren die Einstellung vieler Frauen gewandelt hat – von beschämt schweigend und still vor sich hin leidend hin zu mutig und wissbegierig. Zum Glück haben die Frauen, die heute in den Wechseljahren sind, erkannt: Es gibt Hilfe! Wir müssen die körperlichen und seelischen Nebenwirkungen nicht mehr einfach aushalten wie unsere Mütter und Großmütter: Faust in der Tasche, Augen zu und durch dieses Feuerwerk von großen Emotionen und körperlichen Veränderungen. Immer mehr wollen sich aktiv mit ihren Symptomen und deren Ursachen auseinandersetzen, statt sie passiv zu ertragen.

Die Wechseljahre hier & anderswo

Bereits im Rahmen meiner Weiterbildung hatte ich mich gefragt: Wie kann es sein, dass Frauen in jedem Winkel der Erde zwar alle die Wechseljahre erleben, sie jedoch auf so unterschiedliche Weise wahrnehmen und bewerten?

Es besteht offensichtlich ein Zusammenhang zwischen Wechseljahresbeschwerden und dem Bild, das eine Gesellschaft vom Älterwerden hat. Je moderner und ausgeprägter der Jugend- und Schönheitskult, je optimierter die Leistungsgesellschaft, desto häufiger scheinen Frauen von Wechseljahresbeschwerden geplagt zu sein. Je traditioneller ein Kulturkreis, desto weniger finden sich Identifikationsprobleme mit dem Älterwerden. Machen Frauen anderer Kulturen tatsächlich weniger Aufhebens um das Klimakterium?

Europäische und europäisierte Frauen scheinen Studien zufolge mehr unter der Hormonumstellung zu leiden als ihre Geschlechtsgenossinnen zum Beispiel in Indien, Afrika und Asien. In Ländern wie Israel, Indonesien, Korea, Hongkong, Japan, Malaysia oder Thailand, wo älteren Menschen traditionell mit mehr Respekt und größerer Wertschätzung begegnet wird, gelten Frauen, deren Menstruation nach der Menopause ausbleibt, als weise und verehrungswürdig. Die negativen Symptome der Wechseljahre sind dort eher unbekannt.

Auch in China wird die Hormonumstellung weder als Krankheit noch als Bürde bewertet, sondern ganzheitlich als Teil einer Entwicklung hin zu einer neuen Lebensphase. Treten Beschwerden auf, werden sie durch die Traditionelle Chinesische Medizin (TCM) gelindert.

Im Japanischen gibt es weder ein Wort für Wechseljahre noch für Hitzewallungen, was jedoch nicht heißt, dass es sie dort nicht gibt. Am nächsten kommt dem hormonellen Umstellungsprozess noch der Begriff »konenki«, was ganz allgemein eine Zäsur im Leben meint, eine Zeit, in der der Körper »seine Balance verliert«. Dass Hitzewallungen in Japan kaum bekannt sind, liegt im Lebensstil der Frauen begründet. Vor allem ihre traditionelle Esskultur mit einem lebenslang hohen Anteil an verschiedensten Antioxidantien und sekundären Pflanzenstoffen trägt dazu bei, dass der Hormonhaushalt sehr positiv beeinflusst wird. Soja scheint dabei eine wichtige Rolle zu spielen.

Da Traditionen weltweit auf dem Rückzug zu sein scheinen, gibt es aber auch in Asien inzwischen mehr Unsicherheiten im Umgang mit den Wechseljahren. Je weiter sich Asiatinnen von ihren traditionellen Ernährungsgewohnheiten entfernen, je stärker sie sich dem westlichen Lebensstil annähern, desto stärker scheint auch dort das Erleben von Wechseljahresbeschwerden wie z. B. Hitzewallungen zu sein. Die »modernen« Asiatinnen, die in Europa oder Amerika außerhalb ihrer traditionellen Gesellschaft leben, haben (annähernd) die gleichen Beschwerden wie die Europäerinnen oder Amerikanerinnen.

Fallbeispiel aus meiner Praxis:

Eine Japanerin war vor knapp 30 Jahren als Studentin nach Düsseldorf gekommen und geblieben, während ihre Eltern und Geschwister nach wie vor in ihrer Heimat lebten. Wir unterhielten uns über Frauen in der japanischen Gesellschaft im Unterschied zur deutschen. Sie war etwas verlegen, doch schnell war die Scheu verflogen, als ich ihr erzählte, dass ich wahnsinnig neugierig auf die Sichtweise der japanischen Frauen sei. Sie selbst sei 49 und hätte bisher kaum bemerkt, dass sich etwas in ihrem Körper verändert. Ich fragte nach ihrem Lebensstil und ob sich im Vergleich zum Leben in ihrer Heimat viel an ihrer Art, sich zu ernähren, verändert hätte.

*»Nein, im Grunde nicht sehr. In Düsseldorf befindet sich die größte japanische Community Deutschlands. Mehr als 8 000 Japaner*innen leben hier. Wir haben also alles, was wir aus der Heimat kennen, hier vor Ort. Wir können alle heimischen Lebensmittel einkaufen und es gibt jede Menge sehr gute japanische Restaurants. Natürlich schmeckt uns mittlerweile auch die eher deftige deutsche Küche, doch wir ernähren uns tatsächlich noch sehr traditionell. Ich habe auch schon darüber gelesen, dass immer mehr asiatische Frauen unter Wechseljahresbeschwerden leiden, je mehr sie ihre Traditionen hinter sich lassen. Dazu gehört ja nicht nur unsere Art zu essen, auch unser Lebensstil. Ich selbst meditiere jeden Morgen und viele gehen zweimal die Woche zum Tai-Chi. Wir achten trotz stressiger Jobs sehr auf ausreichend Zeit für Entspannung.«*

Ich fragte sie, was die Wechseljahre für sie persönlich bedeuten. Wie Japanerinnen allgemein den Übergang in die zweite Lebenshälfte sehen.

»Wechseljahre sind für uns nichts Besonderes. Sie gehören ganz

einfach zu unserem Frauenleben dazu. Ich kann mich nicht erinnern, dass meine Mutter jemals geklagt hätte. Doch meine japanische Freundin zum Beispiel, die mit ihrem deutschen Mann in einem kleinen Dorf in Süddeutschland lebt, hat sich seit vielen Jahren von unserem Lebensstil abgewandt. Von ihr weiß ich, dass sie schon seit Jahren stärkere Beschwerden durch die Hormonumstellung hat.«

Älter werden in der westlichen Hemisphäre

Eng verbunden mit den Wechseljahren ist die erste wirkliche Konfrontation mit dem eigenen Älterwerden. Die Wechseljahre sind tatsächlich (fast) in der Mitte eines Frauenlebens angekommen. Denn die Lebenserwartung einer heute 47-jährigen deutschen Frau liegt inzwischen bei 83,6 Jahren. Oft berichten mir Frauen von ihrer Angst, nicht mehr attraktiv und nicht mehr leistungsfähig zu sein. Das liegt nicht zuletzt daran, dass das Bild einer 50-Jährigen in unserer Gesellschaft immer noch wenig Anziehendes hat. Während sich ein Mann gleichen Alters in den »besten Jahren« wähnen darf, gilt für Frauen in der Lebensmitte eher der Satz: »Jetzt wird sie etwas seltsam.«

Eine wichtige Rolle bei der unterschiedlichen Wahrnehmung der Wechseljahre spielt auch der Familienkontext, in dem wir aufgewachsen sind. Wie wir erzogen wurden, an welchen Vorbildern (Mütter, Großmütter, Tanten) wir uns orientieren konnten und welchen Einfluss die Väter hatten. Wir sind geprägt von dem jeweiligen Idealbild, das eine Gesellschaft von Frauen hat. Und auch die Frage, wie viel Wertschätzung wir uns selbst entgegenbringen, fließt mit ein.

Selbstoptimierung und Wechseljahre passen selten gut zusammen. Doch die werbepsychologisch lancierte Botschaft unserer Zeit lautet: Die Jugend soll mit allen Mitteln verlängert werden, koste es, was es wolle! Überall lauern sie, die photogeshopten Hochglanzbilder von knackigen Frauen in Medien und Werbung. Wie Stalker, die uns hartnäckig auf den Fersen sind. So richtet sich unsere Aufmerksamkeit, ob wir wollen oder nicht, auf unseren älter werdenden Körper. Wir haben das Gefühl, nur noch aus faltiger Haut, Truthahnhals, Tränensäcken und Winke-Ärmchen zu bestehen. Die Frau in den Wechseljahren – ein Mängelexemplar?

Das Altwerden und das Alter selbst scheinen ein unzumutbarer Zustand zu sein. Ich weiß aus vielen Gesprächen, dass das Gefühl, aufs Abstellgleis geschoben zu werden, sich wertlos zu fühlen, für Frauen im mittleren Alter ein ernst zu nehmendes Problem darstellt. Und bisweilen sogar zu einer Lebenskrise führt. Sie halten es für nahezu unmöglich, als Älterwerdende einen würdigen Platz in der Gesellschaft einzunehmen. Denn für all ihre Lebenserfahrung scheint es keine Wertschätzung zu geben. Dürfen wir also überhaupt noch altern?

So setzen sich viele Frauen selbst unter Druck, um einem Ideal zu entsprechen, das (so) nicht Wirklichkeit werden kann. Das hat schon vor vielen Jahrzehnten die Anti-Aging-Industrie für sich entdeckt und noch und nöcher Produkte für die »reife« Frau, die Frau ab 40, auf den Markt gebracht. Wer von uns hat nicht eine Vielzahl an Tiegeln mit Cremes, Fluids, Peelings und Masken im Bad stehen, um gegen die Zeichen der Zeit anzucremen? Immer auf der Suche nach dem Elixier für ewige Jugend. Doch auch das scheint für viele längst nicht mehr zu reichen. Neben Hyaluron und Botox muss jetzt die Schönheitschirurgie ran. Getunte Brüste, aufgepolsterte Venuslippen und eine gestraffte Vagina sollen es richten, dass wir uns auch in unserer Lebensmitte begehrenswert fühlen.

Fishing for compliments: die Sache mit der Unsichtbarkeit

Schon ab der Pubertät und der damit verbundenen Aktivierung der Geschlechtshormone definieren wir unser Frausein stark über unsere Attraktivität, unsere (erotische) Ausstrahlung. Über 30 Jahre – ein Drittel unseres Lebens – waren wir es gewohnt, »nette Komplimente« zu bekommen, auch wenn sie mitunter in plumpe Anmache abglitten. Aber wir fühlten uns großartig, wenn wir die Aufmerksamkeit des anderen (oder auch eigenen) Geschlechts auf uns lenkten und wahrgenommen, vielleicht sogar bewundert wurden für unser Aussehen. Wir haben es genossen, mit unserem Äußeren zu kokettieren, hatten Spaß beim »Männerfang«.

Und jetzt plötzlich beißt keiner mehr an. Wir haben das ungute Gefühl, unsichtbar zu werden, zurück in die zweite Reihe treten und den Jüngeren das Feld überlassen zu müssen. Es ist schmerzlich und scheint zunächst enorm kränkend und verlustreich. Doch zugleich bietet uns dieser Aspekt auch enorme Chancen, eine Art Befreiung. Wir werden – wenn auch nicht ganz freiwillig – frei von der Meinung und der »Gunst« anderer.

Was Frauen in den Wechseljahren für ein stabiles Selbstbewusstsein oft fehlt, sind Vorbilder. Es gab sicher schon immer »starke« Frauen, die uns zeigen, was auch bzw. was vor allem nach dem 50. Geburtstag alles möglich ist. Doch da ist noch viel Luft nach oben. Wir sind jetzt die Generation, welche die Vorbildrolle für ihre Töchter übernehmen kann, indem sie ihnen vorlebt, dass die Wechseljahre trotz möglicher unangenehmer Beschwerden vor allem eines sein kann: eine wertvolle Zeit und das Tor zu einer prall gefüllten zweiten Lebenshälfte mit all den Möglichkeiten, von denen bis vor wenigen Jahrzehnten kaum eine Frau zu träumen gewagt hätte. Und dabei spielt es absolut keine Rolle, dass die Spannkraft der Haut allmählich nachlässt.

Denn Schönheit ist so viel mehr als ein faltenfreies Gesicht. Attraktivität ist vor allem eine Frage der inneren Einstellung und der Ausstrahlung – egal in welchem Alter!

Fallbeispiel aus meiner Praxis

Eine Klientin: »Das Älterwerden finde ich super! Seit ich mein Haar grau trage, werde ich von meinen Mitmenschen respektvoll behandelt, in öffentlichen Verkehrsmitteln wird mir ohne Umschweife ein Sitzplatz angeboten, schwere Gepäckstücke wandern wie von Zauberhand auf den Armen starker Männer in die Gepäckablage und kein Kerl pfeift mir mehr blöde hinterher – einfach klasse! Wenn ich dann meine Sportschuhe anziehe und meine Nordic-Walking-Stöcke durch den Stadtwald schwinge, erfreue ich mich an den verwunderten und bewundernden Blicken jüngerer Mitmenschen.«

Wir brauchen dringend neue, authentische Bilder von Frauen 50 plus, die uns stärken und Halt geben, wenn's (mal) trubelig wird bei der Hormonumstellung. Wir sollten uns unserer Werte als Frau über 50 bewusster werden. Gleichzeitig treten wir damit unserer altersfeindlichen Kultur vehement entgegen. Es wird höchste Zeit, mit dem Bild der »alten Frau« jenseits der Menopause aufzuräumen!

6. Warum Frauen ticken, wie sie ticken: die Macht der Hormone

Immer wieder aufs Neue bin ich fasziniert von der Kraft, ja geradezu Macht der Hormone. Als Hormonfachfrau weiß ich: Ohne diese körpereigenen Botenstoffe läuft nichts, aber auch gar nichts. Frei übersetzt bedeutet »Hormon« so viel wie antreiben, anregen. Hormone sind die Dirigenten, die Taktgeber unseres Körpers. Hinter den Kulissen steuern sie unser gesamtes Leben.

Als Mitarbeiter eines komplexen Systems aus hormonproduzierenden Drüsen, Geweben und Zellen erfüllen sie ganz unterschiedliche Aufgaben. Sie sorgen, wenn alles gut läuft, für enorme Leistungsfähigkeit. Sie fördern Wachstum, Entwicklung und die Erneuerung aller Körperzellen. Sorgen für stabile Muskelkraft, wohlige Körpertemperatur, ein gut funktionierendes Gedächtnis und eine gesunde Psyche. Sie regulieren, überwachen und koordinieren all unsere Stoffwechselvorgänge, schützen und kräftigen unsere Organe. Auch die Herz-Kreislauf-Funktion, der Salz- und Wasserhaushalt sowie der Fett- und Zuckerstoffwechsel benötigen ein gutes hormonelles Gleichgewicht.

Hormone sagen uns, wann wir Hunger haben, wann es Zeit wird, etwas zu trinken, und lassen uns gut schlafen. In Schocksituationen lassen sie uns überleben. Sie sorgen für Liebe, Lust und Leidenschaft; sie sind Fruchtbarkeitsboten und suchen sogar unseren Partner aus. Auf ihr Konto gehen »Schmetterlinge im Bauch«, »Hummeln im Hintern« oder auch mal Heultage. Sie sind verantwortlich für Gelassenheit, Angst oder Temperamentsausbrüche, betätigen sich als Glücksfee, als Mut- und manchmal auch Wutmacher.

Sie senden (überlebens-)wichtige Informationen durch den Körper und setzen mit ihren Signalen gigantische Prozesse in Gang. Jedes Hormon sendet ganz individuelle Botschaften. Die Nachrichten sind so verschlüsselt, dass sie nur von entsprechenden Rezeptoren mit den hundertprozentig passenden Antennen empfangen und gelesen werden können. Über die Blutbahn reisen die Hormone mithilfe von Transportproteinen dorthin, wo sie benötigt werden. An ihrem Einsatzort steigen sie aus ihrem »Taxi« aus, docken an der Zelle (dem Rezeptor) an und setzen damit die jeweils gewünschten Prozesse in Gang. Man schätzt, dass nur 2 bis 5 Prozent aller Hormone bei der Arbeit sind. Etwa 95 Prozent pendeln als »Ersatzspieler« den ganzen Tag umher.

Das Hormonsystem steht in regem Austausch mit dem Nerven- und dem Immunsystem. Im Team sorgen sie dafür, dass alles läuft wie am Schnürchen. Kommt es zu Irritationen oder Störungen in einem System, so hat das Auswirkungen auf die anderen beiden.

Im Hormonsystem herrschen eindeutige Hierarchien. Die Chefetage (Hypothalamus und Hypophyse) geben die Kommandos und sorgen gemeinsam mit den Top-Manager*innen (Zirbeldrüse, Schilddrüse, Nebennieren, Bauchspeicheldrüse, Eierstöcke), Facharbeiter*innen (Nebenschilddrüsen) und Controller*innen (Gewebe, Organe) für einen reibungslosen Ablauf. Denn je nach Bedarf müssen bestimmte Prozesse mal angeregt, ein anderes Mal jedoch gebremst werden. Fällt ein Mitarbeiter oder fallen sogar die Chefinnen und Chefs aus, klappt's im Controlling nicht und wir bekommen gesundheitliche Probleme. Schon winzige Unstimmigkeiten führen zu Missstimmungen im Hormonsystem. Sie bewirken, dass wir uns elend fühlen oder – wenn die Dysbalance zu lange bestehen bleibt – sogar krank werden.

Sind alle Hormone in Balance, sorgen sie gemeinsam für unser Wohlbefinden, dafür, dass es uns rundherum gut geht und wir gesund bleiben. Im Hormonhaushalt geht es ähnlich zu wie in einer gut sortierten Küche. Steht alles an seinem Platz, läuft die Essenzubereitung wie aus dem Effeff. Fehlt jedoch ein Gewürz, ist zu viel oder zu wenig davon im Essen, bemerken wir einen kleinen, aber manchmal dennoch gravierenden Unterschied. Dann wird's kein Schmaus, sondern eher ein Graus. Eine hormonelle Dysbalance – egal, ob sie ihre Ursache in Stress, Schlafmangel, Überforderung, Ärger, einer Krankheit oder der Verhütung mit »Pille« oder Hormonspirale hat – kann uns ganz schön zu schaffen machen.

Unsere weiblichen Hormone

Es gibt natürlich noch zahlreiche andere, aber wenn ich in diesem Buch über Hormone spreche, sind immer die für unseren weiblichen Rhythmus verantwortlichen Sexualhormone (auch Steroidhormone genannt) gemeint. Sie leiten sich alle vom Cholesterin ab – einem unentbehrlichen Baustoff für die Hormonsynthese (und keinesfalls ein Stoff, den es zu eliminieren gilt). Die wichtigsten Vertreter der Sexualhormone sind Progesteron, Östrogen und Testosteron.

Beim *Östrogen* handelt es sich genau genommen um eine ganze Gruppe unterschiedlich wirksamer Östrogene – immer gebräuchlicher wird die englische Schreibweise Estrogene –, die unter diesem Oberbegriff zusammengefasst werden. Die wichtigsten Östrogene sind Östradiol Ö2 (englisch: Estradiol E2), Östriol Ö3 (Estriol E3) und Östron Ö1 (Estron E1).

Östradiol ist *das weiblichkeitsprägende* Hormon, das am stärksten wirksame Östrogen. In der ersten Zyklushälfte übernimmt es die führende Rolle. Es ist mitverantwortlich für all unsere Leidenschaften, die monatlich schwankenden Stimmungen, unser weibliches Körpergefühl und – zusammen mit Testosteron – für unsere sexuelle Lust.

Östriol ist unser Schleimhauthormon und verantwortlich für die Befeuchtung all unserer Schleimhäute – von der Bindehaut der Augen über Mund und Nase, Verdauungstrakt, Gebärmutter und Blase bis hin zur Vaginalschleimhaut. Auch die Beweglichkeit der Gelenke und die Geschmeidigkeit der Sehnen sind vom Östriol abhängig.

Östron ist nach Östradiol das zweitstärkste Östrogen der Frau. Sinkt die Östradiolproduktion mangels Eizellen in den Wechseljahren, übernimmt Östron das Ruder. Es wird zu fast 100 % im Fettgewebe synthetisiert und dient als eine Art Speicherhormon für die Östrogensynthese.

Progesteron entsteht bei jedem Eisprung im sogenannten Gelbkörper, den Resten der Eihülle, die nach dem Eisprung im Eierstock zurückbleiben. Als Hormon der zweiten Zyklushälfte übernimmt es nach dem Eisprung die Führung. Es sorgt dafür, dass die Gebärmutterschleimhaut für eine Schwangerschaft vorbereitet wird, sodass sich eine befruchtete Eizelle sofort in ein voll ausgestattetes Apartment einnisten kann. Daher nennen wir Progesteron auch das Mutterschaftshormon. »Progestare« bedeutet »für die Schwangerschaft«.

Als Gegenspieler des Wachstumshormons Östradiol sorgt es dafür, dass keine Wucherungen in Brust und Gebärmutter entstehen. Außerdem regt es den Aufbau der Knochenzellen an, unterstützt unsere Gehirnleistung, die Konzentrationsfähigkeit und die Funktion der Schilddrüse. Progesteron wirkt angstlösend, lässt uns entspannen und gut schlafen.

Testosteron ist nicht allein für die Herren der Schöpfung reserviert – auch wir Frauen profitieren von dem Powerhormon, wenn auch in viel niedrigerer Dosis als die Männer. Es macht Lust, schenkt uns Mut und Durchsetzungsvermögen.

Nebenbei bemerkt: Männer und Frauen unterscheiden sich nicht durch unterschiedliche Hormonarten, sondern durch unterschiedlich hohe Spiegel der »männlichen« bzw. »weiblichen« Hormone sowie durch ein anderes Verhältnis der Hormone zueinander.

Unsere Sexualhormone haben ganz viel mit unserer (sexuellen) Identität zu tun, machen uns zu Frau oder Mann – oder, wenn sie sich nicht einigen können, zu Transgender/Trans*. Ab den mittleren Lebensjahren gleichen sich die Wesenszüge der Geschlechter durch die jeweiligen Verschiebungen im Hormonhaushalt immer mehr aneinander an. Bei den Frauen bekommt nach der Menopause Testosteron mehr Macht, beim Mann zieht es sich jenseits der 50 immer mehr zurück, während das Östrogen mehr Einfluss bekommt. So wird der ein oder andere bisher dominant-angriffslustige Mann zum sensiblen Softie und die schüchtern-zurückhaltende Frau zur mutigen Kämpferin.

Wie die Hormone unseren Zyklus steuern

Jede Frau hat ihren eigenen Hormoncocktail, der sich nicht nur im Laufe eines längeren Abschnitts, sondern auch eines Tages mehrmals verändert. Der weibliche Hormonspiegel ist ständigen Schwankungen unterworfen. Spätestens ab der Pubertät bemerken wir, wie abhängig unser Energielevel, unser Verhalten und unsere Stimmungen von einem stabilen hormonellen Gleichgewicht sind. Von himmelhoch jauchzend bis zu Tode betrübt innerhalb von Minuten – welche Frau kennt das nicht? Schon minimale Verschiebungen der Hormonverhältnisse machen uns entweder zum schnurrenden Kätzchen oder zur Rebellin. Heute anschmiegsam und verletzlich, morgen mutig und kraftvoll, aggressiv oder verletzend und übermorgen voller Erotik und Leidenschaft. Waren wir gestern noch gechillt und total gut drauf, macht sich heute schlechte Laune breit. Scheinbar grundlos reagieren wir genervt, vielleicht sogar gestresst – wir können uns selbst nicht leiden.

Der Startschuss zur Entfaltung unserer Weiblichkeit fällt mit der Pubertät. Zwischen dem 11. und 15. Lebensjahr wird durch hormonelle Impulse aus dem Hypothalamus, dem obersten Chef im Hormonsystem, der Hormonbrunnen angezapft. Die Hirnanhangsdrüse (Hypophyse) bekommt das Signal, Follitropin, das follikelstimulierende Hormon (FSH), auszuschütten und so die Eizellen wachzuküssen. (Als Follikel bezeichnet man das Eibläschen, in dem die Eizelle im Laufe des Zyklus gut geschützt heranreifen kann.)

Unglaubliche 1 bis 2 Millionen unreife Eizellen schlummern bereits bei unserer Geburt in unseren Eierstöcken (Ovarien). Während unseres gesamten Lebens werden keine weiteren mehr nachproduziert. Schon zu Beginn der Pubertät sind davon nur noch ca. 400.000 übrig, wovon nur 300 bis 500 im Laufe des Lebens überhaupt zum Eisprung gelangen werden.

Durch den zunehmenden Einfluss der Sexualhormone Östrogen, Progesteron und Testosteron, die fortan in den Eierstöcken produziert werden, bilden sich ganz allmählich unsere weiblichen Kurven aus. Fettpölsterchen suchen sich ein Zuhause. Die Brüste runden sich, das Becken und die Hüften werden breiter und der Po prall. Achsel- und Schamhaare beginnen zu sprießen.

In diesen »ersten Wechseljahren« wandeln wir uns vom Kind zunächst zum »Pubertier« und dann zur Frau. Durch den

Kontakt mit bisher unbekannten Gefühlen fühlen wir uns oft »out of order«. Die Orientierungslosigkeit und Unsicherheit kann sich durch extreme Stimmungsschwankungen entladen. Die jungen Frauen müssen sich erst an den zunehmend hohen Pegel und den Einfluss der Hormone gewöhnen, die ab jetzt ein großes Mitspracherecht über ihr psychisches Gleichgewicht, die erwachende Libido und ihr sexuelles Empfinden beanspruchen.

Das erste Zeichen unserer Geschlechtsreife ist die *Menarche*, die erste wahrgenommene Menstruationsblutung. Von nun an verabreden sich unsere kleinen hitzigen Hormonmoleküle ziemlich regelmäßig alle vier Wochen zu einer spektakulären Party. In regelmäßigen Zyklen, die ganz individuell zwischen 26 und 35 Tage dauern können, werden jeweils einige 100 Eizellen aktiviert. Nur die kräftigste reift heran und schafft den (Ei-)Sprung. Wird sie nicht befruchtet, geht sie (wie die anderen 100) zugrunde und verlässt unsere Gebärmutter mit allerlei Beiwerk in Form der Periode.

Wie gesagt: Die Zykluslänge kann stark variieren und zwischen 26 und 35 Tagen ist alles im Normbereich! Die erste Zyklushälfte ist dabei eher veränderlich (die gesamte Vorbereitung dauert im Durchschnitt 12 bis 14 Tage), die zweite bei gesunden Frauen recht konstant zwischen 14 und 15 Tage.

Erste Zyklushälfte

Sie setzt sich zusammen aus der Menstruations- und der Proliferationsphase (Aufbauphase) und dauert durchschnittlich 12 bis 14 Tage. Interessant für die Wechseljahre: Die Prämenopause ist gekennzeichnet durch eine verkürzte zweite Zyklushälfte – ab Anfang/Mitte 40 verkürzt sich dadurch die Zyklusdauer.

Menstruation (1.–4./5./6. Tag)

Tag eins unserer Menstruation ist der erste Zyklustag. Großreinemachen in der Gebärmutter ist angesagt, was vier bis sechs Tage in Anspruch nehmen kann. Östradiol und Progesteron hatten dort mithilfe einer nährstoffreichen Schleimhautschicht ein vollausgestattetes Apartment eingerichtet. Wenn sich keine befruchtete Eizelle eingenistet hat, sinken die Hormone schlagartig ab, die Schleimhaut wird nicht mehr durchblutet und fällt in sich zusammen. Sobald der Progesteronspiegel niedriger ist als der Östrogenspiegel, beginnt die Menstruation. Wir menstruieren, um alles blitzblank für den nächsten potenziellen Untermieter zu machen. 50 bis 150 Milliliter Blut, Gewebereste und Schleim werden abtransportiert.

Proliferations-/Aufbauphase: (6.–12./13./14. Tag)

Gleichzeitig checkt der Hypothalamus den aktuellen Zyklusstand. Haben Östrogen- und Progesteronspiegel den niedrigsten Stand erreicht, signalisiert er der Hirnanhangsdrüse, das follikelstimulierende Hormon (FSH) freizusetzen. FSH sorgt dann dafür, dass in unseren Eierstöcken mehrere Eizellen heranreifen können. Der stärkste Follikel macht das Rennen; in ihm wird die Eizelle heranreifen. Er produziert mit zunehmendem Wachstum immer mehr Östrogen, unter dessen Einfluss sich die Gebärmutterschleimhaut aufbaut und wiederum ein Nest für einen möglichen Untermieter vorbereitet. Wir bemerken in dieser Zeit fast täglich einen Anstieg unserer Energien, unserer Unternehmungslust und Kreativität – bis zum Eisprung.

Eisprung (circa 14. Tag)

Ist der Östrogenspiegel dann in der Mitte des Zyklus ausreichend hoch, geht ein weiteres Kommando an die Hypophyse, zügig das sogenannte luteinisierende (gelb färbende) Hormon (LH) auszuschütten, welches dann den Eisprung auslöst. Der Höhepunkt des Zyklus. Der große Tanz der Hormone geht mit einem gigantischen Hormonfeuerwerk einher. Oft eine Phase voller Leidenschaft, Tatendrang und Abenteuerlust, in der wir ohne Probleme die Nacht zum Tag machen können und kaum zu bremsen sind. Potenzielle Partner haben kaum eine Chance, unseren eindeutigen Signalen zu entgehen, und sollten besser bei drei auf den Bäumen sein ... Denn in einem kurzen Zeitfenster von 24 Stunden erreicht auch unsere Fruchtbarkeit ihren Höhepunkt.

Was passiert beim Eisprung? Die Hülle des Follikels platzt auf und die reife Eizelle »springt« in den Eileiter, was manche Frauen als den sogenannten Mittelschmerz wahrnehmen können. Durch den Eileiter hindurch wandert die Eizelle nun Richtung Gebärmutter. Gleichzeitig verflüssigt sich der Zervixschleim am Gebärmutterhals und wird für die Spermien durchlässig. Die Eizelle ist jetzt bis zu 24 Stunden befruchtungsfähig. (Achtung: Die männliche Samenzelle hält bis zu 7 Tage durch.)

Die Reste der Eihülle bleiben im Eierstock zurück und werden unter dem Einfluss des gelb färbenden Hormons in den Gelbkörper (Corpus luteum) umgewandelt. Er wird damit zur hormonproduzierenden Drüse, die das Gelbkörperhormon Progesteron produziert. Parallel dazu sinkt der bisher hohe Östrogenspiegel auf ein niedrigeres Niveau ab.

Zweite Zyklushälfte

Lutealphase/Gelbkörperphase/Sekretionsphase (circa 15.–28. Tag)

Die Östrogene geben ihre Führungsrolle ab und lassen dem Progesteron den Vortritt. Die Körpertemperatur steigt dabei um ca. 0,5 Grad an und bleibt bis zum Ende des Zyklus entsprechend hoch. Gemeinsam hemmen nun Östrogen und Progesteron die Ausschüttung von FSH und LH, damit keine weiteren Follikel aktiviert werden.

Bei jedem Zyklus weiten sich die Milchgänge, was zu Brustspannen führen kann. Ebenso wie eine mögliche Gelbkörperschwäche, die Wassereinlagerungen begünstigt. Viele Frauen bemerken das vor allem daran, dass ihre Brust praller und empfindlicher wird, was ihnen eine Körbchengröße mehr bescheren kann.

Tritt keine Schwangerschaft ein, bildet sich der Gelbkörper zurück und die Hormonproduktion wird eingestellt. Die Konzentration im Blut fällt abrupt ab, wir fühlen uns komisch, haben ohne erkennbaren Grund schlechte Laune und schieben das gerne auf unsere Hormone. Na klar, auf wen sonst? Heißhungerattacken, Stimmungsschwankungen, Reizbarkeit oder »null Bock« auf nichts.

Oft sehnen wir uns jetzt nach Ruhe. Naturgegeben bereitet sich unser Organismus in dieser Phase auf die Einnistung einer befruchteten Eizelle vor und der hohe Progesteronspiegel gibt das Zeichen, es ein wenig ruhiger angehen zu lassen, um das neue Leben zu schützen. Wird das Ei befruchtet, steigt der Progesteronspiegel weiter an und neues Leben entsteht. Wenn wir nicht schwanger geworden sind, führen die Tage zu einem blutigen Ende: der Menstruation.

Der Zyklus endet mit dem Tag vor dem Einsetzen der nächsten Monatsblutung. Wenn wir dann ein unangenehmes Ziehen im Unterbauch spüren, ist das ein Zeichen, dass das Großreinemachen in der Gebärmutter begonnen hat.

Gut drei Jahrzehnte lang werden wir vom Rhythmus unseres Zyklus begleitet und geleitet. Wobei wir schon mit Ende 30 nur noch einen Bruchteil an kräftigen Eizellen im Eierstock-Depot haben. Dadurch bedingt finden keine regelmäßigen Eisprünge mehr statt, weshalb wir nicht in jedem Zyklus die Möglichkeit haben, schwanger zu werden. Nebenbei: Die Menstruation kann auch stattfinden, wenn kein Eisprung erfolgt ist – sie ist abhängig davon, ob noch ausreichend Hormone im Eierstock vorhanden sind, um Gebärmutterschleimhaut aufzubauen. Nach ca. 430 Zyklen gehen die Vorräte an Eizellen jedenfalls endgültig zur Neige; die wenigen verbleibenden gehen in Frührente. Die Antreiber FSH (follikelstimulierendes Hormon) und LH (gelb färbendes Hormon), welche die Eizelle zum Wachstum anregen und den Eisprung ermöglichen, geben alles, um auch noch die letzte Eizelle aus dem Depot zu locken. Doch jetzt ist Schicht im Schacht. So verabschieden wir uns von den Aufs und Abs, der Rhythmik des Zyklus: Meno-PAUSE.

Ich finde es schade, dass viele Frauen mit ihrem Zyklus hadern. Ich glaube, der Grund liegt darin, dass sie viel zu wenig darüber wissen und diese natürlichen Vorgänge als lästig, überflüssig und unangenehm empfinden. Würden Mädchen besser über die Bedeutung und die Zusammenhänge aufgeklärt und wären ihnen die unterschiedlichen Zyklusphasen (euphorisch, erotisch, sinnlich, kreativ und sensibel) bewusster, könnten wir als erwachsene Frauen versöhnlicher mit uns sein und diese Phasen gewinnbringend nutzen.

Wahrscheinlich haben wir zunehmend verlernt, »im Rhythmus der Natur« zu leben. Unser Alltag ist sieben Tage die Woche von morgens bis abends durchgetaktet. Alles muss perfekt sein, wir wollen keine Schwäche zeigen. Daher ist es hilfreich und entlastend, diesen natürlichen Kreislauf mit seinen Höhen und Tiefen zu verstehen. Auch um später besser damit zurechtzukommen, wenn der Zyklus in den Wechseljahren dann ein Ende hat.

Ich blute, also bin ich wer?

In Kulturen vorchristlicher Zeit wurde der weiblichen Fruchtbarkeit große Bedeutung beigemessen. Eingebunden in die Kräfte der Natur wurden die rhythmischen Veränderungen des Zyklus als verehrungswürdig angesehen und der Beginn der Fruchtbarkeit als heiliger Akt gefeiert. Die Mädchen und Frauen konnten sich in der Zeit der Blutung in eigens eingerichtete Menstruationshütten zurückziehen. Ein Ort der Sicherheit und Geborgenheit. Die Gemeinschaft mit anderen Frauen wurde genutzt, um sich zu pflegen und auszuruhen, denn der Fortbestand der Sippe hing sehr stark von der Fruchtbarkeit, also vom Gesundheitszustand der Frauen ab.

Mit Beginn des Patriarchats und dem Siegeszug der monotheistischen Religionen verschob sich diese Sichtweise allerdings mehr und mehr. Die Regelblutung wurde zunehmend als etwas Schmutziges und Unreines angesehen. Der Mythos von der zerstörerischen Kraft der Menstruation hält sich in manchen Regionen und Religionen bis in die Gegenwart.

Ein natürlicher Umgang mit der Menstruation? Auch in unserer westlichen Welt im 21. Jahrhundert Fehlanzeige! Jede von uns kann sich überprüfen: Wie gehe ich selbst damit um? Wie bin ich auf den Übergang zum Frausein vorbereitet worden? Kann ich mich an meine erste Blutung erinnern? Wie hat meine Mutter/Großmutter/Schwester/Tante mich darauf vorbereitet?

Meine persönliche Erinnerung geht dahin, dass eher Freundinnen und die »Bravo« – *die* Aufklärungszeitschrift der 1960erbis 1980er-Jahre – viel zur Entschlüsselung des Phänomens erste Menstruation, Fruchtbarkeit und Sexualität beigetragen haben. Von positiver Einstellung zum Zyklus meiner älteren weiblichen Familienmitglieder jedoch keine Spur.

Und heute? Heute wird die Menstruation sogar zunehmend als Zumutung empfunden. Die Tendenz geht ja mittlerweile dahin, den ganzen Kram mit der Blutung als nicht mehr zeitgemäß abzuschaffen. Findige Pharmaunternehmen und Mediziner*innen sprechen vom Zyklus sogar, als wäre er ein Relikt aus der Steinzeit. Ihr Ziel: Frauen sollen ihren Zyklus nur bei Kinderwunsch (re-)aktivieren müssen. Die restliche Zeit kann er dann ganz einfach mit künstlichen Hormonen unterdrückt werden, um sie von den zyklusbedingten Unannehmlichkeiten zu befreien.

»In der heutigen Zeit braucht keine Frau mehr zu bluten.« Ich glaube, diese Botschaft stärkt nicht wirklich das weibliche Selbstbewusstsein. Heißt das nicht auch: Du bist nicht okay, so wie du bist? Eigentlich bist du ein Mängelexemplar, das es bis ins 21. Jahrhundert geschafft hat und sich mit der Hinterlassenschaft vergangener Zeiten herumschlägt: der monatlichen Blutung. Es könnte doch so viel angenehmer für dich sein, wenn du einfach diese Pille schluckst.

Die »Pille« als Lifestyle-Produkt

Apropos »Pille«: Der Trend geht dahin, (schon) junge Mädchen direkt nach der ersten Periode mit der »Pille« zu »versorgen«. Sicher ist sicher – eine so frühe Schwangerschaft will keiner. Allerdings sagt ihnen niemand, dass die »Pille« ein Medikament mit starken Nebenwirkungen ist: Unterdrückung der Libido, erhöhtes Thromboserisiko bis hin zu Lungenembolie

Fallbeispiel aus meiner Praxis

Am Rande eines Beratungsgespräches erwähnte eine Klientin: »Ich habe Angst, dass meine Tochter eine wichtige Prüfung nicht besteht, weil sie gerade zu diesem Zeitpunkt ihre Tage bekommt und ein Stimmungstief ihr einen Strich durch die Rechnung machen könnte. Die jungen Mädchen haben doch heute so tolle Möglichkeiten, ihren Zyklus zu optimieren. Ich habe gerade gelesen, dass man die Antibabypillen sogar einfach durchnehmen kann – zumindest die neue Generation. Oder die Blutungen so steuern kann, wie es gerade passt. Wirklich genial! Denn ich finde, dass wir Frauen schon allein wegen der Unberechenbarkeit unseres Zyklus in der Karriere männlichen Kollegen gegenüber total benachteiligt sind.«

und Schlaganfall, depressive Verstimmungen bis hin zu Depressionen und Suizidgedanken.

Gefördert wird diese Unwissenheit und damit Sorglosigkeit vor allem in letzter Zeit durch Social-Media-Influencerinnen, die seitens der Pharmaindustrie gut dafür bezahlt werden, die »Pille« als eine Art Lifestyle-Produkt zu bewerben. Nach dem Motto: allzeit bereit für ein grenzenloses »Liebes«-Leben.

Dabei scheint es (auch) keine Rolle zu spielen, dass junge Frauen schon von ihrem Zyklus abgekoppelt werden, bevor sie überhaupt eine Chance gehabt haben, den weiblichen Rhythmus, ihre weiblichen Energien und die geballte Kraft der Hormone kennenzulernen. Denn erst drei bis fünf Jahre nach der Menarche ist ein wirklich stabiler Zyklus etabliert. Ja, man könnte sogar sagen, dass sie durch den Eingriff in den

Hormonhaushalt von ihrer Identität als Frau abgeschnitten werden. Sie erfahren nicht, wie es ist, im Einklang mit den Hormonen und der damit verbundenen Welt der Gefühle zu leben. Die »Pille« unterdrückt ganz gezielt die körpereigenen Hormone und damit auch deren wichtige Botschaften, Funktionen und Aufgaben.

Was auch meist unerwähnt bleibt, ist, dass künstliche Hormone den Geruchssinn verändern. Hat man den Partner unter Einfluss synthetischer Verhütungsmittel ausgewählt, kommt es gar nicht mal so selten vor, dass man ihn nach Absetzen der »Pille« nicht mehr riechen kann. Ziemlich kontraproduktiv, wenn man gerade plant, eine Familie zu gründen ...

Und wenn es dann mit der Schwangerschaft nicht klappen will, weil der Zyklus nach der jahrelangen künstlichen Unterdrückung so was von keine Lust mehr hat anzuspringen, freuen sich die Reproduktionsmediziner*innen. Die regeln das dann schon für uns: mit einer künstlichen Befruchtung – zumal durch das mit Hormonen geschwängerte Trinkwasser auch die Männer zunehmend unfruchtbar werden. (Denn abgesehen von Umwelthormonen und in der Tiermast eingesetzten Hormonen: Die mit dem Urin ausgeschiedenen Hormone von Millionen von Frauen können durch Kläranlagen nicht entfernt werden. Sie schwimmen durch Flüsse ins Meer, durch wiederaufbereitetes Trinkwasser in unser Leitungswasser ...)

Nichts für ungut. Es ist natürlich ein Segen, dass es diese Möglichkeit gibt, Tausende ungewollter Schwangerschaften zu verhüten. Jede Frau muss sich für den Weg entscheiden, der für sie der richtige ist. Und es gibt ja auch eine Gegenbewegung. Experten beobachten in den letzten Jahren eine zunehmende »Pillenmüdigkeit« auch bei jungen Frauen. Diese machen sich zunehmend Gedanken über die Langzeitwirkungen auf ihren Körper. Auch in meiner Beratungspraxis erkundigen sich immer mehr junge Frauen nach alternativen Verhütungsmethoden. Es gibt sie ja. Allerdings: Um wirklich selbstbestimmte Entscheidungen treffen zu können, muss man sie auch kennen. Und darüber wird in den Arztpraxen viel zu wenig aufgeklärt – wenn überhaupt.

Fallbeispiel aus meiner Praxis

Eine junge Klientin auf der Suche nach Alternativen zur »Pille«: »Ich fühle mich zeitweilig so lustlos und niedergeschlagen, dass ich die Wochenenden nur auf dem Sofa verbringe. Ich bin oft antriebslos, richtig lethargisch. Außerdem ist meine Haut extrem schlecht geworden.« Als ich etwas über ihre Stimmungsschwankungen erfahren wollte, entgegnete sie: »Welche Stimmungen? Meine Stimmungen schwanken kaum noch, sie liegen förmlich am Boden.« Und wie es mit ihrer Lust auf Sex stehe? »Was ist das?«, fragte sie mich nur. »Ich fühle mich eher wie ein Neutrum, seit ich hormonell verhüte.«

Hormonersatztherapie

Kommen wir nach jahrelanger Verhütung mit der »Pille« dann in die Wechseljahre, könnte endlich Schluss sein mit den Hormonen. Bestünde da nicht die Möglichkeit, auf Hormone gegen Wechseljahresbeschwerden – die unter Umständen durch hormonelle Verhütung verstärkt wurden – umzusteigen. Aber wollen wir Hormone nehmen bis zum Sankt-Nimmerleins-Tag?

Fallbeispiel aus meiner Praxis

Eine Klientin bekam nach der Entfernung ihrer Gebärmutter heftige Wechseljahressymptome und nahm daher seit ihrem 45. Lebensjahr Hormone ein. Sie hatte 25 Jahre lang Tag für Tag brav ihre »Pillen« geschluckt. Als ich sie fragte, warum sie denn mit 70 immer noch Hormone gegen Wechseljahresbeschwerden einnehmen würde, wurde ihr bewusst, dass sie die Therapie des Arztes niemals hinterfragt hatte. Nachdem sie ihn darauf angesprochen hatte, setzte er die Behandlung von jetzt auf gleich ab. Mit dem Ergebnis, dass sie von Stund an unter heftigen Hitzewallungen litt und Nacht für Nacht ihr völlig durchgeschwitztes Bett neu beziehen musste. Auch Stimmungsschwankungen und Ängste traten plötzlich auf. Erst sieben Jahre später, also mit 77, war sie dann endlich frei von Umstellungssymptomen.

An diesem Beispiel erkennen wir sehr gut, dass Wechseljahresbeschwerden nur verschoben, nicht aber gänzlich aufgehoben werden können – es sei denn, die Hormonersatztherapie würde ein Leben lang fortgesetzt.

Welch enormen Einfluss falscher Ehrgeiz beim Ausstieg aus der Hormonersatztherapie haben kann, wurde in den 1990er-Jahren bei Frauen in den Wechseljahren bzw. nach der Menopause bekannt. Durch eine groß angelegte Studie, die »Women's Health Initiative«, war die Hormonersatztherapie (HET) während der Wechseljahre ziemlich in Verruf geraten, denn sie machte deutlich, wie viele Frauen dadurch eher krank wurden, als dass sie ihnen Vorteile gebracht hätte.

Fatal damals: Als die erhöhten Risiken von Brustkrebs, Herzinfarkten, Thrombosen und Lungenembolien durch die Hormongaben bekannt wurden, bekamen die betroffenen Frauen von heute auf morgen kein Rezept mehr ausgestellt – und machten dadurch quasi einen »kalten Entzug« durch. Wie viele in dieser Zeit keine adäquate Unterstützung bekamen und abhängig von Schlaftabletten, Tranquilizern oder Antidepressiva wurden, ist nicht dokumentiert bzw. wird geflissentlich unter den Teppich gekehrt. Doch Alternativen zur HET hatte und hat die Schulmedizin nicht anzubieten – das gilt bis heute, wenn Frauen wegen einer Krebserkrankung keine Hormone gegen ihre Wechseljahresbeschwerden anwenden dürfen.

Fallbeispiel aus meiner Praxis

Bei einem meiner ersten Vorträge als frisch gebackene Wechseljahr-Beraterin 2009 lernte ich eine Frau kennen (damals ca. 55 Jahre alt), die mit den Nerven völlig am Ende war. Sie berichtete mir, dass ihr behandelnder Gynäkologe ihr nach acht Jahren kein Rezept mehr für die Hormontherapie ausstellen wollte. Er begründete dies mit den starken Nebenwirkungen der Hormone bei einer über fünf Jahre hinausgehenden Anwendung. Doch das führte anderweitig zu Komplikationen: Innerhalb kürzester Zeit bekam die Patientin allerdings so starke seelische Beschwerden, dass der Hausarzt ihr Antidepressiva dagegen verordnete.

Heute, 20 Jahre nachdem die Nebenwirkungen der HET aufgedeckt wurden, ist sich ein Großteil der »Gelehrten« wieder einig, dass Hormone doch das Allheilmittel gegen Beschwerden in den Wechseljahren sind, da es Fehler in der Durchführung und Auswertung der Studie gegeben habe. Jetzt sollen es die sogenannten bioidentischen Hormone (BIH) richten. Doch es sind noch viele Fragen offen und Langzeiterfahrungen damit gibt es noch nicht.

Viele Frauen stehen einer Hormontherapie jedoch auch zunehmend kritisch gegenüber. Sie haben erkannt, dass Wechseljahre keine Krankheit sind. Und sie suchen nach anderen Wegen, um gut durch diese Zeit zu kommen und bewusst mit den Begleitsymptomen umzugehen. Doch es wird ihnen nicht leicht gemacht in unserer ach so »hochkultivierten« Konsum-, Leistungs- und Jugendwahn-Gesellschaft.

Auch wenn längst noch nicht alle Puzzleteile entschlüsselt sind: In den letzten Jahren hat die Wissenschaft rund um die Hormone enorme Fortschritte gemacht. Dank der Psychoneuroimmunologie (PNI), die sich mit der Wechselwirkung von Psyche, Nervensystem und Immunsystem beschäftigt, wissen wir: Hormone sind nicht allmächtig; wir können sie mit unseren Gedanken, Gefühlen und Handlungen unmittelbar beeinflussen. Wir sind also keinesfalls Sklaven oder Opfer dieser Power-Moleküle. Wenn uns erst einmal bewusst ist, warum wir ticken, wie wir ticken, und wie die Hormone zusammenspielen, können wir durch unser Verhalten und einen gesunden Lebensstil selbst positiven Einfluss auf die Hormonlage nehmen. Wenn wir (an-)erkennen, was Hormone für uns leisten, können wir ihre Funktionsabläufe unterstützen und harmonisch mit ihnen »zusammenleben«.

Falls es dann trotz aller Bemühungen doch nicht so klappt wie erhofft, es Frauen einfach nicht gut geht, kann eine

Hormontherapie durchaus gerechtfertigt und einen Versuch wert sein. Eine gute Möglichkeit ist es, die Umstellungsphase mit bioidentischen Hormonen zu begleiten – so lange wie nötig und so niedrig dosiert wie möglich.

Bis sich die Turbulenzen gelegt haben und sich ein neues hormonelles Gleichgewicht eingestellt hat.

7. Körperliche Veränderungen: Hormone & Symptome

In den folgenden Kapiteln werde ich die hormonellen Vorgänge in den Wechseljahren beschreiben. Mein Ziel: verunsicherten Frauen, die sich selbst nicht mehr verstehen, Anhaltspunkte und Orientierungshilfen zu geben. Denn Wissen ist der größte Gegner der Angst. Je eingehender wir uns mit den Wechseljahren auseinandersetzen, desto entspannter und gelassener können wir mit ihren »Nebenwirkungen« umgehen. Oder wie es die Forscherin Marie Curie, die den Nobelpreis für Physik und Chemie verliehen bekam, formulierte: »Was du zu verstehen gelernt hast, musst du nicht mehr fürchten.«

Leben ist Veränderung, nichts bleibt, wie es war. Auch unser Körper unterliegt – angetrieben von den Hormonen – einem ständigen Wandel. Am offensichtlichsten macht sich das in den hormonellen Umstellungsphasen bemerkbar: ob in der Pubertät, in der wir uns mit unseren neuen Rundungen anfreunden mussten; in der Schwangerschaft, in der unser Körper ungeahnte Ausmaße annahm; oder in den Wechseljahren, wo wir das Gefühl haben, dass unser Körper uns nicht mehr »gehorcht«.

Wenn sich die Geschlechtshormone, die wir für die Reproduktion nicht mehr benötigen, auf den Rückzug begeben, kommt es vorübergehend zu Unstimmigkeiten im System. Wir leiden gewissermaßen an »Entzugserscheinungen«. Diese äußern sich in physischen Beschwerden. Einige davon sind nur vorübergehend (während des Rückzugs der Sexualhormone) ein Thema. Andere bleiben als Zeichen der Zeit bzw. des Älterwerdens.

Zum ersten Mal wird uns jetzt schmerzlich bewusst, dass wir tatsächlich altern. Zahlreiche sicht- und spürbare Hinweise machen uns unmissverständlich klar, dass eine neue Zeitrechnung begonnen hat: Wir entdecken die ersten grauen Haare, die Haut wird schlaff und faltig, die Muskeln schwach, wir schlafen schlecht. Und morgens stehen wir vor dem Spiegel und denken: Irgendwie hatte ich mich jünger in Erinnerung ...

Wechseljahresbeschwerden sind sehr individuell – und dennoch lassen sich Muster erkennen. Manche beeinträchtigen uns kaum, andere können sehr belastend oder gar beängstigend sein. Die größte Herausforderung stellen die Symptome dar, die durch eine vorübergehende Fehlsteuerung des vegetativen Nervensystems hervorgerufen werden. Dazu gehören Hitzewallungen, Schweißausbrüche, Herzrasen, Herzklopfen, Blutdruckschwankungen, Schwindel, Verdauungsstörungen oder auch Atembeschwerden.

Die drei Phasen des körperlichen Wechsels

Wir unterscheiden im Groben drei Phasen des körperlichen Wechsels, wobei die Übergänge fließend sind. Wie der Name Wechsel-JAHRE schon sagt, dauert dieser Prozess einige Jahre lang an. Hintergrund: Der weibliche Körper soll genügend Zeit bekommen, sich an die hormonellen Veränderungen anzupassen.

1. Die Prämenopause (Östrogendominanzphase)

Die erste Phase wird als Prämenopause bezeichnet, die Zeit vor den eigentlichen Wechseljahren. Sie beginnt schleichend um den 40. Geburtstag herum. Nicht selten auch schon im Alter von 38 – oder erst mit 45. Man weiß es nie so ganz genau. Im Durchschnitt dauert die erste Phase fünf bis acht Jahre.

In dieser Zeit finden sukzessive immer öfter Zyklen ohne Eisprung statt, weshalb weniger Gelbkörperhormon (Progesteron) produziert wird. Andererseits produziert die Hülle des nicht gesprungenen Follikels weiterhin Östrogen. Dadurch verändert sich die Balance vom Progesteron zum Östrogen. Charakteristische Symptome sind daher die, die durch ein Zuwenig an Progesteron und das damit verbundene Zuviel an Östrogen, der sogenannten Östrogendominanz, zusammenhängen. Das heißt jedoch nicht, dass prinzipiell zu wenige bzw. zu viele Hormone aktiv sind. Allein schon die Dysbalance sorgt für manch unspezifische und unangenehme Symptome. Wie z.B. innere Unruhe, Nervosität, Brustspannen, Einschlafstörungen und ein ver-rückter Zyklus. Stimmungsschwankungen begleiten die Aufs und Abs beim Kampf um das letzte Ei.

Östrogendominanz kann übrigens auch schon früher zu Problemen führen. Die Ursachen sind vielfältig: »Gelbkörperschwäche«, hormonhaltige Kosmetika, hormonelle Verhütung, Umwelteinflüsse, Fleisch von mit Hormonen turbogemästeten Tieren aus Massentierhaltung, Weichmacher aus Plastikflaschen und Verpackungen.

(Mögliche) Körperliche Symptome in der Prämenopause auf einen Blick

- Verkürzte Zyklen
- Schmierblutungen (vor der Menstruation)
- Gewichtszunahme durch Wassereinlagerungen
- Unangenehm schwere Beine

- Sich aufgedunsen fühlen
- Orangenhaut/Cellulite
- Mastodynie (Brustspannen), prallere, berührungsempfindliche Brüste
- Mastopathie (schmerzhafte Schwellungen, Knoten, Zysten in der Brust)
- Allergieneigung nimmt zu
- Fließschnupfen (die Nase tropft ständig)
- Schilddrüsenfunktionsstörungen
  Unterfunktion: kaltc Hände und Füße
  Überfunktion: (starke) Schweißausbrüche
  Knoten- und Zystenbildung
  Hashimoto Thyreoiditis
- Myombildung: (gutartige Muskelgeschwulste) in der Gebärmutter
- Leber-Gallen-Probleme
  Entwicklung von Gallensteinen
- Verdauungsstörungen
  Völlegefühl und aufgeblähter Bauch
- Nachlassen der Knochendichte
- Schwindel (durch Nebennierenschwäche)
- (Ein-)Schlafschwierigkeiten

2. *Die Perimenopause*

Mit der Perimenopause beginnen die »eigentlichen Wechseljahre«, ausgelöst durch das Absinken des Östrogens (das dennoch weiterhin im Verhältnis zum Progesteron dominiert), denn Eizellen im Depot sind nun Mangelware. Es ist mitunter die heftigste und anstrengendste Zeit des Wechsels. In dieser Phase drängen sich die legendären Hitzewallungen in den Vordergrund, das Markenzeichen der Wechseljahre. Stärkere Zyklusveränderungen machen es uns nicht gerade leichter. Mal kommt die Periode öfter, mal seltener, mal schwach, mal heftig, oder sie bleibt für längere Zeit aus, bis sie schließlich gar nicht mehr auftritt.

Die Perimenopause dauert im Durchschnitt vier bis fünf Jahre. Das sind ca. zwei bis drei Jahre vor und zwei Jahre nach der Menopause, der letzten Menstruationsblutung unseres Lebens. Als Teil der Perimenopause tritt sie ungefähr zwischen dem 48. und 55. Lebensjahr ein. Dass die Menopause erreicht ist, wissen wir erst dann ganz sicher, wenn mindestens zwölf Monate keine weitere Blutung erfolgt ist.

(Mögliche) Körperliche Symptome in der Perimenopause auf einen Blick

- Hitzewallungen
- Schweißausbrüche, auch nachts
- Herzklopfen/Herzrasen
- Blutdruckschwankungen
- Schwindel (durch Östrogenmangel)
- Kopfschmerzen/Migräne
- Konzentrationsstörungen/Vergesslichkeit
- Vernebeltes Denken/ein Gefühl von Watte im Kopf

- Erschöpfung
- Ruhebedürftigkeit/Bedürfnis nach Pausen (Hormonwechsel ist anstrengend)
- Unregelmäßige Periode, unter Umständen stärkere und/oder länger anhaltende (Dauer-)Blutungen
- Die Schlafqualität lässt merklich nach, Durchschlafen lässt zu wünschen übrig
- Die Libido verändert sich
- Trockene Haut
- Brüchige Fingernägel
- Schleimhäute werden empfindlich und trocken
- Zahnfleischentzündungen
- Verdauungsstörungen, Verstopfung
- Blasenentzündungen
- Muskulatur schwächelt
- Knochen-/Muskel-/Gelenkschmerzen
- Das Bindegewebe wird weicher, Cellulite/Orangenhaut
- Blasenschwäche, häufigeres Wasserlassen
- Es tröpfelt beim Lachen/Husten/Niesen
- Dünner werdendes Haar
  Haarausfall
- Gewichtszunahme von ca. 5 kg
  Vermehrter Fettgewebeansatz vor allem an Bauch, Hüften, Oberschenkeln

- Allergien können häufiger auftreten, da durch den Trubel im Hormonsystem auch das Immunsystem beeinträchtigt sein kann

3. Die Postmenopause

An die Menopause schließt sich die Postmenopause an. Die Zeitrechnung beginnt ein Jahr nach der letzten Blutung unseres Lebens und endet mit dem Eintritt ins Senium im 65. Lebensjahr. Erst danach spricht man vom beginnenden Alter.

Wechseljahressymptome können noch so lange auftreten, bis wir uns an das neue hormonelle Gleichgewicht gewöhnt haben. Auch nach den Wechseljahren werden wir – anders, als es uns die Verfechter der Hormonersatztherapie glauben machen wollen – keine hormonlosen Wesen sein, denn der Körper sorgt für alternative Produktionsstätten. Fettgewebe bzw. Nebennieren übernehmen einen Teil der Hormonproduktion. Und je nach Konstitution, Lebensstil und genetischer Veranlagung laufen wir eher früher oder eher später in ruhigeres Fahrwasser ein.

(Mögliche) Körperliche Symptome in der Postmenopause auf einen Blick

- Hitzewallungen
- Schweißausbrüche
- Schlafstörungen können sich manifestieren
- Belastbarkeit sinkt
- Die Haut wird dünner
- Zeichen des Älterwerdens wie faltige Haut, Lesebrille, flacherer Po und größere Füße

Auch wenn manches unabänderlich ist – die gute Nachricht: Wir können einiges tun, um körperlich fit zu bleiben und gut durch diese turbulente Zeit zu kommen – und zwar sowohl vorbeugend als auch aktiv unterstützend. Gut erprobte Hilfsmittel, Maßnahmen und Strategien helfen dabei, belastende Symptome zu lindern und die Lebensqualität in den Wechseljahren (und darüber hinaus) in hohem Maße zu steigern.

Wenn der Zyklus aus dem Takt gerät

Es gibt Frauen, die bis zur allerletzten Regelblutung einen regelmäßigen Zyklus haben und fast unmerklich ihren (inneren) Wandel vollziehen. Aber bei den meisten verändern sich die Blutungen in irgendeiner Form während des Wechsels.

Zyklusunregelmäßigkeiten sind die typischen Zeichen der beginnenden Wechseljahre. Sie weisen auf den allmählichen Rückzug der Geschlechtshormone hin. Die Abstände, die Dauer und die Stärke der Blutungen variieren von Frau zu Frau – so wie der Zyklus generell sehr individuell verläuft.

Einzelne Blutungen können stärker oder schwächer, kürzer oder länger ausfallen als bisher. Auch die Länge des gesamten Zyklus kann sich verschieben, die Zeiten zwischen den Blutungen können länger oder kürzer werden. Einzelne oder auch mehrere Blutungen hintereinander können ausbleiben, die nächstfolgende dann aber besonders stark ausfallen. Alles kein Grund zur Besorgnis. Es sei denn, die Blutungen erweisen sich als ungewöhnlich stark und sehr lange andauernd, sodass das Gefühl entsteht: Hilfe, ich blute aus! Dann wird es Zeit für ein Beratungsgespräch.

Auch Zwischenblutungen sind möglich, bis die Periode dann irgendwann gar nicht mehr auftritt. Wenn die Regelblutung mindestens zwölf Monate ausgeblieben ist, können wir davon ausgehen, dass die letzte Blutung tatsächlich die Menopause, die allerletzte Regelblutung unseres Lebens, war. Es kann hilfreich sein, ab 40 einen Menstruationskalender zu führen – auch in Bezug auf die Frage, ob noch verhütet werden muss. (Achtung: Mit der Verhütung sollte – sofern die Familienplanung beendet ist und kein Kinderwunsch mehr besteht – erst aufgehört werden, wenn die letzte Blutung mindestens zwölf Monate, besser noch anderthalb Jahre zurückliegt.)

Prämenopause: verkürzter Zyklus und Schmierblutungen vor der Periode

Zyklusschwankungen, die mit den Wechseljahren in Zusammenhang stehen, treten bei den meisten Frauen zwischen dem 40. und 45. Lebensjahr auf. Sie können mehrere Monate oder sogar Jahre andauern. Diejenigen, die hormonell verhüten, werden das kaum wahrnehmen. Denn Hormonspirale & Co. bewirken, dass sich so gut wie keine Schleimhaut aufbaut, die dann wieder abbluten müsste.

Bereits in der Prämenopause nimmt die Hormonproduktion der Eierstöcke langsam ab, was sich durch Zyklusunregelmäßigkeiten bemerkbar machen kann. Meist wird, bei noch regelmäßig stattfindenden Blutungen, nur eine verkürzte Zyklusdauer bemerkt (die zweite Zyklushälfte ist kürzer als zuvor). Ursache ist das zunehmende Ausbleiben von Eisprüngen, was einen Rückgang des Gelbkörperhormons Progesteron mit sich bringt. Dadurch verändert sich sein Verhältnis zum Östrogen. Es entsteht ein relativer Östrogenüberschuss, wodurch sich die Gebärmutterschleimhaut stärker aufbaut. Dementsprechend muss mehr Schleimhautgewebe ausgeschieden werden, sodass die Regelblutungen stärker ausfallen können als bisher. Schmierblutungen vor der Periode oder sehr dunkles Blut, eventuell mit vielen Koageln (Blutklümpchen) vermischt, deuten ebenfalls auf eine Östrogendominanz hin. Auch das Wachstum von Myomen in der Gebärmuttermuskulatur und/oder Polypen (Wucherungen) in der Gebärmutterschleimhaut sind eine Folge der Östrogendominanz. Dadurch kann sich die Gebärmutter während der Menstruation nicht mehr kräftig genug zusammenziehen, was längere und stärkere Blutungen verursachen kann. Eine Untersuchung bei der Frauenärztin oder dem Frauenarzt kann bei Unsicherheit schnell Klarheit bringen.

Perimenopause: stark unregelmäßiger Zyklus und Schmierblutungen nach der Periode

Zeichen der Perimenopause sind bisweilen sehr starke und sehr unregelmäßige Blutungen. Lässt mit Beginn der Perimenopause dann auch die Östrogenproduktion nach, kann es nach der Periode zu Schmierblutungen kommen. Ab und an bleibt die Monatsblutung komplett aus. Die darauffolgende Blutung kann umso heftiger ausfallen, weil die Schleimhaut viel Zeit hatte, sich stark aufzubauen. Die Menge an dann möglichem Menstruationsblut mit mehr als 80 ml bis 150 ml kann Frauen sehr verunsichern. Eine lang anhaltende Blutung mit sehr hellem Blut weist auf einen bereits sehr erniedrigten Östrogenspiegel hin. Dunkelbraunes bis schwarzes Blut ist ein Zeichen von altem Blut, was nach einer längeren Menstruationspause abgesondert wird.

Postmenopause: keine Blutungen mehr

Nach einem Jahr ohne Blutung wissen wir: Die Menopause hat stattgefunden. Blutungen treten in der Postmenopause, der letzten Phase der Wechseljahre, normalerweise gar nicht mehr auf.

Achtung: Auch wenn es im entsprechenden Alter naheliegt, müssen nicht unbedingt die Wechseljahre der Grund für Veränderungen sein. Besonders plötzlich auftretende und außergewöhnlich starke, aber auch lang anhaltende Blutungen sollten immer durch eine gynäkologische Untersuchung abgeklärt werden. Ursachen können z. B. Myome (Wucherungen in der Muskelschicht der Gebärmutter) oder Polypen in der Gebärmutterschleimhaut sein. Sehr selten führen auch Entzündungen oder bösartige Erkrankungen der Gebärmutter zu Dauerblutungen.

Veränderte Blutungen: Das hilft!

Gute Begleiter durch die Wechselzeit sind die sogenannten **Frauenkräuter** Schafgarbe (Achillea millefolium) und Frauenmantel (Alchemilla vulgaris), die man zwei bis drei Tage vor der Menstruation (oder bei unregelmäßigem Zyklus als vier- bis sechswöchige Kur) zur Regulierung und Vorbeugung unregelmäßiger Blutungen als Wechseljahre-Tee oder als Alchemilla-Urtinktur einnehmen kann.

Hirtentäschelkraut (auch Blutwurz oder Blutkraut) wirkt regulierend bei hellroten Blutungen, langer, zu starker oder unregelmäßiger Menstruation. (Als Kräutertee oder Hirtentäschel-Urtinktur, beginnen, sobald sich eine Blutung ankündigt.)

Schüßler-Salze

- Calcium phosphoricum D12: drei bis zehn Tabletten täglich in der Prämenopause/Östrogendominanz-Phase
- Ferrum phosphoricum D12: drei bis zehn Tabletten täglich als allgemeines Stärkungsmittel bei starken Blutungen
- Kalium phosphoricum D6: drei bis zehn Tabletten täglich bei hellrotem oder schwärzlich-rotem Blut

Floradix Kräuterblut bei (durch einen Laborwert) gesichertem Eisenmangel

Alle Blutungsunregelmäßigkeiten lassen sich – wenn sie zu starken Beeinträchtigungen führen – auch durch (bioidentische) Hormone regulieren. Da sich nicht alle Ärzt*innen damit auskennen, wenden Sie sich an eine Hormonfachkraft oder einen Therapeuten.

Spannende Sache: Mastodynie und Mastopathie

Mastodynie

Ja, die Wechseljahre sind eine spannende Sache – auch, was unsere Brüste betrifft. Flüssigkeitseinlagerung, lang anhaltendes, unangenehmes Spannungsgefühl und starke Empfindlichkeit gegenüber Berührung sind neben prämenstruellen Veränderungen eindeutige Zeichen der Prämenopause.

Der Östrogenüberschuss in dieser Phase ist verantwortlich für Wassereinlagerungen, die Spannungen in der Brust und eine mehr oder weniger schmerzhafte Volumenzunahme. Ein neuer BH muss her, wir brauchen jetzt mindestens eine Körbchengröße mehr. Neben den Brüsten kann sich auch in Händen, Füßen und Beinen reichlich Wasser ansammeln. Das Gesicht wirkt praller, die Augenlider sind geschwollen und lassen uns etwas verschlafen aussehen, weshalb manche Frauen sich die Lider straffen lassen. Brustspannen, was viele Frauen schon als Teil des prämenstruellen Syndroms aus der zweiten Zyklushälfte kennen, wird durch die dauerhafte Östrogenhochlage bis zur Menopause nun unser ständiger Begleiter sein.

Die Mastodynie ist zwar unangenehm und schmerzhaft, glücklicherweise aber ungefährlich. Keine Krankheit im eigentlichen Sinne. Unklare Schmerzen sollten jedoch immer medizinisch abgeklärt werden.

Übrigens: Auch hormonelle Verhütung mit »Pille« & Co., östrogenhaltige Medikamente gegen Wechseljahresbeschwerden oder eine zu hoch dosierte bioidentische Hormontherapie können die Ursache für Spannungsgefühl und Brustschmerzen sein.

Brustspannen: Das hilft!

Die **Phytotherapie**, also die Pflanzenheilkunde, ist speziell für Frauen mit leichten bis mittelschweren Beschwerden eine gute Alternative. Viele haben damit positive Erfahrungen gemacht. Unterstützend spielt die pflanzenbasierte Ernährung eine wichtige Rolle. Alle Maßnahmen dienen dazu, der Östrogendominanz entgegenzuwirken.

Agnus castus (Mönchspfeffer)

reguliert den Hormonhaushalt zugunsten des Progesterons

Alchemilla-Urtinktur

2–7 Tropfen, rhythmisierend und ausgleichend

Selbst gemachter Wechseljahre-Tee

- Brennnessel (ggf. ersetzen durch Zinnkraut = Ackerschachtelhalm)
- Frauenmantel
- Schafgarbe
- Melisse

zu gleichen Teilen (z. B. je 1 Esslöffel) mischen. 1 Teelöffel Kräutermischung pro Tasse, fünf bis zehn Minuten ziehen lassen, abseihen. zwei bis drei Tassen pro Tag trinken für höchstens sechs Wochen, dann mindestens eine Woche Pause. Bitte nicht anwenden bei einer Allergie gegen Korbblütler!

Schüßler-Salze

- Nr. 3 Ferrum Phosphoricum D 12 bei Entzündungen
- Nr. 4 Kalium Chloratum D6 und Nr. 8 Natrium chloratum D6 bei Schwellungen

- Nr. 7 Magnesium phosphoricum D6 bei Spannungen
Je sieben Tabletten täglich

Aber auch:

- Nr. 25 Aurum chloratum natronatum D12
drei bis fünf Tabletten täglich

Mastopathie

Unter dem Begriff Mastopathie wird ein ganzer Komplex von Symptomen gutartiger, hormonabhängiger Veränderungen des Brustdrüsengewebes zusammengefasst. Fast die Hälfte der 30- bis 55-jährigen Frauen ist von diesen Umbauprozessen im Drüsen- und Bindegewebe der Brust betroffen.

Durch die mehr oder weniger stark ausgeprägten Verdichtungen fühlt sich die Brust fester an. Es lassen sich gut abgrenzbare verhärtete Stränge und Knötchen ertasten, die mitunter bis zur Größe eines Kirschkerns (meist Zysten) heranwachsen können. Sie sind meist sehr druckschmerzhaft und lassen sich im Gegensatz zu bösartigen Tumoren gut verschieben. Sie sind entweder nur in abgegrenzten Bezirken oder diffus in der ganzen Brust zu finden. Eventuell ist eine Brust kaum, die andere stärker davon betroffen, was viele Frauen sehr beunruhigt.

Obwohl der Umbau des Brustgewebes in erster Linie durch ein Ungleichgewicht zwischen Östrogen und Progesteron stimuliert wird, können auch Schilddrüsenhormone eine Rolle spielen. Verdichtung und Zystenbildung können sich in der Zeit rund um die Menopause deutlich verstärken. Die östrogengetriggerte Mastodynie mit Brustspannen, Schwellung und Schmerzen macht sich zusätzlich bemerkbar. Auch entzündliche Veränderungen des Gewebes sind in dieser Phase möglich. Beschwerden äußern sich von Frau zu Frau ganz unterschiedlich. Warum die eine mehr betroffen ist als die andere, ist noch nicht eindeutig geklärt.

Die gute Nachricht: Sobald die Produktion der Östrogene deutlich abnimmt, verflüchtigen sich die hormonbedingten Brustschmerzen. Nach den Wechseljahren verschwinden sie vollständig. Die mastopathischen Veränderungen bilden sich meist zurück. Ausnahme: Bei Frauen unter Hormonersatztherapie können die Beschwerden weiterhin bestehen bleiben. Sprechen Sie dann mit Ihrem Arzt oder Ihrer Ärztin, ob eventuell die Hormondosierung zu hoch gewählt ist.

Ob eine Behandlung erforderlich ist, hängt von Ursache und Ausmaß der Beschwerden ab. Zysten, die starke Beschwerden verursachen, können punktiert und dadurch entleert werden.

Mastopathie: Das hilft!

Alles, was bei der Mastodynie unterstützt, greift auch bei der Mastopathie.

Zusätzlich können weitere Maßnahmen hilfreich sein:

- Mastodynon als Tropfen oder Tablette
- Conium 5% Salbe
- Progesteron-Creme oder -Gel. Oft reichen schon kleine Mengen aus, um Beschwerden zu lindern. Es kann direkt auf die Brust aufgetragen werden.
- Kühlende Quarkumschläge oder Weißkohlblätterwickel wirken Entzündungen entgegen.

Tragen Sie einen gut sitzenden BH, der die Brüste stützt. Ohne Bügel, die den Lymphabfluss behindern können. Meiden Sie versuchsweise Kaffee, schwarzen Tee, Milch, zuckerhaltige Speisen und Getränke, die Beschwerden oft verstärken können.

In schmerzfreien Zeiten kann eine sanfte **Brustmassage** sehr wohltuend sein. Sie fördert die Durchblutung, regt Stoffwechsel und Lymphfluss an, was den Abtransport von Wassereinlagerungen unterstützt. Es gibt verschiedene Methoden und Anleitungen. Zum Beispiel: Walnussöl oder Schwarzkümmelöl großflächig von unten nach oben auf den Brüsten verteilen. Zunächst wird das Brustbein mit den Fingerspitzen im Uhrzeigersinn in kleinen Kreisbewegungen massiert. Zur Stimulation der Lymphknoten die Arme vor der Brust überkreuzen und die Achselhöhlen massieren. Jetzt beide Brüste mit kreisförmigen, fließenden Bewegungen sanft massieren. Dann mit beiden Händen vom Brustbein aus über den Busen zu den Achseln hin Bahn für Bahn zart ausstreichen. Täglich für zehn Minuten auf diese Weise massieren.

Auch **Entspannungsübungen,** energetische Körperarbeit, Gestalttherapie und Ausdauersport können sich positiv auf den Verlauf einer Mastopathie auswirken.

Ich möchte alle Frauen dazu ermuntern, eine liebevolle Beziehung zu ihren Brüsten aufzubauen und achtsam mit ihnen umzugehen. Das hilft dabei, ungewöhnliche Veränderungen rechtzeitig wahrzunehmen, denn Brustgesundheit ist ein (überlebens-)wichtiges Thema für alle Frauen. Veränderungen einschätzen zu lernen, ist am besten mit der regelmäßigen Selbstuntersuchung der Brüste möglich. Sie trägt dazu bei, den eigenen Körper gut kennenzulernen und ein Gespür für Veränderungen des Gewebes zu bekommen. Der beste Zeitpunkt ist bei jüngeren Frauen die Zeit nach der Monatsblutung, weil das Brustgewebe dann weicher ist. Frauen nach der Menopause führen die Selbstuntersuchung am besten immer zum gleichen Zeitpunkt im Monat durch. Wie man sich selbst abtastet, kann man unter mammacare.de erfahren oder sich von seiner Frauenärztin oder von seinem Frauenarzt zeigen lassen. Darüber hinaus bieten Krankenkassen und andere Organisationen Broschüren und Anleitungen zur Selbstuntersuchung an.

Prävention ist ein wichtiger Beitrag für die Früherkennung von Brustkrebs. Alle Frauen, die unter Brustschmerzen leiden, haben unwillkürlich Angst vor Brustkrebs – die in den allermeisten Fällen unbegründet ist. Brustkrebs kommt ohne Schmerzen daher. Noch immer ist nicht abschließend geklärt, welche Faktoren zusammenspielen, dass er überhaupt entsteht. Dass Hormone eine entscheidende Rolle dabei spielen, ist jedoch nicht von der Hand zu weisen. Andersherum gesagt: Das hormonelle Gleichgewicht ist wichtig für den Schutz unserer Brüste.

Ich hab so einen Hals: Schilddrüsenirritationen

Sie sieht aus wie ein Schmetterling, ist nur daumengroß und supersensibel. Warum ich der Schilddrüse (»Glandula thyreoidea«) ein ganzes Kapitel widme? Weil Schilddrüsenerkrankungen bei Frauen besonders häufig in den Wechseljahren auftreten. Und viele Symptome einer Schilddrüsenunter- bzw. -überfunktion mit »ganz normalen« Wechseljahresbeschwerden verwechselt werden können – mit schwerwiegenden Folgen für unsere physische und psychische Gesundheit.

Die Schilddrüse sitzt an der Vorderseite des Halses, knapp unterhalb des Kehlkopfes. Sie produziert die lebenswichtigen Hormone Trijodthyronin (T3) und Thyroxin (T4) und sorgt dafür, dass all unsere Organe und Stoffwechselvorgänge einwandfrei funktionieren. Als unser persönliches Energiekraftwerk ist sie ein wahres Multitalent. Superwichtig für unsere Leistungsfähigkeit. Sie nimmt Einfluss auf die Herzfrequenz und den Blutdruck, steuert unseren Nährstoff- und Energiestoffwechsel und damit auch unser Körpergewicht. Sie ist verantwortlich für einen guten Cholesterinspiegel. Reguliert die Körpertemperatur, die Schweiß- und Talgproduktion der Haut ebenso zuverlässig wie die Nieren- und Darmtätigkeit. Sie lässt uns klar denken und sorgt für starke Nerven. Last but not least: Sie beeinflusst auch die Regulation unserer Sexualhormone. Wobei das keine Einbahnstraße ist. Schilddrüsen- und Sexualhormone beeinflussen sich gegenseitig.

Frauen sind durch die komplexen Vorgänge im Hormonstoffwechsel etwa fünfmal häufiger von Funktionsstörungen der Schilddrüse betroffen als Männer. Besonders in Phasen starker hormoneller Schwankungen wie in der Pubertät, nach einer Schwangerschaft und in der Perimenopause kommt es häufig zu Schilddrüsenirritationen. Östrogene können die Funktionen der Schilddrüse bremsen. So kann es besonders in Zeiten einer Östrogendominanz, wie es in der Prämenopause der Fall ist, zu einer Unterfunktion kommen. Auch eine unsachgemäße Östrogen-Hormontherapie in den Wechseljahren kann eine eigentlich gesunde Schilddrüse schädigen. Genauso wie jahrelange hormonelle Verhütung.

Für eine Unterfunktion (Hypothyreose) typische Symptome sind ein verlangsamter Stoffwechsel mit (starker) Abnahme der Leistungsfähigkeit. Betroffene klagen oft über Antriebsmangel, permanente Müdigkeit und/oder übermäßig schnelle Erschöpfung. Logisch, dass sich depressive Verstimmungen oder Konzentrationsstörungen breitmachen. Ständiges Frieren, Verstopfung und übermäßige Gewichtszunahme sind auch nicht gerade ein Fest.

Die äußeren Augenbrauen verabschieden sich, die Haare werden spröde, die Haut sehr trocken, Fingernägel oft brüchig und stumpf. Auch Gelenkschmerzen, »Watte im Kopf«, Schlafstörungen und Libidoverlust gehören auf die Liste der für eine Unterfunktion typischen Anzeichen.

Die häufigste Ursache der Schilddrüsenunterfunktion ist die Hashimoto-Thyreoiditis. Eine Autoimmunerkrankung, bei der Schilddrüsengewebe von körpereigenen Antikörpern zerstört wird. Man geht davon aus, dass von den schätzungsweise acht Millionen Betroffenen in Deutschland bis zu 90 Prozent Frauen sind – und zwar erkranken sie meist zwischen dem 40. und 50. Lebensjahr. Also parallel zum Beginn der Wechseljahre. Stark schwankende Symptome machen es nicht leicht, die Krankheit zu diagnostizieren. Neben einer genetischen Veranlagung und einer Beteiligung des Immunsystems kann auch eine jahrelange Unterversorgung mit Progesteron infrage kommen.

So wie die Schilddrüse untertourig laufen kann, kann sie auch hyperaktiv reagieren. Bei dieser sogenannten Hyperthyreose kurbeln die Schilddrüsenhormone den Stoffwechsel übermäßig an. Typische Symptome: vermehrtes Schwitzen, eine hohe Herzfrequenz, hoher Blutdruck, zittrige Hände, innere Unruhe, Nervosität, Schlaf- und Zyklusstörungen, Stimmungsschwankungen bis hin zur Aggressivität, Haarausfall, Gewichtsverlust, häufiger Stuhlgang oder Durchfall. Die Autoimmunerkrankung, die eine Überfunktion verursacht, ist der Morbus Basedow, erkennbar an hervorstehenden Augen.

Sowohl Symptome einer Unterfunktion als auch die einer Überfunktion gleichen Symptomen der Wechseljahre. Herzrasen kann durch die Wechseljahre und/oder durch Schilddrüsenstörungen ausgelöst werden. Auch schwitzen wir sowohl in den Wechseljahren als auch bei einer Schilddrüsenüberfunktion. Doch hier gibt es tatsächlich einen Unterschied. Typisch für die Wechseljahre sind die aufsteigende, fliegende Hitze und der anschließende Schweißausbruch, um uns Kühlung zu verschaffen. Anhaltendes starkes Schwitzen mit feuchtwarmer Haut und zittrigen Händen und schnellem Puls hingegen deutet eher auf eine Überfunktion der Schilddrüse hin.

Daher kann es schnell zu Verwechslungen und zur Verharmlosung kommen, können Beschwerden nicht angemessen therapiert werden. Da Schilddrüsenhormone durch die schwankenden Sexualhormone getriggert werden und umgekehrt, können besonders während der Wechseljahre die unterschiedlichsten Symptome kommen und gehen.

Schilddrüsenprobleme: Das hilft!

Unser Lebensstil hat große Auswirkungen auf unseren Organismus. Damit die Schilddrüse ihre umfangreichen Aufgaben gut bewältigen kann, braucht es eine gute Work-Life-Balance, ein starkes Immunsystem und eine Versorgung mit schilddrüsenspezifischen Mikronährstoffen.

Dazu gehören ein ausgewogener Eisenstoffwechsel, eine gute Selen- und Jodversorgung. Denn ohne Jod gibt es keine Schilddrüsenhormone.
Für eine ausreichende Jodversorgung benötigen wir laut Deutscher Gesellschaft für Ernährung 180 bis 200 µg = 0,20 mg Jod pro Tag. Fisch, Meeresfrüchte, jodiertes Speisesalz und Milch sind gute Jodquellen. Beim Verzehr von Algen sollten Sie die angegebene Menge an Jod pro Portion beachten. Da kann die empfohlene Tagesdosis schnell überschritten werden. Bei den Gemüsesorten ist Jod in geringen Mengen in Feldsalat, Spinat und Brokkoli enthalten. (Bei der Hashimoto-Thyreoiditis ist individuell auszutesten, ob und wie viel Jod vertragen wird.)
Die meisten Menschen sind nicht ausreichend mit Selen versorgt – ein für den Schutz der Schilddrüse wichtiges Spurenelement. Paranüsse enthalten mit Abstand die höchste Menge an Selen. Aber auch Linsen, Reis, Ei und Makrelen sind gute Quellen.

Bei Funktionsstörungen der Schilddrüse spielt die Ernährung insgesamt eine große Rolle, denn bestimmte Lebensmittel bremsen bzw. hemmen ihre Aktivität, andere unterstützen und rhythmisieren. Ein Verzicht auf Soja und Gluten kann besonders bei einer Schilddrüsenunterfunktion gute Erfolge erzielen. Grundsätzlich ist eine entzündungshemmende Ernährung mit viel frischem Obst und Gemüse und reichlich Omega-3-Fettsäuren zu bevorzugen. Auf Zusatzstoffe und Zucker sollte weitgehend verzichtet werden, da sie Entzündungen fördern. Eine ausreichende Versorgung mit Zink fürs Immunsystem erreichen Sie am ehesten mit dem regelmäßigen Verzehr von Haferflocken, Ei, Kürbis, Weizenkleie, Sonnenblumenkernen oder Leinsaat.

Wie bei allen hormonellen Schieflagen spielt auch bei Erkrankungen der Schilddrüse die Lebergesundheit eine wichtige Rolle. Stärken Sie Ihre Leber mit Bitterstoffen aus Chicorée, Endiviensalat oder Radicchio, Artischocke, Löwenzahn, Rosenkohl oder Brokkoli. Auch Gewürze wie Kurkuma, Rosmarin oder Schafgarbentee sind günstig.

Die Gabe von bioidentischem Progesteron (nach Laboranalyse) kann eine wertvolle Unterstützung bieten, denn es verbessert die Verwertung der Schilddrüsenhormone durch die Körperzellen.

Ich möchte allen Frauen ans Herz legen, schon vor Eintritt in die Wechseljahre eine regelmäßige Schilddrüsenvorsorgeuntersuchung in Anspruch zu nehmen. Auch, wenn (noch) keine Beschwerden vorliegen. Besonders bei nicht eindeutigen Symptomen geben die Ergebnisse der Untersuchung wichtige Hinweise. Dazu gehören eine Blutuntersuchung mit dem TSH-Wert und den freien Anteilen von Trijodthyronin (T3) und Thyroxin (T4), genannt fT3 und fT4. Die alleinige Bestimmung des TSH-Wertes ist nur wenig aussagekräftig. Meiner Erfahrung nach werden die »Normwerte« von Ärzten und Labors immer noch sehr unterschiedlich interpretiert und bewertet. Sind die Schilddrüsenwerte so weit in Ordnung, die Symptome lassen jedoch eine Fehlregulation vermuten, sollten auch die TPO-Antikörper und die Tg-Antikörper bestimmt werden – im Zweifel in einem spezialisierten Zentrum für Schilddrüsenerkrankungen. Dort können auch mittels einer Ultraschalluntersuchung und ggf. einer Szintigrafie Größe und Struktur der Schilddrüse sowie eventuelle Schilddrüsenknoten festgestellt und beurteilt werden.

Parallel zur Bestimmung der Schilddrüsenwerte im Blut kann auch die Analyse von Östrogen- und Progesteronwerten wichtige Hinweise liefern. So wie bei den Schilddrüsenhormonen fT3 und fT4 werden auch bei den Sexualhormonen die frei verfügbaren, aktiven Hormone bestimmt. Dies ist sehr gut über einen Speichelhormontest möglich.

Das gehört da nicht hin: Myombildung in der Gebärmutter

Was haben Myome in der Gebärmutter mit den Wechseljahren zu tun? Eine ganze Menge, denn sie verändern sich im Auf und Ab der Hormone, sie kommen – und meistens gehen sie glücklicherweise auch wieder.

Viele Frauen erfahren im Laufe ihrer fruchtbaren Jahre, dass sich in ihrem Uterus ein Myom oder auch mehrere eingenistet haben. Das mögen mikroskopisch kleine, wenige Zentimeter große, aber auch mehrere Kilo schwere sein. Myome sind knotige Geschwülste, die aus dem Gewebe der Gebärmuttermuskulatur hervorgehen. Sie bestehen aus Muskelfasern und Bindegewebe, manchmal auch mit Anteilen von Drüsengewebe, und können in der Gebärmutterwand, in der Gebärmutterhöhle sowie außen auf dem Organ vorkommen.

Diese gutartigen Tumore zählen zu den häufigsten gynäkologischen Diagnosen bei Frauen. Durch meinen Beruf als Krankenschwester bin ich sehr sensibilisiert und möchte alle Frauen ermutigen, regelmäßig zur gynäkologischen Vorsorge zu gehen. Mithilfe moderner Ultraschallverfahren können Myome rechtzeitig erkannt und, wenn erforderlich, auch rechtzeitig behandelt werden. Gut zu wissen: Eine bösartige Entartung von Myomen tritt in weniger als 1 Prozent der Fälle auf und wird fast ausschließlich bei Frauen nach der Menopause beobachtet.

Warum Myome überhaupt entstehen, scheint schulmedizinisch betrachtet immer noch nicht gänzlich geklärt. Wissenschaftler vermuten jedoch, dass das Östrogen dabei eine wichtige Rolle spielt.

Myome sind eng an unseren Zyklus gekoppelt: Sie treten nicht vor der Pubertät auf und nach den Wechseljahren entstehen keine neuen. Oft werden sie bei Schwangeren und Frauen ab Mitte/Ende 30 bei gynäkologischen Vorsorgeuntersuchungen entdeckt. Zu dem Zeitpunkt beginnt meist bereits die Prämenopause, in der es zu einem hormonellen Ungleichgewicht kommt. Wenn dadurch die Kraft der Östrogene zu stark wird (Östrogendominanz), entstehen Myome. Denn das Wachstumshormon Östrogen versorgt sie mit ausreichend Futter, sodass sie sich munter vermehren und vergrößern können. Mit 70 bis 80 Prozent finden sich die meisten Myome bei Frauen zwischen 45 und 55, also während der Perimenopause. Wenn die Östrogenproduktion nach den Wechseljahren nachlässt, wachsen Myome nicht weiter – sie bilden sich je nach Größe sogar wieder zurück.

Das Wachstum von Myomen verstärkt sich übrigens durch Umwelthormone (sogenannte Xeno- oder Fremdhormone), die beispielsweise durch den Einsatz von Pestiziden in der Landwirtschaft in den Körper gelangen und dort wie Hormone wirken. Wissenschaftlich belegt ist, dass sie schon in geringsten Mengen das Hormonsystem stören und unsere Gesundheit schädigen können. Außerdem werden genetische Ursachen bei familiärer Häufigkeit von Myomen diskutiert.

In der chinesischen Medizin wiederum sieht man den Grund für ihre Entstehung vor allem in einer Dysbalance der zyklischen Auf- und Abbauprozesse in der Gebärmutterschleimhaut. Das aufgestaute Blut kurz vor der Menstruation könne durch einen Mangel an energetischen Impulsen nicht ausreichend ausgetrieben werden. Dadurch komme es laut der traditionellen chinesischen Medizin (TCM) zu »Blutblockade«, zu einer »Blutstagnation« in der Gebärmuttermuskulatur, die sich in Myomen ausdrücken. Myome werden als ein klassischer

Ausdruck gebremster Lebensenergie (Qi) gesehen, häufig ausgelöst durch emotionale Ursachen und gebremste Kreativität. Durch entsprechende Heilmethoden der TCM wie der Kräutertherapie, Akupunktur und der Bewegungstherapie Qigong soll die blockierte Lebensenergie wieder zum Fließen gebracht und die Blutstagnation aufgelöst werden.

Die Leber ist ein Organ, in dem fortwährend große Umbauprozesse stattfinden. Es wird gereinigt, gefiltert, entgiftet und Überflüssiges abtransportiert. Auch an der Hormonproduktion und Hormonumwandlung ist sie maßgeblich beteiligt. Geschlechtshormone wie das Östrogen werden hier verstoffwechselt. Kann eine aufgrund von körperlichen Belastungen oder seelischem Druck über(be)lastete Leber den Hormonüberschuss in Phasen der Östrogendominanz nicht mehr bewältigen, legt der Körper Zwischenlager an, die sich aus naturheilkundlicher Sicht in Myomen ausdrücken können.

In dem Zusammenhang sollten wir uns fragen: Wo können wir bei uns selbst Blockaden erkennen? Stagnation wird vor allem im Zusammenhang mit Emotionen wie Ablehnung, Wut und Enttäuschung beschrieben. Haben wir uns also festgefahren, sind wir in eine Sackgasse geraten? Christiane Northrup, eine US-amerikanische Gynäkologin, die sich sehr intensiv mit der ganzheitlichen Betrachtung der Frauengesundheit beschäftigt hat, beschreibt in ihrem Buch »Frauenkörper Frauenweisheit« recht überzeugend einen Zusammenhang von Myomen und blockierter kreativer, weiblicher Energie. Sie geht davon aus, dass es bei Myomen vor allem um eine tiefgreifende Auseinandersetzung mit dem eigenen Frausein und der Rolle der Frau in unserer Gesellschaft geht. Um Selbsterkenntnis. Fragen könnten sein: Was ist meine individuelle Vorstellung von Weiblichkeit? Wie (er)lebe ich meine Beziehungen zu anderen, zu Eltern, Partner*in, Kindern? Wie steht es um meine Konfliktfähigkeit? Übernehme ich Verantwortung für meine Bedürfnisse?

Kann ich meine kreative Energie im Außen leben? Oder stelle ich sie immer wieder zugunsten des »Funktionierenmüssens« zurück und/oder unterdrücke sie? Wächst sie stattdessen nach innen und drückt sich in einem Myom aus?

Bei sehr starken, lang anhaltenden und schmerzhaften Regelblutungen oder Zwischenblutungen sollte jedenfalls immer auch an Myome gedacht werden. Daher können auch Müdigkeit, Erschöpfung, dunkle Ringe unter den Augen und Haarausfall Hinweise auf die kleinen Mitbewohner sein.

Ob ein Myom Beschwerden verursacht, hängt davon ab, wie groß es ist und an welcher Stelle der Gebärmutter es sitzt. Je nach Größe und Lokalisation können sie auf die Blase oder den Darm drücken oder Schmerzen beim Geschlechtsverkehr auslösen. Bei fast der Hälfte der betroffenen Frauen verursachen Myome jedoch keinerlei Probleme.

So besteht auch kein Grund, sie zu therapieren oder zu entfernen. Sie sollten jedoch regelmäßig kontrolliert werden, damit Veränderungen rechtzeitig festgestellt und behandelt werden können. Bei Frauen in den Wechseljahren ist Zurückhaltung und Beobachtung durch eine/n Gynäkolog*in eine gute Option. Mit der Menopause sinkt der Östrogenspiegel und dann bilden sich die Myome von allein wieder zurück bzw. werden nicht weiterwachsen. Entscheiden sich betroffene Frauen jedoch für eine Hormontherapie gegen Wechseljahresbeschwerden, besteht durchaus die Gefahr, dass das Myom auf diesem Wege mit Hormonen genährt wird und weiterwachsen kann.

Bis vor Kurzem hat man zu vielen Frauen wegen Myomen kurzerhand die Gebärmutter entfernt. Und – noch viel schlimmer – die Eierstöcke (Ovarien) gleich mit. »Damit sind Sie alle Unannehmlichkeiten los«, hieß es, »außerdem müssen Sie sich nicht mehr um die Empfängnisverhütung kümmern und Unterleibskrebs können Sie auch nicht mehr bekommen.«

Heute weiß man: Eine Gebärmutterentfernung sollte immer die letzte Option sein. Die Gebärmutter ist und bleibt, auch nach der Menopause, ein höchst wertvolles Organ für uns Frauen. Sie stabilisiert unsere innere Mitte, hält Blase und Darm am richtigen Ort – und ist auch für eine befriedigende Sexualität wichtig. Daher wird immer versucht, zumindest den Gebärmutterhals (die Zervix) zu belassen. Vieles spricht dafür, dass die Gebärmutter selbst wichtige Gewebshormone produziert, die ein Verklumpen der Blutplättchen (Thrombozytenaggregation) verhindern, und damit eine bisher unbekannte wichtige Funktion zur Sicherstellung der weiblichen Gesundheit wahrnimmt.

Trotz aller Sorgfalt während der Operation können die Eierstöcke in Mitleidenschaft gezogen werden – bis zu den Wechseljahren die wichtigste Quelle für unsere Sexualhormone. Sie sind durch die beiden Eileiter und mit je einer Arterie direkt mit der Gebärmutter verbunden. Wird die Gebärmutter entfernt, müssen die Eileiter vorübergehend unterbunden, »abgeklemmt« werden. Dadurch kann sich die Blutversorgung der Ovarien deutlich verschlechtern. Ähnlich einem Herzinfarkt, wenn sich ein wichtiges Herzkranzgefäß plötzlich verschließt. Manchmal erholen sich die Eierstöcke davon – manchmal jedoch auch nicht. Die Gebärmutterentfernung kann daher ein Schnellstarter für die Wechseljahre sein, selbst wenn die Eierstöcke erhalten bleiben. Betroffene Frauen werden von der abrupt verschlechterten Hormonversorgung unmittelbar überrascht, sodass heftige körperliche und seelische Symptome unter Umständen vorübergehend durch eine Hormontherapie begleitet werden müssen.

Nach sorgfältiger Beratung und Abwägung von Nutzen und Risiken sollte jede Betroffene eine gut informierte Entscheidung hinsichtlich Gebärmutterentfernung ja oder nein treffen.

Im eigenen Interesse lohnt es immer, eine zweite Meinung einzuholen. Neben Gynäkolog*innen sind Frauengesundheitszentren die richtigen Ansprechpartner.

Ein persönliches Gespräch mit einer Wechseljahre-Beraterin kann auch hilfreich sein, um detaillierte Informationen darüber zu bekommen, wie Myome entstehen und was mögliche Risikofaktoren dafür sind. Von ihr erfahren sie mehr über die hormonelle Dysbalance, die Macht der Östrogene, belastende Umweltfaktoren, den Einfluss der Gene und mögliche seelische Belastungen, die mitverantwortlich für das Wachstum von Myomen sein können. Mit diesem Wissen können Sie sich davor schützen und/oder ihr Wachstum gezielt hemmen.

Myome: Das hilft!

Ich möchte hier darauf eingehen, was Frauen selbst tun können, um das hormonelle Gleichgewicht auszubalancieren. Bei allen vorgestellten Möglichkeiten geht es immer darum, der Östrogendominanz entgegenzuwirken, um Myome erst gar nicht entstehen zu lassen. Myomen den Nährboden zu entziehen, funktioniert am ehesten, wenn sie noch recht klein sind. Beobachtungen haben ergeben, dass dies bis zu der Größe eines Hühnereis (unter 4 cm Durchmesser) möglich sein kann.

Die wichtigste Voraussetzung ist, dass Frauen bereit sind, selbst und aktiv daran mitzuwirken. Denn ein ganzheitlicher Therapieansatz scheint bei der Behandlung von Myomen sehr erfolgversprechend. Sowohl die westliche Schulmedizin als auch die traditionelle chinesische Medizin empfehlen tägliche körperliche Bewegung für mindestens 20 Minuten, um den Energiefluss des Körpers, vor allem im Becken, zu aktivieren. Es gibt viele Möglichkeiten, die Energiebahnen zu aktivieren. Von kreativem (Ausdrucks-)Tanz über Bauchtanz, Tai-Chi, (Hormon-) Yoga, Qigong – was am meisten Spaß macht.

Als Ergänzung können Methoden der Körpertherapie wie Shiatsu, Jin Shin Jyutsu, Rolfing, Skan-Körperarbeit o.Ä. versucht werden, da sie alle mit einer Aktivierung des Energieflusses einhergehen. Alle streben Ausgeglichenheit und innere Balance an, so wie auch bei der Myombehandlung das Ziel die Ausbalancierung des Östrogenspiegels ist.

Stressfaktoren erkennen und reduzieren. Entspannungsübungen wie autogenes Training und progressive Muskelrelaxation können gut zu Hause oder am Arbeitsplatz ausgeübt werden.

Neben der Veränderung des Lebensstils spielt die Ernährungsumstellung eine große Rolle und ist spätestens mit Beginn der Wechseljahre der wichtigste Beitrag, um den Östrogenspiegel auszubalancieren.
Vegetarierinnen sind klar im Vorteil, denn reichlich sekundäre Pflanzenstoffe wie Polyphenole und Phytoöstrogene wirken regulierend auf unseren Hormonhaushalt, sodass das Myomwachstum von dieser Seite kaum eine Chance bekommt. Frauen mit einem (zu) hohen Körperfettanteil weisen meist einen höheren Östrogenspiegel auf, der ein Myomwachstum begünstigen kann. Eine Ernährung mit viel Gemüse unterstützt die Gewichtsreduktion, wirkt der Östrogendominanz entgegen und entzieht so dem Myomwachstum die Grundlage.

Verbannen Sie alle Kunststoffe mit Weichmachern aus Ihrem Haushalt (z.B. Frischhaltefolien; Konserven und Gläser, die innen mit Kunststoff beschichtet sind; in Plastik verpackte

Lebensmittel). Denn Weichmacher enthalten Xenoöstrogene, die eine Östrogendominanz verstärken können.

Um die hormonelle Balance zu erhalten und einem Myomwachstum vorzubeugen, ist auch die kurmäßige Anwendung des Wechseljahre-Tees und der Alchemilla-Urtinktur gut geeignet.
Hochwertige Grüntee-Extrakte und Omega-3-Fettsäuren mit einem hohen Wirkstoffanteil können bei bereits vorhandenen Myomen helfen, das Wachstum zu stoppen.

Gedankenkarussell: Probleme mit dem Ein- und Durchschlafen

Ob in Seattle, Köln oder München: Schlaflos machen wir die Nächte durch. Aber nicht mehr unbedingt im Klub oder mit unseren zahnenden Kindern – in den Wechseljahren sind es meist die Hormone, die uns um unseren dringend benötigten Schlaf bringen. Schlafprobleme zählen neben Hitzewallungen zu den meistgenannten Wechseljahresbeschwerden. Denn auch das Schlafzentrum reagiert empfindlich auf die Schwankungen im Hormonhaushalt, das stetige Auf und Ab des Hormonspiegels. Einschlafen, Durchschlafen und ein sich stetig drehendes »Gedankenkarussell« entwickeln sich zu einer der größten Herausforderungen in dieser Zeit.

Ab der Prämenopause zählen wir Schäfchen um Schäfchen, ohne darüber einzuschlafen. Der Grund: der Rückzug des Progesterons, eines Entspannungshormons, das angstlösend und schlaffördernd wirkt. Zur gleichen Zeit gibt das follikelstimulierende Hormon noch einmal so richtig Gas, sodass die Östrogene sehr »dominant« sind und für nächtliche Turbulenzen sorgen.

In der nachfolgenden Perimenopause verringern sich dann auch die Östrogene, wodurch es zu nächtlichen Hitzewallungen und/oder starkem Schwitzen kommt. Dann ist es mit der nächtlichen Erholung vollends vorbei. Nass geschwitzt stehen wir auf, um frische Wäsche anzuziehen oder gleich das komplette Bettzeug zu wechseln – und finden nach dieser Aktion nicht so leicht wieder in den Schlaf.

Während unsere Männer meist tiefenentspannt schnarchen, dass die Wände wackeln, tigern wir hellwach durch die

Räume, erledigen liegen gebliebene Hausarbeit und wälzen uns dann wieder entnervt von einer Seite auf die andere. Und grübeln, grübeln, grübeln ... Gefühlte zwei Stunden später klingelt der Wecker – und wir sind schon fix und fertig mit den Nerven, bevor wir überhaupt in den Tag gestartet sind.

Uns Gedanken zu machen, inwiefern wir unser Leben verändern wollen, ist sicherlich eine gute Idee. Denn die Wechselzeit bietet uns die Chance, endlich einmal unsere »ewigen Baustellen« anzugehen und Altlasten zu entsorgen. Allerdings gehen wir das besser tagsüber an.

Denn spukt uns zu viel im Kopf herum, finden wir keine Ruhe. Umso wichtiger, dass wir ansonsten alles in unserer Macht Stehende tun, was für erholsamen Schlaf sorgt. Und alles unterlassen, was ihn stört.

Die Wechseljahre sind für unseren Körper schon Strapaze genug. Da ist guter Schlaf jetzt umso bedeutsamer für unser Wohlbefinden und unsere Leistungsfähigkeit. Von wegen, Schlafen wird völlig überbewertet: Nur wer gut und ausreichend schläft, bleibt vital, leistungsfähig und gut gelaunt. Stress ist ein mega Schlafräuber – und mangelnder Schlaf fördert wiederum die Stressanfälligkeit. Ein Teufelskreis, der so früh wie möglich unterbrochen werden sollte. Spätestens nach der dritten schlaflosen Nacht ist Schluss mit lustig.

Untersuchungen haben ergeben, dass die meisten Menschen generell viel zu wenig schlafen. Das Ziel sollte laut Schlafforschung sieben bis acht Stunden ungestörter Schlaf pro Nacht sein. Doch jeder hat einen anderen Biorhythmus: Der eine braucht vier, fünf Stunden, der andere acht bis neun. Wer zu lange an der Matratze horcht, fühlt sich beim Aufwachen wie erschlagen. Ein sicheres Indiz für das richtige Maß: Schlägt man frisch wie der junge Morgen die Augen auf, war's genug. Reißt einen jedoch der Wecker aus dem Tiefschlaf, ist man nicht ausgeschlafen. Auch schlechte Laune und Konzentrationsstörungen sind ein Indikator für Schlafmangel. Hält dieser über längere Zeit an, entwickelt sich daraus ein Mix aus Energiemangel, Lustlosigkeit und Erschöpfungszuständen. Mit Auswirkungen auf unser Immunsystem, unser Nervensystem und unser Hormonsystem, die uns auf Dauer krank machen. Auch Alterungsprozesse werden beschleunigt – der Schlafmangel ist uns sozusagen am Gesicht abzulesen: Unsere Haut wirkt fahl und grau, es bilden sich Augenringe und ungeliebte Falten graben sich noch tiefer ein.

Fallbeispiel aus meiner Praxis

*Eine Klientin (50, Teamleitung in einer großen Restaurantkette) kam wegen zunehmender Schlafprobleme zu mir. Die hatten sich in den letzten Monaten so verstärkt, dass sie gefühlt kaum mehr als drei bis vier Stunden Schlaf pro Nacht bekam. Sie sei total gerädert und zunehmend energielos, könne kaum noch die Arbeitswoche bewältigen. In der Folge sei sie entsprechend gereizt und vor allem Kolleg*innen gegenüber oft sehr ungehalten. »Ich will das gar nicht, doch manchmal bin ich so genervt, dass ich mich leider im Ton vergreife.«*

Wir sprachen über ihren Alltag und ob sich in den letzten Wochen und Monaten Veränderungen ergeben hätten. Obwohl ihr zunächst nichts Besonderes einfiel, stellte sich heraus, dass es neben den häufigeren Toilettengängen in der Nacht vor allem unendlich viele Gedanken waren, die sie nicht wieder einschlafen ließen. Ein Thema, das sie bis in den Schlaf verfolgte, war ihre plötzliche Angst vor dem Älterwerden – und das belastete sie sehr. Denn Älterwerden war für sie gleichbedeutend mit Krankheit, Immobilität und besonders mit Attraktivitätsverlust. Sie hatte das Gefühl, plötzlich nicht mehr wirklich wahrgenommen zu werden. Auf meine Nachfrage, was sie denn damit meine, sagte sie: »Ich habe den Eindruck, dass die Männer nicht mehr so interessiert schauen wie früher.« Weinend gestand sie mir, dass sie wohl einen Großteil ihres Selbstwertgefühls damit verknüpfe.

Wir forschten nach möglichen Hintergründen, was das bereits therapeutisch behandelte Vater-Tochter-Verhältnis wieder an die Oberfläche brachte. »Er war wirklich nicht gerade das, was man einen einfühlsamen und wertschätzenden Vater nennen würde. Er hatte eine Vorliebe für ein bestimmtes Frauenbild, dem ich wohl nicht entsprach. Daher fühlte ich mich sehr oft von ihm zurückgesetzt.«

Offensichtlich holte sie in den Wechseljahren dieses alte Thema wieder ein. Es kamen noch weitere Aspekte zutage, darunter auch ihre Angst vor dem Alleinsein. Wobei sie gar nicht allein war. »Ich habe eine tolle Familie. Die Kinder sind schon aus dem Haus, was absolut okay für mich ist. Wir telefonieren regelmäßig und haben ein wirklich gutes Verhältnis. Ich habe einen Mann, mit dem ich richtig glücklich bin, und viele Freunde, die mir viel Wertschätzung und Anerkennung entgegenbringen – und trotzdem ... Hier spielt sicher auch mein Vaterthema mit rein. Von wegen fehlende Geborgenheit in der Kindheit und so.«

In dem Moment fiel ihr auf, dass sie tatsächlich dann am besten schlief, wenn ihr Mann zu Hause war. Durch seinen Beruf als Speditionskraftfahrer konnte er an zwei bis drei Nächten pro Woche nicht zu Hause übernachten. »An diesen Abenden habe ich mit Einschlafproblemen zu kämpfen. Dann mache ich mir ständig Sorgen, von wegen Unfallgefahr in der Nacht durch Übermüdung und so. Und am Morgen mache ich mir dann über mich selbst Sorgen, weil ich so unausgeschlafen bin. Ich bin wirklich verzweifelt. Was kann ich tun?«

Anhand einer Grafik konnte ich ihr die Zusammenhänge ihrer Schlafprobleme, dem vermehrten nächtlichen Wasserlassen *und der Perimenopause aufzeigen und erklären, dass der Östrogenrückzug den Schlafrhythmus ziemlich durcheinanderbringen kann. Ich erwähnte, dass entspannende Mikronährstoffe wie Magnesium oder auch eine kurzfristig begleitende, hormonelle Unterstützung Abhilfe schaffen könne. Hormone waren für sie keine Option, da sie vor einigen Jahren eine Thrombose hatte und daraufhin die »Pille« absetzen musste. Ich fragte sie, was jemand, der sie wirklich gut kenne, ihr gegen ihre Schlafschwierigkeiten empfehlen würde. Ohne langes Überlegen sagte sie: »Meine Freundin würde mir als Erstes vorschlagen, dass wir uns endlich zum Yoga-Kurs anmelden. Das wollten wir schon längst getan haben.«*

Zuletzt erzählte ich ihr, dass guter Schlaf sehr eng mit dem Tagesablauf bzw. mit Erholungs- und Pausenzeiten in Zusammenhang steht, und gab die positiven Erfahrungsberichte vieler Klientinnen mit neuen Ritualen wieder, um den Alltagsstress frühzeitig herunterzufahren.

Zum Glück können wir einiges tun, wenn's nicht mehr so richtig klappen will mit dem Schlafen. Gute »Schlafhygiene« ist die Basis für erholsame Nachtruhe. Rituale wie ein kurzer Spaziergang um den Block, ein Tässchen Tee oder Entspannungsmusik läuten die Bettruhe ein.

Wissenschaftler raten, nach Möglichkeit immer zur gleichen Zeit zu Bett zu gehen und auch zur gleichen Zeit wieder aufzustehen. Mal um 21 Uhr, mal um 1 Uhr ins Bett gehen? Kein Wunder, wenn der Körper dann nicht weiß, was von ihm verlangt wird. Wer am Wochenende wesentlich länger schläft als üblich, fühlt sich in der Regel eher gerädert als erquickt. Schichtarbeiter*innen – ich zählte durch meine Tätigkeit als Krankenschwester lange Jahre auch dazu – sollten nach dem Dienst noch eine kleine Runde spazieren gehen. Das lässt die Anspannung abfallen und die Gedanken zur Ruhe kommen. Das Frühstück unmittelbar vorm Schlafengehen am Morgen sollte so klein wie möglich gehalten werden oder ganz ausfallen.

Und was kann man in Sachen optimale Schlafumgebung tun? Alles entfernen, was an Arbeit erinnert; elektronische Geräte wie den Fernseher, Telefon und Handy sowie Wecker mit Digitalanzeige aus dem Schlafzimmer ausquartieren. Der Schlafraum sollte aufgeräumt und möglichst sparsam möbliert sein. Wer Lust hat, sich damit zu beschäftigen, kann sein Schlafzimmer auch nach Feng-Shui-Kriterien einrichten. Wenn das Zimmer optimal abgedunkelt ist, kann einem die Morgensonne oder externes Licht von Straßenlaternen & Co. nicht ins Auge scheinen. Eine Raumtemperatur zwischen 17 und 18 Grad ist optimal; das Fenster sollte möglichst immer geöffnet sein. Falls es draußen zu laut ist, können Ohrstöpsel für Abhilfe sorgen. Wem der schnarchende Partner Nerv und Schlaf raubt, der gönnt sich am besten ein eigenes Schlafzimmer oder zieht aufs Schlafsofa im Wohnzimmer. Ich weiß aus der Beratung, dass der Wunsch nach getrennten Betten für viele Paare eine große Herausforderung sein kann. Mangelnder Schlaf jedoch nicht minder …

Gedankenanstoß

Um herauszufinden, wo der Hase im Pfeffer liegt, können Sie folgende Fragen für sich beantworten:

- *Seit wann hat sich mein Schlafverhalten verändert?*
- *Was hat sich im Vergleich zu »früher« verändert?*
- *Kann ich schlecht ein- oder schlecht durchschlafen?*
- *Wann nehme ich meine letzte Mahlzeit zu mir (auch Chips und Schokolade ...)?*
- *Wann trinke ich den letzten Schluck Alkohol?*
- *Wann gehe ich zu Bett?*
- *Um welche Uhrzeit schlafe ich gewöhnlich ein?*
- *Um welche Uhrzeit wache ich am ehesten auf?*
- *Neige ich zum Schnarchen?*
- *Wie oft stehe ich auf zum Wasserlassen?*
- *Leide ich unter Sodbrennen, besonders im Liegen?*
- *Wie verändert sich meine Schlafqualität am Wochenende bzw. im Urlaub?*
- *Was ist anders, wenn ich allein schlafe?*
- *Was verändert sich, wenn mein/meine Partner*in an meiner Seite schläft?*
- *Welche Gedanken nehme ich mit ins Bett?*

- *Welche Sorgen kreisen in meinem Kopf, wenn ich wach liege?*
- *Welches sind die ersten Gedanken, an die ich mich erinnere, wenn ich aufwache?*
- *Wann darf ich mich wirklich einmal ausruhen?*
- *Wie viel Ruhepausen gönne ich mir am Tag?*
- *Welche Art der Entspannung nutze ich?*
- *Wende ich hormonelle Verhütungsmittel an? Welche? Seit wann? Was hat sich dadurch verändert?*
- *Nehme ich Hormone gegen Wechseljahresbeschwerden? Seit wann? Was hat sich dadurch verändert?*

Besser schlafen: Das hilft!

Kühler Kopf und warme Füße: Kuschelsöckchen anziehen und 15 Minuten vor dem Schlafengehen das Kopfkissen mit einem Coolpack aus dem Eisschrank kühlen.

Power Nap: Um die Mittagszeit, wenn eine natürliche Ermüdungsphase einsetzt, ist ein Power Nap (power gleich Kraft, nap gleich Schläfchen) eine gute Idee. Ein Nickerchen entspannt; wir fühlen uns erfrischt und können anschließend wieder so richtig durchstarten. Unser Gedächtnis, unsere Konzentration und Reaktionsfähigkeit werden durch einen solchen Kurzschlaf verbessert. Vielleicht lässt sich ein Mittagsschläfchen ja auch mal im Büro oder im Auto auf dem Rastplatz einlegen. Wichtig: Mehr als 15 Minuten sollte er nicht dauern. Daher einen Wecker stellen oder einen Schlüssel in die Hand nehmen, der runterfällt, wenn wir uns beim Schlummern entspannen, und uns dadurch aufweckt. Denn: Wer tagsüber zu lange schläft, liegt nachts wach. Und das wäre ja gerade nicht der Sinn der Sache ...

Ätherische Öle: das Schlafzimmer 20 Minuten vor dem Schlafengehen mit hochwertigen Düften, z. B. Lavendel, Neroli, Vanille, Zeder, beduften.

Abend-Tees: Eine Stunde vor dem Schlafengehen 1 Tasse Kräutertee trinken. Sehr gut geeignet sind z. B. Baldrianwurzel, Hopfenzapfen, Melissenblätter, Kamille, Lavendel, Passionsblume, Pfefferminzblätter, Schafgarbenkraut, Süßholzwurzel, Kamillenblüten. Daraus kann man sich seinen Lieblingstee zusammenmischen.

Hormonausgleichender Wechseljahre-Tee

Zu gleichen Teilen mischen:

- Frauenmantel
- Schafgarbe
- Melisse
- Süßholzwurzel
- Hopfenblüten
- Baldrianwurzel als Ergänzung in die letzte Tasse Tee am Abend lässt uns gut schlafen

Zubereitung: einen Esslöffel Teemischung pro Tasse aufbrühen, 10 bis 15 Minuten ziehen lassen, anschließend durch ein Sieb gießen, ggf. mit Honig süßen.

Bachblüten:

- *Cherry Plum* hilft innere Spannung abzubauen
- *Elm* sorgt für innere Ruhe und Ausgeglichenheit
- *Impatiens* macht ruhiger und gelassener
- *Rock Rose* gegen Panik und Verzweiflung
- *White Chestnut* hilft dabei, Gedanken loszulassen, aus dem Gedankenkarussell auszusteigen

Entspannungsbad/Fußbad/Dusche mit basischen Mineralien aus dem Reformhaus oder Drogeriemarkt hilft dem Körper beim Entgiften und fördert die Regeneration.

Ab 15 Uhr auf Softdrinks, Energiedrinks, koffeinhaltige Getränke und schwarzen Tee verzichten.

Alkohol wirkt entspannend und lässt einen gut einschlummern. Allerdings schläft man dadurch unruhiger und wacht öfter auf. Unsere Leber freut sich, wenn das letzte Glas Wein nicht kurz vorm Zubettgehen getrunken wird.
Während des Schlafs, wenn der Stoffwechsel zur Ruhe kommt, verdaut unsere Leber nämlich, was das Zeug hält, sie transportiert die gespeicherten Nährstoffe in die Zellen, wo sie benötigt werden, und sortiert Giftstoffe aus. Gibt es viel zu verarbeiten, kann sich das in Schlafstörungen äußern. Aufwachphasen, besonders in der Zeit zwischen 1 und 3 Uhr, weisen auf eine erhöhte Aktivität der Leber hin. Hat die Leber zu viel zu entsorgen, reagiert sie mit der Zeit auch recht »hitzig«. Das wiederum verstärkt Hitzewallungen und Schweißausbrüche.

Essenszeiten: Mahlzeiten frühzeitig einnehmen. Zwischen der letzten Mahlzeit und dem Schlafengehen sollten etwa zwei bis drei Stunden liegen. Schwer verdauliche Rohkost am Abend ist keine gute Idee, sonst rumort der Magen die ganze Nacht. Statt Kohlenhydraten abends eher eiweißreich essen.

Jin Shin Jyutsu (sprich Dschin Schin Dschitsu): eine traditionelle japanische Heilkunst, die zur Harmonisierung der Lebensenergie beiträgt und dadurch Wohlbefinden und Gesundheit fördert.

Bioidentische Hormone: Bei starkem hormonellen Ungleichgewicht oder Hormondefizit sorgt vor allem Progesteron für eine entspannte Nachtruhe. In der Perimenopause kann ein niedrig dosiertes Östrogenpräparat hilfreich sein. Sprechen Sie mit einer Hormonfachkraft Ihres Vertrauens über die Möglichkeiten.

Melatonin: Der Klassiker »Milch mit Honig« wirkt schlaffördernd – und zwar durch die Aminosäure Tryptophan. Diese mobilisiert Serotonin, die Vorstufe des Schlafhormons Melatonin. (Alternativ: Melatonintropfen.)

Schlafregulierende Vitamine und Mineral-/Mikronährstoffe: Auf Schlaftabletten sollte man möglichst verzichten. Vor allem B-Vitamine (z. B. Vitamin B1, Biotin, Vitamin B6, Vitamin B12) und besonders Magnesium sind wichtige Helfer, wenn's ums Schlafen geht. Auch Ashwagandha (Schlafbeere) oder Rosenwurz (Rhodiola Rose) sorgen für Entspannung und Wohlbefinden.

Schüßler-Salze: Magnesium phosphoricum als »Heiße 7« zum Einschlafen. Zehn Tabletten des Schüßler-Salzes Nr. 7 in 0,2 Liter abgekochtem, heißem Wasser auflösen. So heiß wie möglich in kleinen Schlucken trinken. Dabei jeden Schluck kurz im Mund lassen. So können die Salzmoleküle bereits über die Schleimhaut aufgenommen werden.

Mein ganz persönlicher Tipp: ein optisch schönes Gedankenbüchlein anlegen, ein Tagebuch für die Wechseljahre. Griffbereit neben das Bett legen, dazu einen Stift mit Licht oder phosphoreszierender Tinte, die im Dunkeln leuchtet und das Einschalten der Lampe überflüssig macht. Dadurch werden alle Gedanken aus dem »Kopfkino« losgelassen und vertrauensvoll an das Buch abgeben. Alles, was uns so wichtig schien, dass es uns vom Schlafen abhielt, können wir am nächsten Morgen nachlesen.

Puh, ist das heiß hier!
Hitzewallungen & Schweißausbrüche

Wir Frauen bekommen einmal im Leben ein Abo für die finnische Sauna geschenkt. Ohne lästige Anreise, alles frei Haus – für stolze zwei bis fünf Jahre. Klingt nach einem super Angebot, oder? Aber: Wir möchten den Smart-Tarif und erst recht das Premium-Abo noch nicht einmal gratis haben. Denn weder den Aktivierungszeitpunkt des jeweiligen Saunagangs noch die Laufzeit des Abos können wir selbst bestimmen.

Sobald unser körpereigenes Thermostat zum ersten Mal eine gefühlte Kerntemperatur von 105 Grad Celsius anzeigt wie in der klassischen finnischen Sauna (und das meist in Sekundenschnelle), lechzen wir nach einer Kühlkammer. Wann uns eine Hitzewelle überrollt, ist nicht vorhersehbar. Der Saunaofen wird erhitzt ohne Rücksicht darauf, wo wir gerade sind: beim Einkauf, im Meeting, nachts im Bett – wo wir gehen und stehen (und liegen). Nach ultrakurzer Hitzeeinwirkung öffnen sich innerhalb von ein, zwei Minuten alle (Haut-)Poren und wir können einmal so richtig alles ausschwitzen. Ein leichter Luftzug im Anschluss genügt, um unmittelbar die Kühlungsphase einzuleiten, was sogar den Sprung ins kühle Nass überflüssig macht. So geht »innere Reinigung« in den Wechseljahren. Hitzewallungen als regelmäßiges kostenfreies Ritual zum Entgiften …

Ich weiß, ganz so lustig ist es natürlich nicht. Hitze ist das charakteristischste Symptom der Perimenopause. Man geht davon aus, dass gut 80 Prozent aller Frauen betroffen sind. Rund zwei Jahre vor und ein Jahr nach der Menopause schwitzen wir, was die Schweißdrüsen hergeben. Hitzewallungen und Schweißausbrüche markieren den Östrogenrückzug während des Umstellungsprozesses. Da der Hormonrückgang jedoch nicht kontinuierlich vonstattengeht, ist auch die Hitze nicht ständig präsent. Sie tritt immer wieder in Wellen auf, die sich als Hitzewallungen, auch »Hot Flashes« genannt, bemerkbar machen.

Bis heute ist die Physiologie der »heißen« Phase nicht komplett entschlüsselt. Wissenschaftler vermuten jedoch, dass durch die starken Schwankungen beim Östrogenrückzug das Temperaturzentrum irritiert und dadurch die Wärmeregulation gestört wird. Möglich ist auch, dass der dauerhaft hohe Spiegel des follikelstimulierenden Hormons uns einheizt. Das Sexualhormon ist ein Antreiber, der den Eierstöcken auch noch die allerletzte Eizelle entlocken möchte. Ein sehr energievoller Prozess – und Energie erzeugt bekanntlich Wärme. Andere glauben, dass eine vermehrte Ausschüttung von Stresshormonen eine Rolle spielt. Denn das vegetative Nervensystem ist sehr eng mit unserem Hormonsystem verknüpft und die beiden beeinflussen sich gegenseitig.

Eines ist jedenfalls sicher: Die »tanzenden Hormone« bringen die gesamten Abläufe im Netzwerk von Hormon-, Immun- und Nervensystem aus dem Takt. Über circa 30 Jahre lang haben sie als eingespieltes Team für unsere Gesundheit und unser Wohlbefinden gesorgt. Da kann man verstehen, dass sie über die hormonellen Veränderungen in den Wechseljahren nicht begeistert sind. Sie müssen sich komplett neu vernetzen – und das dauert seine Zeit. Daher kommt es nun des Öfteren zu heftig spürbaren Reaktionen, die uns gehörig einheizen können.

Auch die wichtigen Hormonzentren Schilddrüse und Nebennieren werden durch den Umstellungsprozess stark gefordert. Entweder feuern sie uns durch Überreaktionen zusätzlich an, oder wir leiden unter starken Erschöpfungszuständen, da die Aktivitäten beider oder nur eines Organs durch den Umstellungsprozess mehr oder weniger stark beeinträchtigt werden.

Im Zweifelsfall kann man in dieser Phase eine ganze Menge an Heizkosten sparen. Die Familie hingegen muss sich im übertragenen Sinne ganz schön »warm anziehen«. Denn je nach Ausprägung können Hitzewallungen auch für unsere Mitmenschen im Alltag zu erheblichen Belastungen führen.

Lucky Few oder Super Flasher?

Im Laufe der Jahre haben mir viele Klientinnen über ihre Hitzewallungen berichtet. Einige haben auf dem Weg zur Menopause nicht eine einzige Hitzewallung bemerkt. Andere Frauen haben sich sogar über die für sie angenehmen Wärmeschübe gefreut. Bei manchen ist die Haut nur leicht feucht. Wieder andere, nennen wir sie die »Super Flasher«, schwitzen so stark, dass sie sich täglich mit diversen Schals aus Frottee bewaffnen müssen, um sich trocken zu reiben.

Wie verläuft eine solche Hitzewallung? Typisch ist ein plötzlich aufsteigendes Gefühl von Wärme oder Hitze über Brust, Hals und Gesicht. Manche Frauen erröten dabei sehr stark, was vielen außerordentlich peinlich ist, andere wiederum kaum bis gar nicht. Da kommt und geht die Hitzewallung sozusagen inkognito. Als natürliche Reaktion des Körpers folgt der Hitze in der Regel ein Schweißausbruch, um überschüssige Wärme von innen nach außen zu leiten und den Körper zu kühlen. Aber das ist nicht immer so, beim Dampfbad bleiben manche ja interessanterweise auch trocken. Einige Frauen berichten, dass die Wallungen von einem unangenehmen Druck im Kopf oder auch Schwindel begleitet werden. Auch starkes Herzklopfen oder Herzrasen können vorkommen und uns beängstigen.

Hitzewallungen und Schweißausbrüche gehören zu den vasomotorischen Symptomen, also die Blutgefäße betreffend – genau wie Kopfschmerzen bis hin zu Migräne, Schwindelgefühle, starkes Herzklopfen und Blutdruckschwankungen.

Eine Welle kann nur als ein kurzes Aufwallen wahrgenommen werden oder einige Minuten andauern. Wie oft sich das Phänomen wiederholt, ist sehr unterschiedlich. Von einigen wenigen Wallungen pro Woche bis hin zu 20 Schüben und mehr pro Tag ist alles dabei.

Ich habe viele Frauen erlebt, die sich sehr über ihre Hitzewallungen beklagten. Sie waren sehr ärgerlich und wütend darüber, wie sehr ihr Alltag dadurch geprägt war. In der Beratung ist es daher das wichtigste Ziel, mögliche Auslöser bzw. Verstärker der Flashes ausfindig zu machen. Das können Situationen sein, die wir als unangenehm empfinden. Starkes Schwitzen kann auch durch die Ausschüttung des Stresshormons Adrenalin bei großen körperlichen und seelischen Belastungen ausgelöst werden. Unabhängig von den Wechseljahren können auch Schilddrüsenmedikamente, Blutdrucksenker, Antidepressiva, eine Antihormontherapie bei Krebs und Krankheiten der Lunge, der Leber, Schilddrüsenüberfunktion, Diabetes, Morbus Parkinson, um nur einige zu nennen, Hitze- und Schweißausbrüche auslösen oder sie verstärken. Trigger können auch Übergewicht und unsere Ernährung sein. Scharfe, wärmende Gewürze, histaminhaltige Speisen wie zum Beispiel Käse, Wurst, Sauerkraut, Spinat, Hefeextrakt oder Wein. Alkohol im Allgemeinen, Kaffee, Schwarz- oder Grüntee, heiße Speisen und Getränke können das Heizkraftwerk in unserem Körper in Gang setzen.

Eine ganz entscheidende Rolle spielt der Säure-Basen-Haushalt. Ist er im Ungleichgewicht, versucht der Körper durch vermehrtes Schwitzen überschüssige Säuren über die Haut nach außen zu leiten, die normalerweise über die Nieren, die Leber oder den Darm ausgeschieden werden. Sind diese Organe durch ein Zuviel an Säurebildnern wie Fertiggerichte, Fleisch, Milch, Käse oder Kaffee überlastet, schwitzen wir die Säuren aus, was sich auch durch sehr unangenehmen Schweißgeruch bemerkbar macht. Aber auch Stress macht uns »sauer« und treibt uns den Schweiß aus den Poren. Unser Lebensstil, aber auch Aufregung, Nervosität und Überbeanspruchung in Beruf und Alltag befeuern uns zusätzlich und haben erheblichen Einfluss auf die Häufigkeit und die Ausprägung der Hitzeschübe. Laut einer Studie litten Frauen mit einem durch Stress erhöhten Cortisolspiegel stärker unter Hitzewallungen als gechillte Geschlechtsgenossinnen.

Ein Trost: Spätestens nach den Wechseljahren ist es mit den unfreiwilligen Saunagängen dann auch wieder vorbei. Sobald sich der Körper an die neuen hormonellen Verhältnisse angepasst hat, stehen die Chancen gut, dass auch die Hitzewallungen wieder verschwinden. Das kann schon nach einigen Monaten sein, sich aber leider auch bis zu zehn Jahre hinziehen. Grundsätzlich gilt: Wenn Hitzewallungen zur Belastung werden oder auch noch im Alter von 60 Jahren und mehr nicht abklingen, ist es ratsam, sich mit einer Wechseljahre-Beraterin und/oder einer Hormonfachkraft über die Situation auszutauschen. Meist stecken (noch) andere Ursachen dahinter. (Übrigens: Kalter Schweiß in Verbindung mit starkem Zittern kann auf einen zu niedrigen Blutzuckerspiegel hinweisen. Wenn das regelmäßig vorkommt, kann es ein Zeichen für Diabetes mellitus oder erschöpfte Nebennieren sein und bedarf besonderer Maßnahmen.)

Es ist mir aber auch ein Anliegen, Hitzewallungen positiv zu deuten. Wenn es uns gelingt, Hitzewallungen und Schweißausbrüche nicht als mehr oder weniger unangenehmes Ärgernis, sondern als Prozess der inneren Reinigung zu betrachten, haben wir schon eine große Hürde genommen. Wir können endlich mal richtig »Dampf ablassen« und uns gleichzeitig von ganz viel angestautem, innerem Druck befreien. Die Hot Flashes können uns als Anregung dienen, unseren vollgepackten Alltag zu überdenken und neu zu strukturieren. Ein erster kleiner Schritt, der aber sehr zu Entlastung, Gelassenheit und Entspannung beitragen kann.

Es lohnt also, einmal ganz bewusst die Momente wahrzunehmen, die uns besonders die Röte ins Gesicht zaubern bzw. den Schweiß aus den Poren treiben. Geschieht es einfach so, ohne wirklichen Grund? Überrollt uns eine Welle sogar in Entspannungsphasen? Oder sind es Begegnungen mit Menschen, die uns nicht guttun? Situationen, die uns sehr stark herausfordern oder sogar überfordern? Wenn wir Auslöser ausfindig gemacht haben, können wir sie in Zukunft nach Möglichkeit vermeiden.

Unter Extrembedingungen

Unter Extrembedingungen – und dazu würde ich die Wechselzeit definitiv zählen – werden weit mehr als die durchschnittliche Menge von bis zu einem Liter Schweiß pro Tag produziert. Unter den Achseln durchgeweichte Blusen oder T-Shirts mit tellergroßen Schweißrändern, ein feuchter Intimbereich oder verschwitztes Kopfhaar mit triefnassen Ansätzen im Nacken sind oft nicht zu übersehen. Warum schwitzen wir während der Hormonumstellung, was die Drüsen hergeben? Sinn der Sache: die Unterstützung des Körpers bei der Entgiftung – und die Regulation der Körperwärme. Die Verdunstungskälte schützt uns nämlich vor Überhitzung. Eine geniale Lösung, wie ich finde. Daher empfinden Frauen, die eigentlich nicht zum Schwitzen neigen, Hitzewallungen viel stärker. Ist doch klar, wenn man einen Dampfkochtopf in sich trägt, der den Druck nicht nach außen lässt.

Unter »normalen« Umständen besteht Schweiß vorwiegend aus Wasser und darin gelösten Mineralstoffen wie Kalium, Magnesium und Natriumchlorid. Er schmeckt leicht säuerlich-salzig, überzieht unsere Haut mit einem natürlichen Säureschutzmantel und ist fast geruchsneutral. Doch leider kann Schweiß auch recht unangenehm riechen. Er transportiert Tag für Tag all das nach außen, was in unserem Körper nicht benötigt wird. Und durch die Stoffwechselprozesse fallen jede Menge Abfallprodukte an: Giftstoffe, aber auch Reste von alkoholischen Getränken, Abbauprodukte von Medikamenten oder Speisen.

Da sich in den Wechseljahren unser Stoffwechsel komplett umstellt und viel langsamer arbeitet als bisher, kommen Entgiftungsorgane wie Leber und Nieren nicht mehr hinterher. Wir nehmen einen veränderten Körpergeruch an uns wahr – und zwar definitiv kein Eau de Toilette.

Es gibt zwei Arten von Schweißdrüsen: ekkrine oder exokrine, die den normalerweise geruchsneutralen Schweiß absondern, und apokrine Schweißdrüsen, die Duftstoffe, sogenannte Pheromone, abgeben. Duftdrüsen sind fast ausschließlich an behaarten Körperstellen zu finden (auch wenn wir uns angewöhnt haben, uns von Kopf bis Fuß zu rasieren). Reichlich vorhanden sind sie in den Achselhöhlen, im Intimbereich und am Kopf, einige wenige sind auch rund um den Nabel und an den Brustwarzen zu finden.

In den Wechseljahren sind es wohl neben den Schweißausbrüchen zwecks Kühlung auch Stressoren, die die apokrinen Schweißdrüsen in Hyperaktivität versetzen. Zum einen ist der Wechsel für den Körper selbst superanstrengend und zum anderen kämpfen wir in der Zeit nicht nur mit einer erhöhten Stressanfälligkeit, sondern auch verstärkt mit Ängsten. Angst- und Stressschweiß riechen einfach nicht gut. Denn die Duftdrüsen geben bei Stress und Angst verstärkt ihr leicht fettig-trübes Sekret an den Haarschaft ab, wo es sich mit dem Talg des Haarfollikels mischt und an die Hautoberfläche gelangt. Der pH-Wert dieses Schwitzwassers liegt im Gegensatz zum dünnflüssigen, wässrigen Schweiß im basischen Bereich. Das freut die Bakterien, die typischerweise an diesen Stellen angesiedelt sind. Die Mischung aus zersetztem Sekret, Haartalg und viel flüssigem Schweiß ist das Geheimrezept des veränderten Körpergeruchs.

Die Aktivität der Duftdrüsen schwankt bei uns Frauen in Abhängigkeit vom Menstruationszyklus – auch das wieder eine sinnvolle Einrichtung der Natur. Denn zu bestimmten Zeiten wie rund um den Eisprung sollen diese Pheromone (Sexuallockstoffe) potenzielle Partner anlocken. Rund um die Periode hingegen wohl eher fernhalten, damit wir »in Ruhe« vor uns hin menstruieren können. Quergedacht: Vielleicht senden die Schweißdrüsen in den Wechseljahren ja einen solch strengen Geruch aus, damit uns freiwillig keiner zu nahe kommt – ein Ersatz für ein Hau-ab-Spray sozusagen. Was für unsere Mitmenschen vielleicht auch besser ist, wenn wir mal wieder auf Krawall gebürstet sind ...

Bevorzugen Sie **luftige Kleidung und Unterwäsche** aus leichter Baumwolle oder Seide, die Schweiß besonders gut aufsaugen kann. Funktionsunterwäsche aus Naturfasern wie Merinowolle ist ideal, da sie gut die Feuchtigkeit aufnimmt, schnell am Körper trocknet und nicht »müffelt«.

Nach dem Cool Down lässt uns feuchte, verschwitzte Haut schnell frieren und der Körper versucht mit erneuter Wärmeproduktion gegenzusteuern. Deponieren Sie daher **Wechselkleidung, ein Gästehandtuch und Ihr Lieblingsdeo** stets griffbereit überall dort, wo Sie sich die Woche über am meisten aufhalten – ob am Arbeitsplatz, im Auto oder in der Handtasche. Das Gefühl, jederzeit auf eine Schwitzattacke vorbereitet zu sein, entspannt ungemein und lässt Sie gelassener damit umgehen.

Absolut bewährt hat sich der **Zwiebellook**. Einfach ausziehen, wenn's zu warm wird, und anziehen, wenn Sie frieren. Für stressige Phasen am Arbeitsplatz sind kühlende Halstücher eine tolle Erfindung. Sie bleiben auch ohne Kühlschrank stundenlang cool – und damit auch wir.

Für die Nacht haben sich Leinen-, Seiden- oder leichte Schlafanzüge oder Schlafshirts aus Baumwolle ohne jegliche Kunstfasern bewährt. Es lohnt sich, Bettzeug und ein Oberbett aus Naturfasern anzuschaffen. Unter einem ultraleichten Federbett oder einer Seidendecke herrscht ein sehr angenehmes Klima, weil die Wärme optimal entweichen kann. Noch besser ist es, sich ganz oldschool nur mit einem Leinenlaken zuzudecken.

Und wenn es zu kühl wird, einfach die wärmere Decke heranzuziehen bzw. sie wieder zur Seite zu schieben, sobald es einem wieder zu warm wird. Das Laken bleibt über dem Körper liegen und schützt uns vor Zugluft.

Manchmal erweist sich der Matratzenschonbezug als großes Problem, weil darin sehr viele Kunstfasern verarbeitet sind. Legen Sie sich einfach ein großes Saunatuch auf Laken und Kopfkissen. Das saugt die Feuchtigkeit optimal auf, bevor das ganze Bett durchfeuchtet wird. Auch für die Nacht ist es perfekt, ein frisches Shirt schon griffbereit zu haben. Nach der Hitzewelle können Sie so, ohne Licht zu machen, kurz das Shirt wechseln, das Handtuch zur Seite legen – und möglichst schnell wieder einschlafen.

Wenn alles nicht hilft, starten Sie den Versuch, die Bettdecke quer über den Körper zu legen. So bleiben die Unterschenkel unbedeckt und tragen ganz natürlich zur Abkühlung bei. Falls Sie zu kalten Füßen neigen, ziehen Sie Ihre Kuschelsöckchen über. In ganz hartnäckigen Fällen sind alte Tennissocken eine gute Option. Einfach das Fußteil abschneiden, den Schaft leicht anfeuchten und als Knöchelkühler nutzen. Das geht ebenso an den Handgelenken – Pulskühler statt Pulswärmer sozusagen.

Schlafen Sie, wenn möglich, bei geöffnetem Fenster. (Da können auch gleich die ratternden Gedanken entschwinden.) Frische Luft und eine nicht zu hohe Raumtemperatur (zwischen 17 und 18 Grad ist optimal) sorgen für erholsamen Schlaf.

Falls Sie einen Partner an Ihrer Seite haben, der gerne kuschelt, ist das zwar schön, aber auch ganz schön warm. Reden Sie mit ihm oder ihr. Sonst schnellt die Temperaturkurve in Windeseile in die Höhe – und Hitzeschub und Schweißausbruch sind vorprogrammiert.

Regelmäßige Kneipp-Anwendungen mit kalt-warmen Wechselduschen oder Wechselfußbädern unterstützen die natürliche Wärmeregulation und lindern Hitzewallungen. Besonders der Knieguss, wie er auch bei Krampfadern angewendet wird, wirkt wahre Wunder. Beginnend am rechten Fußrücken außen, führen Sie den Wasserstrahl außen-hinten aufwärts bis eine Handbreit übers Knie, nach 5 Sekunden lenken Sie den Strahl vorne-innen am Unterschenkel herab, bis Sie wieder am Fuß ankommen. Dieselbe Prozedur wiederholen Sie am linken Bein. Beide Seiten zweimal. Abschließend erst die rechte, dann die linke Fußsohle mit Wasser begießen. Der Kneipp'sche Knieguss kühlt das Blut und entspannt. (Menschen mit akuten Nieren- und Blasenproblemen sollten diese Anwendung nicht durchführen.)

Saunagänge mit milden Temperaturen oder Infrarotkabinen tragen neben der Entgiftung auch zur Entspannung bei und können dadurch Hitzewallungen mildern.

Vitamine und Mineralstoffe: Ein ausgeglichener Vitamin- und Mineralstoffhaushalt kann die charakteristischen Nebenwirkungen der Wechseljahre mildern. Vor allem Vitamin D, im eigentlichen Sinne ein Pro-Hormon, kann das hormonelle Gleichgewicht unterstützen und dadurch Hitzewallungen und Schweißausbrüchen entgegenwirken. Eine wirkungsvolle Dosierung erfolgt nach Erhebung des Vitamin-D-Status im Blut. »Kühlende« Nahrungsmittel wie Ananas, Aloe-Vera-Saft, grüner Salat, Salatgurken, Tomaten, Kiwi, Trauben, Melonen, Spargel, Äpfel unterstützen und entlasten den Stoffwechsel und sind ein Hochgenuss in dieser Zeit.

Durch starkes Schwitzen verlieren wir auch wichtige Mineralstoffe wie Magnesium, Kalium, Natrium und Calcium. Eine ausgewogene Ernährung mit viel frischem grünem Gemüse, Kartoffeln, Beeren, Nüssen und Vollkornprodukten kann leider nicht immer einen optimalen Ausgleich schaffen. Vor allem Magnesium als Aktivator von mehr als 300 Enzymen wirkt regulierend und stabilisierend, ausgleichend und stärkend bei allen Beschwerden durch die Hormonumstellung. Daher kann es eine große Bereicherung sein, wenn Magnesium zusätzlich als Nahrungsergänzungsmittel eingenommen wird.
Nahrungsergänzungsmittel können uns in dieser Hochphase des Mehrverbrauchs gut über die Zeit helfen. Hier gilt es jedoch einiges zu beachten. Es geht nicht darum, wahllos diverse Präparate aus dem Discounter zu konsumieren. Eine Vollblutanalyse zeigt den realen Bedarf an. Bitte achten Sie bei der Auswahl der Produkte auf absolute Qualität. Je hochwertiger, desto effizienter die Wirkung.

Schüßler-Salze: Die Mineralstoffverbindungen nach Dr. Schüßler können positiv auf den Zellstoffwechsel einwirken und sind immer einen Versuch wert. Gegen Hitzewallungen besonders hilfreich: Ferrum phosphoricum D12, Magnesium phosphoricum D6, besonders bei Schwitzen am Kopf sieben bis zwölf Tabletten über den Tag verteilt lutschen. Natrium chloratum D6 drei bis sechs Tabletten und Silicea D12 je sechs Tabletten über den Tag verteilt im Mund zergehen lassen. Bei starken Schüben können höhere Dosierungen versucht werden.

Ausdauersport: Alles, was dem Stressabbau dient, ist auch gut gegen Hitzewallungen. Bauen Sie, wann immer möglich, sportliche Aktivitäten bzw. Bewegung in Ihren Terminplaner ein. Regelmäßiger Ausdauersport in Form von (Nordic) Walking, Wandern, Schwimmen, Inlinern etc. baut Frustrationen ab und hilft, langfristig besser mit Stress umzugehen. Regelmäßiges Training kräftigt unseren Körper und stärkt das Vertrauen in unsere eigene Leistungsfähigkeit. Selbst depressive Verstimmungen haben hier kaum noch eine Chance. Die Endorphine, die beim Work-out ausgeschüttet werden, machen uns happy und unterstützen unsere körperliche und seelische Gesundheit. Selbst Sportmuffel können schon mit regelmäßigen Spaziergängen ihre Gesundheit positiv unterstützen. Hauptsache, Bewegung in der Natur an der frischen Luft. Wir sind entspannter am Tag und können in der Nacht gut schlafen. Wir können mit Ausdauersport sogar die Hitzewallungen austricksen, indem wir schwitzen, bevor uns eine Wallung zuvorkommt.

Jin Shin Jyutsu (sprich Dschin Schin Dschitsu): die alte japanische Kunst der Selbstheilung. Heilsame Ströme sollen die Lebensenergie im Körper harmonisieren. Dabei werden die Hände gezielt auf Energiezonen entlang bestimmter Energiebahnen des Körpers gelegt, die dem chinesischen Meridiansystem ähneln. Der Fluss unserer Lebensenergie im Körper wird harmonisiert und trägt zur inneren Ausgeglichenheit bei. Tiefe Entspannung wirkt Auswirkungen von Ängsten und Stress entgegen und vermindert dadurch u. a. Hitzewallungen.

Entspannungsübungen stärken das vegetative Nervensystem. Es werden sehr viele Methoden angeboten. Die bekanntesten sind autogenes Training, progressive Muskelentspannung nach Jacobsen, Meditation, MBSR (siehe Seite 221), Tai-Chi, Qigong und Yoga. Es lohnt sich, Verschiedenes auszuprobieren, damit man weiß, was einem am besten zusagt.

Aloe Vera und Brennnessel: Aloe-Vera-Trinkgel oder -Saft kühlt, kann helfen, den Stoffwechsel zu regulieren, wirkt dadurch ausgleichend und bietet vor allem zusammen mit der Brennnessel als Allheilmittel in der Frauenheilkunde eine hilfreiche Entlastung gegen Schwitzen.

Phytoöstrogene: Es gibt sehr viele Pflanzenextrakte wie zum Beispiel aus Traubensilberkerze, Rotklee, Taiga-Wurzel und Rhapontik-Rhabarber auf dem Markt, die Linderung gegen Wechseljahresbeschwerden bringen können. Es gibt leider nur wenige zuverlässige Aussagen über die Wirksamkeit. Die Erfahrungsberichte meiner Klientinnen sind sehr uneinheitlich. Da jedoch jede Frau anders auf die Naturheilkunde reagiert, kann es einen Versuch wert sein. Die Traubensilberkerze ist die am besten untersuchte Heilpflanze gegen Wechseljahresbeschwerden und die Einnahme wird auch für Frauen, die an Brustkrebs erkrankt waren, als unbedenklich eingestuft.

Salbei hat eine östrogenartige Wirkung, stärkt die Nerven und hemmt die Schweißbildung.
Zwei bis drei Tassen Tee zubereiten und über den Tag verteilt (eher abgekühlt) trinken.

Soja als Drink bis zu 600 ml täglich zu sich zu nehmen oder Soja in die Ernährung einzubauen hilft, den Östrogenspiegel zu stabilisieren und Hitzewallungen abzumildern.

Wechseljahre-Tee: eine ausgleichende Mischung aus Frauenheilkräutern, die rhythmisiert und das hormonelle Gleichgewicht harmonisiert. Es gibt verschiedene Rezepturen und fertige Teemischungen auf dem Markt. Mein persönlicher Tipp: Besorgen Sie sich im Kräuter- oder Reformhaus Frauenmantelkraut, Schafgarbe, Melissenblätter, Hopfenzapfen und Brennnesselblätter. Vermischen Sie die Zutaten zu gleichen Teilen,

zum Beispiel je einen Esslöffel, und füllen Sie die Mischung in ein luftdicht verschließbares Glas oder eine Dose.
Zubereitung: 1 Teelöffel der Teemischung pro Tasse mit siedendem Wasser aufbrühen, fünf bis zehn Minuten ziehen lassen, abseihen. Zwei bis drei Tassen über den Tag verteilt schluckweise trinken. Nach sechs Wochen sollte eine Pause von sieben bis zehn Tagen eingelegt werden.

Leberwickel: Sogenannte Leberwickel regen die Durchblutung der Leber an und unterstützen damit wichtige Entgiftungsprozesse. Besonders in den Wechseljahren hat die Leber jede Menge mit der Verstoffwechselung überschüssiger Östrogene zu tun. Legen Sie dazu ein feuchtes Tuch und darauf eine Wärmflasche, die mit einem trockenen Handtuch umwickelt ist, unter den rechten Rippenbogen direkt auf die Leber. Legen Sie sich 20 Minuten hin. Der beste Zeitpunkt dafür ist zwischen 13 und 15 Uhr. Sie können ihn aber auch abends beim Zubettgehen anwenden.

Fächer: Ich selbst habe während meiner »heißen Phase« im wahrsten Sinne des Wortes zwei wunderschöne Fächer »verheizt«. Sie waren treue Weggefährten, die in liebevoller Erinnerung einen Ehrenplatz in meinem Büro gefunden haben.

Bioidentische Hormone: Frauen können auch ohne Hormongabe gut durch die Wechseljahre kommen. Eine begleitende Unterstützung mit bioidentischen Hormonen (zur Erklärung siehe Seite 322) kann in schwierigen Fällen jedoch erheblich zur Verbesserung der Lebensqualität beitragen. Eine solche Hormontherapie sollte frühzeitig begonnen und an die individuellen Beschwerden angepasst werden. So niedrig dosiert wie möglich und nur so lange wie unbedingt nötig! Eine Beratung bzw. die Begleitung durch Fachkräfte ist dringend zu empfehlen. Absolute Kontraindikationen für eine Anwendung sind Thrombosen, auch in der Vorgeschichte, Lungenembolien, Schlaganfall, Brustkrebs oder das Endometriumkarzinom. Bei Lebererkrankungen sollten weder Pflanzenextrakte eingenommen noch Hormone angewendet werden.

Gegen schlechte Gerüche: Gute, hautfreundliche Körper- und Haarpflegeprodukte mit natürlichen Duftstoffen beispielsweise aus Salbei, Lavendel, Rosmarin oder Orangenöl duften gegen Schweißgeruch an. Auch Babypuder kann als Geheimwaffe gegen Schweißgeruch eingesetzt werden; es hemmt sogar die vermehrte Schweißbildung. Außerdem wirkt es auch vorbeugend gegen Wundsein im verschwitzten Intimbereich oder unter der Brust.

Regelmäßige **mineralisch-basische Voll- oder Fußbäder** unterstützen diesen Prozess, denn durch die Menopause fällt die Periode als wichtiger Entgiftungsmechanismus weg. Die Entgiftung über die Haut durch Basenbäder hilft, auf natürliche Weise Hitzewallungen zu mildern.
Selbst gemachtes Haarwasser oder Deo mit Apfelessig neutralisieren strenge Gerüche. Einfach im Verhältnis 1:9 mit Wasser verdünnt als Haarspülung anwenden (und nicht wieder auswaschen).

Und zu guter Letzt: trinken, trinken, trinken! Am besten eineinhalb bis zwei Liter klares, stilles Wasser.

Plötzlich Migräne? Kopfschmerzen

Ein Thema in der Wechseljahre-Beratung ist immer wieder die Migräne. Einige Klientinnen berichten über ungewöhnlich starke Kopfschmerzen, die sie so bisher nicht kannten. Bei anderen Frauen, die schon lange unter Migräne leiden, haben sich die Symptome sogar noch verstärkt.

Fallbeispiel aus meiner Praxis

Eine Klientin (44) kam zum Informationsgespräch in meine Praxis. Sie erzählte mir, seit ungefähr zwei Jahren liefe ihr Leben aus dem Ruder. Sie könne nicht mehr gut schlafen. Ihre Stressresistenz hatte extrem nachgelassen, wodurch sie sich häufig überfordert und gereizt fühlte. Auch starke Nackenverspannungen und Zähneknirschen machten ihr Sorgen. Vor allem: Heftiger werdende, zyklusabhängige Migräne-Attacken beeinträchtigten sie sehr. Ihr Zyklus, so berichtete sie, sei immer noch regelmäßig. Ich erfuhr, dass sie seit vielen Jahren Medikamente gegen eine Schilddrüsenunterfunktion einnahm.

Zwei Wochen vorher hatte sie aufgrund ihrer Beschwerden ihren Hausarzt aufgesucht, der einen Vitamin-D-Test veranlasst hatte. Da der Wert unter dem empfohlenen Richtwert von 30 ng/ml (75 nmol/L) lag, hatte er ihr die tägliche Einnahme von Vitamin D3, B-Vitaminen und Magnesium gegen die erhöhte Stressbelastung empfohlen.

Im weiteren Verlauf unseres Gespräches legte sie mir die Ergebnisse eines Speichelhormontests, den sie am 22. Zyklustag zu Hause durchgeführt hatte, vor, um mich um meine Einschätzung zu bitten. Der Estradiol-Wert zeigte sich im unteren »Normbereich«, das Schleimhauthormon Estriol war kaum noch messbar und Progesteron für die zweite Zyklushälfte viel zu niedrig. Ich informierte sie darüber, dass ihre Symptome und die Hormonanalyse deutliche Anzeichen der Prämenopause seien und die relative Progesteronunterversorgung im Verhältnis zum Östrogen als Östrogendominanz bezeichnet wird. Diese, so sagte ich ihr, könne zu stärkeren Migräne-Attacken beitragen; auch eine relative Unterversorgung mit Estradiol könne der Auslöser sein.

Da sie sich schon im Vorfeld über die Anwendung bioidentischer Hormone bei Migräne informiert und unser Gespräch sie in ihrer Meinung bestärkt hatte, wollte sie zunächst einen Versuch mit der zyklischen Anwendung von Progesteron als Creme-Gel über die Haut starten. Ich nannte ihr mehrere autorisierte Apotheken, in denen sie sich bioidentische Hormone in niedriger Dosierung bestellen konnte. Acht Wochen später gab sie im Feedbackgespräch an, dass ihr Schlaf sich deutlich verbessert hatte. Auch ihre Reizbarkeit war nicht mehr ganz so arg. Doch an den Migräneanfällen hatte sich nichts geändert. Daher war die Überlegung, Estradiol zyklusangepasst dazuzunehmen.

Weitere sechs Wochen später meldete sie sich zurück und war freudig überrascht, dass sie einen einzigen und leichten Migräneanfall erlitten hatte. Ich erklärte ihr, dass die vom Hausarzt verordneten Mikronährstoffe einen wichtigen Beitrag zu ihrem Wohlbefinden geleistet hatten und wie wichtig es in den Wechseljahren ist, gut für sich zu sorgen. Regelmäßige Entspannungsübungen und Auszeiten in den Alltag einzubauen, gebe dem Körper immer wieder die nötige Kraft, die anstrengende Hormonumstellung gut zu meistern.

Wir vereinbarten, dass sie in Kürze einen weiteren Speichelhormontest durchführen sollte, um sicherzugehen, dass ihre Hor-

monwerte im »grünen Bereich« liegen. Die Ergebnisse, die drei Wochen später eintrafen, sowie ihre deutlich gemilderten Symptome bestätigten dies.

Wie Migräne entsteht, ist bislang nicht restlos geklärt. Sicher ist, dass Veranlagung eine große Rolle spielt. Da Frauen von Beginn der Pubertät an deutlich häufiger von Migräne betroffen sind als Männer, liegt die Vermutung nahe, dass der Zyklus mit dem stetigen Auf und Ab der Hormone eine Rolle spielen könnte. Frauen, die von einer sogenannten hormonellen Migräne betroffen sind, berichten über einen Zusammenhang ihrer Migräneanfälle mit dem Zyklus. Daher könnte der sinkende Progesteronspiegel, aber auch der abrupte Abfall des Estrogenspiegels als Ursache vermutet werden. Genauso wie ein unausgewogenes Verhältnis zwischen den beiden. Die genauen Zusammenhänge mit den Hormonschwankungen sind immer noch nicht in Gänze wissenschaftlich aufgearbeitet. Wie stark sich die Hormonschwankungen auswirken, ist individuell sehr verschieden. Doch wer Migräne kennt, weiß, wie stark die Lebensqualität dadurch beeinflusst wird. Und die aktuellen Daten des TK-Gesundheitsreports zeigen, dass Frauen im Alter zwischen 45 und 54 Jahren besonders häufig von Migräne betroffen sind.

In jedem Fall scheint es in den Wechseljahren zu zwei verschiedenen Phänomenen zu kommen: Zum einen gibt es die Frauen, die während ihrer fruchtbaren Jahre sehr unter zyklusabhängiger Migräne leiden und mit der Menopause von Stund an wie durch ein Wunder davon befreit sind. Zum anderen gibt es die Frauen, bei denen die Migräne während der Wechseljahre sogar verstärkt oder öfter auftritt oder sogar erstmals überhaupt.

Da Hormone die gesamten Abläufe im Organismus beeinflussen, kann auch die sich verändernde Stoffwechsellage Einfluss auf die Migräne nehmen. Das Gehirn reagiert anscheinend besonders in unruhigen hormonellen Umstellungsphasen empfindlich auf innere und äußere Reize, die auch Triggerfaktoren genannt werden. Diese Trigger können zum Beispiel Medikamente sein. Sogar der zu häufige Gebrauch von Schmerzmitteln oder ein Ungleichgewicht im Säure-Basen-Haushalt werden als Auslöser beobachtet.

Die Anwendung synthetischer Hormone gegen Wechseljahresbeschwerden kann genauso Verursacher sein wie eine unsachgemäße Anwendung bioidentischer Hormone. Auch die in den Wechseljahren häufig vorkommenden Schlafprobleme, »plötzliche« Wetterfühligkeit, eine bisher unerkannte Lebensmittel- und/oder Histaminunverträglichkeit können dahinterstecken.

Wasser-/Flüssigkeitsmangel in den Zellen ist ein großes Thema. Viele Frauen trinken viel zu wenig, damit sie nicht zu oft aufs Klo müssen. Doch ohne ausreichend Flüssigkeit in den Zellen funktioniert der Stoffwechsel nicht so, wie er sollte.

Stress scheint ein sehr starker Auslöser für Migräne zu sein – egal, ob er von außen auf uns einstürmt oder durch inneren, zellulären Stress.

Zusätzlich gibt es Hinweise darauf, dass die Geschlechtshormone Einfluss auf die Verarbeitung und die Wahrnehmung von Schmerz haben. Östrogene wirken schmerzlindernd. Sinkt nun der Östrogenspiegel in den Wechseljahren, kann Schmerz durchaus viel stärker wahrgenommen werden als bisher. Aber auch Einflüsse durch Serotoninmangel werden diskutiert.

Hätte, könnte, vermutlich, vielleicht ... Klar ist bei der Migräne nur, dass vieles unklar ist. Daher kann hier eine genaue Untersuchung ebenso zielführend sein wie das Ausprobieren verschiedener Maßnahmen: Allergietests, Hormontests und eine Laboranalyse des Mineralstoffprofils können hilfreich sein, allen voran von Magnesium, B-Vitaminen und Vitamin D3.

Als ersten Schritt empfehle ich, ein Migräne-Tagebuch anzulegen, in dem über einen Zeitraum von mindestens einem halben Jahr genau dokumentiert wird, an welchem Tag zu welcher Uhrzeit wie heftig ein Migräneanfall stattgefunden hat. Was habe ich an diesem Tag erlebt? Was gegessen, getrunken? Kaffee, Wein oder Softdrinks? Hatte ich eher einen ruhigen Tag, oder war es sehr stressig? Wie habe ich das Wetter wahrgenommen? Habe ich ein Medikament eingenommen? Jedes noch so kleine Detail kann zielführend sein. Echte Detektivarbeit also. Doch nur, wenn man die Auslöser identifiziert hat, kann man sie auch meiden.

Kopfschmerzen: Das hilft!

Säure-Basen-Haushalt

Die Veränderung des Lebensstils scheint gute Erfolge zu erzielen. Ernährung, Alkoholkonsum, Medikamenteneinnahme, Stressoren, sportliche Betätigung – alles sollte auf den Prüfstand gestellt werden.

Mikronährstoffe

Eine vitamin-, mineralstoff- und phytohormonreiche Ernährung mit viel frischem Gemüse, Obst, Beeren und reichlich Omega-3-Fettsäuren trägt zu einem gesunden Stoffwechsel bei.

Magnesium hilft als Nahrungsergänzungsmittel zusätzlich, effektiv zu entspannen.

Vitamin D3, 1000 bis 2000 I. E (nach Laborwert) am Morgen unterstützt die Hormonsynthese, **B-Vitamine 7** unser Nervenkostüm.

Regelmäßiger moderater Ausdauersport in Form von z. B. Nordic Walking oder Schwimmen regt den Stoffwechsel an, mildert Hormonschwankungen, stärkt unsere Kondition und reduziert Stress.

Bioidentische Hormone können in schwierigen Fällen einen Versuch wert sein. Aber Achtung: Hier ist weniger oft mehr. Wenden Sie sich dazu an eine Hormonfachkraft.

Null Bock auf Sex: Libidoverlust

Im Laufe der Jahre habe ich in meiner Beratungspraxis mit vielen Frauen über ihre Sexualität in den Wechseljahren sprechen können. Wie sie sie empfinden, ist so vielseitig wie die Frauen selbst: Die einen erzählen von gesteigertem sexuellen Verlangen und einem wunderbar neuen Selbstwertgefühl. Sie sehnen sich nach Abenteuern, danach, ihrem langweiligen sexuellen Alltag zu entfliehen. Die anderen empfinden Schmerzen beim Geschlechtsverkehr und klagen über mangelnde Erregbarkeit und zunehmende Unlust. Wieder andere machen sich große Sorgen um einen möglichen Verlust ihrer Libido, denn ihr bisheriges exzessives Liebesleben möchten sie auf gar keinen Fall missen müssen.

Eine allgemeingültige Regel gibt es nicht. Auch in den Wechseljahren ist Sex eine individuelle Kiste! Fest steht: Während des Rückzugs der Hormone verändert sich auch unsere Sexualität. Und das – zumindest phasenweise – nicht unbedingt zum Positiven. Statt Lust an der Lust gibt's jetzt häufig Frust mit der Lust. Was ist die Ursache für die Flaute in unserem Liebesleben? Liegt es an den körperlichen Veränderungen? Am mangelnden Selbstbewusstsein aufgrund eines älter werdenden Körpers in einer Jugendwahn-Gesellschaft? An einer Beziehung, die schon lange keine mehr ist? Viele Faktoren spielen hier eine Rolle. Den Hormonen alleine kann man die Schuld für den Trouble im Bett nicht in die Schuhe schieben. Wobei sie natürlich schon irgendwie die Ursache sind ...

Die weibliche Lust wird während der fruchtbaren Jahre vor allem durch die Östrogene und Testosteron getriggert. Bis zu den

Wechseljahren bestimmt daher unser Zyklus, wann wir den meisten Appetit auf Sex haben: Im Sinne der Fortpflanzung ist unsere Libido rund um den Eisprung am höchsten. Unser Flirtverhalten an diesen empfängnisbereiten Tagen wird von den Östrogenen gesteuert, den weiblichsten aller Hormone. Zusammen mit weiteren Kollegen initiieren sie den großen Tanz der Hormone, um Lust und Begehren zu pushen, uns Frauen in Stimmung zu bringen – auf dass es zur körperlichen Vereinigung kommen möge.

Dieser natürliche Hormonkick, der Peak in der Zyklusmitte, geht während der Hormonumstellung mehr und mehr verloren und fällt mit der Menopause gänzlich weg – wenn nicht schon jahrelange hormonelle Verhütung diesen Impuls unterdrückt hat. Am Ende der reproduktiven Zeit betten sich die Östrogene zur Ruhe. The party is over. Daher gilt es auch hier, einen neuen, selbstbestimmten Rhythmus zu finden,

Durch diesen Hormonrückzug sind wir oft überfordert und erschöpft. Ein Bedürfnis nach Ruhe und Entspannung macht sich breit. Das Gefühl, mit seinen Kräften haushalten zu müssen. Da passt der Quickie auf dem Küchentisch vielleicht einfach gerade nicht. Kommen noch Hitzewallungen zur Erschöpfung hinzu, empfinden sich viele Frauen nicht unbedingt als »sex bomb«. Stattdessen ziehen sie sich in ihr »Wechseljahre-Schneckenhaus« zurück. Nichts geht mehr. Wenn das Bett mit letzter Kraft frisch bezogen ist, ist das Letzte, wonach den Frauen ist, sich als feurige Liebhaberin zwischen den Laken zu wälzen …

Die (Un-)Lust in Beziehungen

Der nachlassende Wunsch nach körperlicher Nähe entwickelt sich in vielen Beziehungen zu einem großen Problem. Frustration und Unsicherheit wachsen. »Liebst du mich nicht mehr?« – »Was ist denn los mit dir?« – »Habe ich etwas falsch gemacht?« – »Ich habe schließlich auch Bedürfnisse …« Sätze, mit denen sich manche Frauen durch ihre Partner konfrontiert sehen. Oftmals höre ich in meiner Praxis: »Ich würde mich freuen, wenn das Thema Sex komplett vom Tisch wäre.« Viele Frauen ziehen aus dem gemeinsamen Schlafzimmer aus. Manche gehen sogar so weit zu sagen: »Ich wäre froh, wenn mein Mann sich anderweitig Befriedigung suchen würde.«

Ein besonders schwieriges Thema ist die Lustlosigkeit in Beziehungen, in denen die Männer deutlich jünger als ihre Partnerinnen sind und, wie eine Klientin es ausdrückte, »ständig auf der Lauer liegen«. So spielen die Frauen dann ein (selbst) betrügerisches Spiel und geben sich, um ihren Liebsten nicht zu verlieren, allzeit bereit. Das klingt jetzt so, als redeten wir hier über Teenager. Doch es ist immer noch nicht selten, dass Frauen, die in langjährigen heterosexuellen Beziehungen leben, sich vor allem an den Bedürfnissen des Mannes orientieren. Er will (angeblich) immer, während sie immer kann, aber nicht immer will (Ausnahmen bestätigen die Regel). Und um dieses Missverhältnis auszugleichen, macht sie ihm einfach etwas vor. »Hauptsache, er ist zufrieden und ich habe meinen Frieden.«

Aber: 30 bis 50 Lebensjahre liegen heutzutage nach den Wechseljahren noch vor uns und deshalb kommen der Beziehung und dem Liebesleben große Bedeutung zu. Die Qualität des Sex ist wichtiger als die Häufigkeit. Was immer wieder deutlich wird: dass sich Frauen in Beziehungen einem starken emotionalen Druck ausgesetzt fühlen. Sie können sich kaum von dem Gefühl frei machen, auch in puncto Sex stets etwas leisten zu müssen.

Der naheliegende Grund für Lustverlust könnte im Umgang mit unserer Sexualität selbst zu finden sein. Wir sollten einmal hinterfragen: Wie haben wir Sexualität bisher gelebt und empfunden? Was bedeutet sie für uns? Welchen Stellenwert hat sie in unserem Leben? Hat sie uns erfüllt? Was genau hat uns Erfüllung gebracht? War es ein tiefes, leidenschaftliches Begehren, das mit Zuneigung und Liebe gepaart war? Oder war es eher Sex für die schnelle Lustbefriedigung? War es das Wichtigste, einen Orgasmus zu erreichen – oder kam es (oft) gar nicht dazu? Stand vielleicht sogar die sexuelle Pflichterfüllung im Vordergrund, damit der Partner (die Partnerin) bekommt, was er (sie) braucht, und es keine Diskussionen gibt? Zwar verringert sich bei Männern der Testosteronspiegel und damit die Lust auf Sex auch, allerdings geht der Hormonrückzug viel sanfter vonstatten. Was genau wünschen wir uns im Bett? All das sind Fragen, die plötzlich im Raum stehen, sich vielen Frauen im Wechsel förmlich aufdrängen. Nur trauen sich viele nicht, offen darüber zu reden, weil Sexualität, besonders in den Wechseljahren, immer noch ein Tabuthema darstellt.

Ein ehrlicher Austausch in entspannter Atmosphäre über die Liebe, die Lust in wechselhaften Zeiten nimmt den Druck heraus und macht den Weg frei für einen neuen Umgang damit. Vielleicht ist der Partner sogar dankbar, denn auch er ist mit der Situation meist überfordert. Er versteht die Welt nicht mehr. Alles war doch gut, wie es war. Warum ist plötzlich alles so anders? Er muss sich damit auseinandersetzen, dass er eine »neue« Frau an seiner Seite hat und braucht Zeit, sich auf die Veränderungen einzustellen, seine Partnerin erst einmal wieder kennenzulernen. Möglicherweise stellt sich bei diesem Gespräch heraus, dass auch er froh ist, nicht mehr regelmäßig »seinen Mann stehen« zu müssen.

Oft erweist sich spätestens jetzt, wie sich die Beziehung über die Jahre entwickelt hat und ob sie Bestand haben kann. Obwohl die Wechseljahre alles Bisherige durcheinanderwirbeln und unser gemeinsames Leben komplett auf den Kopf stel-

Übung

Let's talk about Sex

Sie wollen nicht mehr, was Ihr Partner will? Teilen Sie sich mit. Erzählen Sie Ihrem Partner, was in Ihnen vorgeht, welche Sorgen und Ängste Sie beschäftigen. Was Ihnen wichtig ist. Was Sie sich wünschen und wie Sie es sich wünschen. Reden Sie auch über das, was Sie schon immer uncool fanden, was Sie eher ab- als antörnt.

Wenn der Hormonsee sinkt, tauchen oft auch längst vergessen geglaubte Verletzungen wieder auf. Wer also noch ein Hühnchen mit seinem Partner zu rupfen hat: Jetzt ist die richtige Zeit, alles, was einen belastet, einmal anzusprechen.

... was ich dir schon immer einmal sagen wollte ...
Ich wünsche mir, dass wir dies oder das klären ...
Ich wünsche mir, dass wir in Zukunft dies oder das verändern,

- *weil es mir Sicherheit gibt*
- *weil es mir Vertrauen gibt*
- *weil es mir Geborgenheit gibt*
- *weil mir unsere Beziehung/unsere Liebe wichtig ist ...*

Ich wünsche mir, dass du dies oder das respektierst/anerkennst ...

len, gibt uns ein verständnisvoller und wertschätzender Partner Sicherheit und tiefes Vertrauen, dass wir diese schwierigen Zeiten Seite an Seite bewältigen werden. Es kann sein, dass nach einem offenen Austausch vieles vertrauter, intimer und liebevoller wird.

Problematisch wird es dann, wenn wir in einer Beziehung leben, die eigentlich schon lange keine mehr ist, und/oder der/die Partner*in wenig Verständnis für unsere »neuen« Bedürfnisse zeigt. Sie als persönlichen Affront empfindet und sich verletzt fühlt. Wenn wir im Hormonchaos eh dabei sind, unser Leben neu zu ordnen, lohnt es sich, auch unsere Partnerschaft oder unser Singledasein auf den Prüfstand zu stellen. Zur langweiligen Routine mutierten Sex, Glaubenssätze und Routinen zu hinterfragen. Begehre ich meinen Partner noch? Kann ich ihn noch gut riechen? Will ich so weitermachen wie bisher? Einen Partner haben oder lieber keinen mehr? Einen Mann oder lieber eine Frau? Möchte ich mit dem Partner an meiner Seite auch in Zukunft mein Leben teilen? Mit ihm/ihr neue, interessante, ja aufregende Abenteuer erleben? Oder haben wir uns in den letzten Jahren aus den Augen verloren? Gibt es da etwas Grundsätzliches, das schon längst hätte angesprochen und geklärt werden sollen?

Wie gut, dass im Verlauf der Wechseljahre die männliche Seite in uns mehr Gewicht bekommt. Die erhöhte Präsenz von Testosteron im Verhältnis zum abnehmenden Östrogenspiegel verleiht uns die Durchsetzungsfähigkeit und den Mut, unsere Interessen zu vertreten. Viele Frauen trauen sich jetzt zu sagen, was ihnen guttut, was sie möchten und was nicht, wann sie Lust haben und wann nicht. Testosteron ist auch für Frauen eine wichtige Stimulanz. Anhaltende sexuelle Unlust, gepaart mit Energielosigkeit und depressiven Stimmungslagen, kann eben auch die Folge eines Testosteronmangels sein. Um herauszufinden, ob das der Fall ist, und, wenn ja, ihn auszugleichen, ist ein Hormontest sinnvoll.

Unser Frauenleben gerät mit dem langsamen Abschied unseres Zyklus für einige Zeit ganz schön aus dem Rhythmus. Diese »Taktlosigkeit« kann uns von heute auf morgen eine heiße Liebesnacht bescheren und ab dem nächsten Tag für eine lang anhaltende Flaute verantwortlich sein. Es kann sein, dass sich Phasen, in denen Erotik überhaupt keine Rolle spielt, mit besonders lustvollen abwechseln. Nicht nur unsere Stimmungslagen werden in den Hormonstürmen hin- und hergeworfen wie eine Nussschale auf hoher See, auch unser Sexualtrieb wird wankelmütig. Doch wenn die Turbulenzen sich gelegt haben, der Körper sich an den niedrigeren Hormonpegel angepasst hat, kehrt unsere Energie und damit auch die Lust auf Sexualität zurück. Die Frauen, die bisher ein lustvolles und aktives Liebesleben hatten und Erfüllung darin gefunden haben, werden es auch weiterhin genießen. Keine Angst: Die Lust geht nicht verloren, wenn wir es nicht wollen. Meist ist sie einfach verschüttet unter einem großen Berg voller Verpflichtungen, Verantwortungen und Ansprüchen. Dass im Bett ab einem bestimmten Alter nichts mehr läuft, ist ein weitverbreiteter Irrtum. Es gibt einfach eine Zeit, in der wir viel mehr Aufmerksamkeit auf unsere »inneren Veränderungen« richten und die körperlichen Bedürfnisse zugunsten der inneren »Auseinandersetzung« eine Zeit lang zurückgestellt werden. So kann ich es jedenfalls aus vielen Gesprächen mit Freundinnen und Klientinnen und dem eigenen Erleben berichten.

Neues Lustgefühl nach jahrelanger hormoneller Verhütung

Frauen, die jahrelang hormonell verhütet haben, sind nach dem Absetzen der »Pille« oder Ziehen der Hormonspirale oft positiv überrascht über die ungeahnte Intensität ihrer Gefühle und erleben vielleicht zum ersten Mal einen richtig guten Orgasmus. Was viele nicht wissen: Hormonelle Verhütungsmittel sind häufig wahre Lustkiller. Genau wie die Angst vor einer ungewollten Schwangerschaft eine absolute Spaßbremse sein kann. Nach der Menopause können sie sich zum ersten Mal beim Sex so richtig gehen lassen und ihn in vollen Zügen genießen. (Wenn die Familienplanung abgeschlossen ist, sollte noch mindestens ein Jahr, besser anderthalb Jahre danach, an Verhütung gedacht werden.)

Sexualität ist so vielseitig und kann durchaus für Frauen und Männer sehr unterschiedliche Bedeutung haben. Und sie verändert sich im Laufe des Lebens immer wieder. Wie facettenreich sie sein kann, hat die amerikanische Sexualtherapeutin Avodah Offit einmal sehr treffend beschrieben. Für sie ist Sexualität »das, was wir daraus machen. Eine teure oder eine billige Ware, Mittel zur Fortpflanzung, Abwehr gegen Einsamkeit, eine Form der Kommunikation, ein Werkzeug der Aggression (der Herrschaft, der Macht, der Strafe und der Unterdrückung), ein kurzweiliger Zeitvertreib, Liebe, Luxus, Kunst, Schönheit, ein idealer Zustand, das Böse oder das Gute, Luxus oder Entspannung, Belohnung, Flucht, ein Grund der Selbstachtung, eine Form von Zärtlichkeit, eine Art der Regression, eine Quelle der Freiheit, Pflicht, Vergnügen, Vereinigung mit dem Universum, mystische Ekstase, Todeswunsch oder Todeserleben, ein Weg zu Frieden, eine juristische Streitsache, eine Form, Neugier und Forschungsdrang zu befriedigen, eine Technik, eine biologische Funktion, Ausdruck psychischer Gesundheit oder Krankheit oder einfach eine sinnliche Erfahrung.«

Anders, als viele glauben, ist Sexualität so viel mehr als nur ein Trieb: Sie ist ein lebenslanges Grundbedürfnis nach Berührung und Nähe, nach Geborgenheit und Liebe. Eine tiefe Sehnsucht nach Zuwendung und Zugehörigkeit. Sexualität ist streicheln, küssen, kuscheln, ist Intimität und nicht nur gleichbedeutend mit Geschlechtsverkehr. Unser ganzer Körper ist ein sinnliches und sexuelles Organ. Erfüllender Sex ist Energie, höchster Genuss, Glücksgefühle, Leidenschaft und Befriedigung – und nicht auf unsere fruchtbare Lebensphase begrenzt. Auch während der Wechseljahre und danach kann Sex gut sein. Vielleicht sogar besser als je zuvor!

Sexuelle Unlust: Das hilft!

Gutes Essen ist der Sex des Alters: In gewisser Weise stimmt das, aber nicht ausschließlich! Aphrodisierende Stimulanzien aus Lebensmitteln können die Lust beleben und mit ihrer Wirkung das sexuelle Verlangen anregen.

Beckenbodentraining: der absolute Powermove für unser Selbstbewusstsein. Ein gut trainierter Beckenboden ist gut durchblutet und sorgt für intensivere Gefühle beim Sex (siehe die Übung auf Seite 182).

Rosenzäpfchen zum Einführen in die Vagina gibt es in verschiedenen Ausführungen. Sie schützen und stabilisieren die Vaginalflora und erwecken Ihre Sinnlichkeit. Zarter Rosenduft, Vaginalzäpfchen mit Traubenkernöl und Granatapfelsamenöl spenden Feuchtigkeit und entfalten eine angenehme Gleitwirkung.

Yoni-Eggs, die Energie der Edelsteine: Yoni ist ein Sanskritwort, bedeutet übersetzt heiliger Ort und beschreibt die Zone rund um unsere Vagina. Yoni-Eier sind die natürliche Alternative zu Liebeskugeln aus Plastik und Silikon. Sie können helfen, mehr Bewusstsein und damit mehr Lust in unser Leben zu bringen.

Rituale sind für die einen der absolute Lustkiller, für die anderen eine wunderbare Chance auf Zweisamkeit. Schaffen Sie Raum für Mußestunden und sprechen Sie mit Ihrem/Ihrer Partner*in offen über Ihre Wünsche: Ich hätte so gern ... Und das nicht mehr ... Schaffen Sie Raum für Sinnlichkeit. Entspannen Sie sich. Jede Art von lustvoller Aktivität beflügelt unsere Seele, nährt unsere Kreativität und stärkt unsere Leidenschaft. Regelmäßige sexuelle Aktivität kann auch ohne Partner ein lustvolles Vergnügen sein. Wegen Masturbation müssen wir heute nicht mehr in der Hölle schmoren.

Erotische/tantrische Massagen regen die Ausschüttung der Sexualhormone an, sodass uns das Wasser im (Mutter-)Mund zusammenläuft. Die Scheide und die Vulva werden vermehrt durchblutet und damit meist ausreichend befeuchtet. Wenn's trotz aller Maßnahmen nicht feucht genug wird, nutzen Sie ein Gleitgel auf Wasserbasis, ohne Zusatzstoffe. Achten Sie auf Bioqualität.

Erotische Filme wie »Wolke 9«, in dem es um eine neue Liebe im Alter geht – leidenschaftliche Stunden inklusive –, oder auch »Die Lust der Frauen« bzw. »Die Lust der Männer«, die zeigen, dass frau bzw. man nie zu alt für Sex ist, machen Mut.

Die Wüste lebt: trockene Schleimhäute

Große Bereiche unseres Körpers sind mit Schleimhaut ausgekleidet – angefangen bei den Augen über Ohren, Nase, Mund, Bronchien, Gelenke und Sehnen, dem gesamten Magen-Darm-Trakt bis hin zur Gebärmutter und zum Urogenitalbereich. Doch erst mit den Wechseljahren wird uns wirklich bewusst, wie wertvoll intakte Schleimhaut ist. Denn dann wird Schleimhauttrockenheit zum großen Thema vieler Frauen.

Warum Feuchtgebiete durch unseren Klimawandel plötzlich zur Steppe werden? Ursache ist die unzureichende Versorgung mit Östrogenen, allen voran dem Schleimhauthormon Östriol Ö3. Erste Anzeichen treten meist schon Anfang 40 auf. Durch den Progesteronrückzug werden wichtige Umbauketten der Hormonsynthese beeinflusst. Kommt dann in der Perimenopause der Rückgang der Östrogene hinzu, können sich die Beschwerden verstärken. Denn sowohl Progesteron als auch Testosteron und Östradiol sind wichtige Akteure für die Bildung von Östriol, unserem superwichtigen Schleimhauthormon – die jetzt fehlen.

Die Vagina

Aufmerksam werden die meisten Frauen durch eine unangenehme Scheidentrockenheit – eines der unbeliebtesten Themen der Wechseljahre. Noch besser trifft es die Bezeichnung »genitale Trockenheit«. Und obwohl jede zweite Frau betroffen ist (Studien zufolge berichten fast 50 Prozent aller postmenopausalen Frauen über Symptome wie vaginale Trockenheit, Brennen und Juckreiz im Genitalbereich), sprechen die wenigsten offen darüber.

Im Intimbereich ist die Trockenheit deshalb so stark ausgeprägt, weil er mit einer Vielzahl an Östrogenrezeptoren ausgestattet ist, die nun nicht mehr beliefert werden können. Die Vulva mit der Klitoris, dem Scheidenvorhof, den feuchtigkeitsspendenden Drüsen, der Harnröhrenmündung, den kleinen und großen Vulvalippen und die Vagina leiden daher besonders unter dem Östriolmangel.

In der bisher enorm dehnbaren Vaginalwand reduziert sich der Anteil an stützendem und wasserspeicherndem Kollagen, wodurch eine relativ glatte, feste Oberfläche entsteht. Die Schleimhaut wird dünner und dadurch schlechter durchblutet. Die Elastizität lässt nach, was Schmerzen beim Geschlechtsverkehr verursacht. Alles fühlt sich unangenehm trocken an, was – anders als früher – auch in der Erregungsphase nicht deutlich besser wird. Durch fehlende Sekrete und Schleimstoffe geht leider auch ein Großteil ihrer Schutzfunktion verloren. Schon durch Berührung können Mikroverletzungen entstehen, die Eintrittspforte für Krankheitserreger sein können.

Denn eine intakte, gesunde Schleimhaut ist Voraussetzung für eine gute Besiedelung mit Milchsäurebakterien, die auch als Döderlein-Bakterien bekannt sind. Sie sorgen in der Vagina für ein »saures Milieu«. Der niedrige pH-Wert von etwa 3,8 bis 4,5 hält krank machende Erreger fern. Durch den absinkenden Östriolspiegel steigt der pH-Wert in den basischen Bereich an und das natürliche »Mikroklima« geht verloren. Infektionen, auch in Form von Blasenentzündungen, können dadurch häufiger auftreten. Betroffene Frauen können ein Lied davon singen.

Mit zunehmendem Alter bilden sich auch die Fettdepots der großen Vulvalippen zurück, sodass die darunterliegende

Vulva nicht ausreichend geschützt ist. So kann schon das Tragen schlecht sitzender Unterwäsche und Slipeinlagen unangenehm scheuern und das Fahrradfahren mit dem falschen Sattel zur Tortur werden.

Das alles hört sich nicht wirklich prickelnd an. Doch mit guter Pflege muss es erst gar nicht so weit kommen.

Scheidentrockenheit: Das hilft!

Öle: Pflegeprodukte, welche die sensible Schleimhaut des Genitalbereichs gesund und geschmeidig erhalten, sollten unbedingt frei von synthetischen Duft- oder Farbstoffen, Erdölchemie, Silikonölen und Alkohol sein.

Zur einfachen und hochwertigen Pflege, wodurch auch die Kollagensynthese und die Zellregeneration angeregt werden, sind kalt gepresste, naturreine Pflanzenöle mit einem hohen Anteil an essenziellen Fettsäuren, Vitamin A und E und einer Vielzahl an sekundären Pflanzenstoffen bestens geeignet. Am besten täglich innerlich (zum Beispiel in Form von Salatölen) und äußerlich angewendet. Einen nachweislich pflegenden Effekt hat Leinöl, das, regelmäßig in den Speiseplan eingebaut, hervorragende Schleimhautpflege von innen garantiert.

Da die meisten Öle recht schnell ranzig werden, sollten sie am besten nur in kleinen Mengen, stets frisch gepresst und 100 Prozent rein, in Ölmühlen gekauft werden. Beigemischte naturreine ätherische Öle unterstützen das Dufterlebnis.

Besonders zu empfehlen sind Aprikosenkern-, Borretsch-, Mandelkern-, Sesam- und Nachtkerzenöl, Granatapfelkern- und (Wild-)Rosenöl sowie Argan- und Schwarzkümmelöl. Kokosöl, das bei Raumtemperatur fest wird, besitzt, ebenso wie Lavendelöl, von Natur aus pilzhemmende, antibakterielle und antivirale Eigenschaften. Großer Nebeneffekt: Das Auftragen der Öle, kombiniert mit einer liebevollen Pflege der Klitoris, macht Lust auf mehr, regt es doch die Eigenproduktion der Vaginalsekrete an. Einige Öle werden auch als Nahrungsergänzung in Kapselform angeboten. Probieren Sie aus, was Ihnen am besten zusagt.

Zäpfchen: Zur innerlichen Anwendung sind Pflegeprodukte in Zäpfchenform am besten geeignet. »Rosenzäpfchen« zum Einführen in die Vagina schützen und stabilisieren die Vaginalflora mit zartem Rosenduft. Zäpfchen mit Traubenkern- und Granatapfelsamenöl spenden Feuchtigkeit und entfalten eine angenehme Gleitwirkung.
Auch Vitamin D3 vaginal angewendet (gibt es allerdings nur auf Rezept), pflegt hervorragend.
Hyaluron-Zäpfchen oder -Creme kombiniert mit Milchsäure, Vitamin A und Vitamin E werden zur Wiederherstellung der gesunden Vaginalschleimhaut und Scheidenflora empfohlen. Sie regulieren den pH-Wert und den Feuchtigkeitshaushalt.
Frauen, die zu wiederholten Scheideninfektionen neigen, können mit Milchsäure oder Milchsäurebakterien in Zäpfchenform ein gesundes und damit abwehrstarkes Scheidenmilieu aufrechterhalten bzw. wiederherstellen.

Sitzbäder mit Heilkräutern sind eine sehr gute Möglichkeit, den Intimbereich zu pflegen. Frauenmantel, Schafgarbe und Ringelblumenblüte schützen, beugen Entzündungen der Schleimhäute vor und heilen.

Bioidentische Hormone: Kommt es trotz aller Fürsorge zu einer unzureichenden Durchfeuchtung der genitalen Schleimhäute oder sogar zu einer Rückbildung des Gewebes, ist die Anwendung einer lokalen Hormontherapie mit bioidentischem Östriol Ö3 zu empfehlen. Voraussetzung ist, dass keine Kontraindikationen wie hormonabhängige Krebserkrankungen vorliegen. Als Zäpfchen oder Creme-Gel so niedrig dosieren wie möglich. Autorisierte Apotheken stellen spezielle Produkte für diese Bedürfnisse her. Bei ordnungsgemäßer Anwendung kann es vom Körper optimal verwertet werden. Zu Beginn hat sich 1- bis 2-mal täglich, später 2- bis 3-mal wöchentlich bewährt.

Die Ohren

Vielleicht haben Sie es schon des Öfteren bemerkt, ohne sich Gedanken über die Zusammenhänge zu machen: Die Ohren jucken und das Ohrenschmalz ist wie weggezaubert. Auch das sind Zeichen rückläufiger Schleimhautversorgung.

Juckende Ohren: Das hilft!

Schüßler-Salze

- Nr. 4 Kalium chloratum D6 bis zu sechs Tabletten täglich

Die Pflege des äußeren Gehörgangs mit einem dünnen Schutzfilm von z. B. Nachtkerzenöl lindert den Juckreiz.

Auch trockene Augen treten häufig im Zusammenhang mit der Hormonumstellung auf. Die Ursachen sind zwar vielfältig, doch Veränderungen, die mit Beginn der Wechseljahre neu auftreten, stehen in engem Zusammenhang mit einem niedrigen Östriolspiegel. Dadurch verändert sich die Menge und/oder auch die Zusammensetzung der Tränenflüssigkeit, wodurch die Schutzfunktion fürs Auge nicht mehr optimal gewährleistet ist. Sandpapier- oder Fremdkörpergefühl, Rötung der Bindehaut oder verklebte Augen am Morgen sind typische Symptome. Besonders Kontaktlinsenträgerinnen wechseln in dieser Phase gerne wieder zur Brille – oft ohne auch nur im Entferntesten zu ahnen, dass die Augentrockenheit etwas mit den Wechseljahren zu tun hat.

Trockene Augen: Das hilft!

Schüßler-Salze

- Nr. 8 Natrium chloratum D6 vier bis sechs oder mehr Tabletten täglich
- Nr. 3 Ferrum phosphoricum D12 in der akuten Entzündungsphase bis zu 15 Tabletten täglich

Bei Bedarf unterstützt die regelmäßige Anwendung hyaluronhaltiger Augentropfen oder Salben. Dexpanthenolhaltige Salben helfen gegen Entzündungen. Brille statt Kontaktlinsen schafft Abhilfe und entlastet die Augen. Angefeuchtete Raumluft verhindert weiteres Austrocknen.

Die Nase

Haben Frauen in Phasen der Östradioldominanz eher mit einer tropfenden Nase zu tun, produziert die Nasenschleimhaut im Laufe der Zeit weniger Sekret. Eine trockene Nase kann jedoch die eingeatmete Luft nicht mehr ausreichend anfeuchten, was zu Borkenbildung führen kann. Auch Fremdkörper und grobe Partikel aus der Atemluft können kaum noch ferngehalten werden und zu häufigeren Entzündungen bis in die Nasennebenhöhlen führen. Nur eine intakte, gut befeuchtete Nasenschleimhaut baut eine Schutzbarriere auf, um sich gegen eindringende Krankheitserreger zur Wehr zu setzen und damit eine wichtige Funktion in der Immunabwehr zu übernehmen.

Trockene Nase: Das hilft!

Schüßler-Salze

- Nr. 4 Kalium chloratum D6
- Nr. 8 Natrium chloratum D6

Jeweils drei bis sechs Tabletten täglich

Meersalznasenspray, Nasensalben, pflegende Öle oder Salben mit Dexpanthenol versorgen die Schleimhaut mit reichlich Feuchtigkeit und stärken die natürliche Schutzbarriere.

Die Bronchien

Hormonelle Veränderungen können sich auch auf die Bronchien auswirken und Entzündungsmechanismen in Gang setzen, die die Lungenfunktion beeinträchtigen. Gegebenenfalls macht sich eine verstärkte Neigung zu Bronchitis oder sogar Asthma bemerkbar. Rauchen und Umweltgifte können die Auswirkungen entsprechend verstärken. Diese Symptome müssen medizinisch abgeklärt und begleitet werden.

Atemprobleme: Das hilft!

Schüßler-Salze

- Nr. 4 Kalium chloratum D6 sechs Tabletten täglich
- Nr. 8 Natrium chloratum D6 sechs bis zwölf Tabletten täglich

Atemübungen zur Stärkung der Lungenfunktion: Stellen Sie sich breitbeinig auf, sodass Sie einen festen Stand haben. Atmen Sie mit leicht geöffnetem Mund tief in die Lungen ein. (Der Brustkorb muss sich sichtbar heben.) Atmen Sie nun durch die Nase wieder aus, und zwar doppelt so lange, wie das Einatmen gedauert hat. Beim nächsten Einatmen heben Sie langsam beide Arme gleichzeitig ausgestreckt über den Kopf. Beim Ausatmen lassen Sie die Arme langsam sinken und atmen durch die Nase langsam wieder aus. Beim nächsten Atemzug atmen Sie zunächst durch die Nase tief in den Brustkorb ein und durch den Mund kräftig wieder aus. Wiederholen Sie diese Übung anfangs fünfmal und steigern Sie sich später. Wichtig ist, dass Sie sich nicht überanstrengen, den Atem anhalten, aber nicht pressen. Der Atem soll fließen. Atmen Sie ruhig ein und wieder aus. Diese Übung können Sie auch im Sitzen durchführen.

Der Mund

»Da bleibt mir glatt die Spucke weg« – ja, genau so ist es. Kaum einer Frau (und noch nicht mal allen Zahnärzt*innen) ist bekannt, dass auch Wangenschleimhaut und Speicheldrüsen mit Östrogenrezeptoren ausgestattet sind, die große Ähnlichkeit mit denen der Vaginalschleimhaut haben. Hormonelle Schwankungen wirken sich somit auch auf die Zahn- und Mundgesundheit aus. Verminderte Speichelbildung sorgt nicht nur für unangenehmen Mundgeruch. Es hat auch weitreichende Folgen für Zähne und Zahnfleisch, wenn die wichtige Reinigungs-, Mineralisierungs- und Schutzfunktion der Spucke verloren geht. Das erklärt, warum Frauen im mittleren Lebensalter trotz guter Mundhygiene plötzlich mit Zahnfleischproblemen zu kämpfen haben. Das Zahnfleisch wird weicher und/oder reagiert mit Schwellungen, ist anfälliger für Zahnfleischbluten und -entzündungen.

Aus Angst vor Schmerzen und Zahnfleischbluten putzen viele der Betroffenen seltener und weniger gründlich ihre Zähne. Dadurch kann sich ungehindert Zahnbelag bilden, der wiederum Grundlage für Karies und Zahnfleischerkrankungen ist. Weniger putzen, weil es schmerzt, ist daher leider keine Lösung.

In meinem Beruf als Anästhesieschwester arbeite ich auch in Zahnarztpraxen und kann nur alle Frauen ermuntern, gut für den Erhalt ihrer Zähne und für ein gesundes Zahnfleisch zu sorgen. Denn chronische Entzündungen des Mundraums fördern weitere Entzündungsprozesse im Körper. Gesundheitsprävention beginnt somit schon im Mund.

Trockener Mund: Das hilft!

Regen Sie Ihren Speichelfluss an. Das geht sehr gut mit Kaugummikauen, dem Lutschen von sauren Drops ohne Zucker oder dem Kauen von entzündungshemmender Ingwerwurzel. Auch der regelmäßige Verzehr von Bitterstoffen regt den Speichelfluss an. Pflegende Zahncremes mit Heilkräutern und antientzündliche Mundspülungen, Kamille-, Salbei- und Ysop-Tee unterstützen nicht nur im akuten Entzündungsstadium. Sie beugen auch nachhaltig wiederkehrenden Entzündungen vor.

Eine frühzeitige **Überprüfung des Vitamin- und Mineralstoffhaushaltes** kann Sie mitunter vor einer schmerzhaften Sanierung des Zahnfleisches bewahren. Vor allem die optimale Versorgung mit Vitamin C, Zink, Vitamin D3, Omega-3-Fettsäuren und den Vitaminen A und E beugt nicht nur Entzündungen vor. Sie unterstützt auch die Synthese unserer Hormone.

Schüßler-Salze

- Nr. 3 Ferrum phosphoricum D12 bei Entzündungen
- Nr. 4 Kalium chloratum D6 bei geschwollenem Zahnfleisch
- Nr. 5 Kalium phosphoricum D6 bei weichem Zahnfleisch, Zahnfleischbluten
- Nr. 8 Natrium chloratum D6 zur Regulierung des Speichelflusses
- Nr. 21 Zincum chloratum D6 bei Entzündungen und Parodontose

Je sechs Tabletten täglich als Kur über sechs bis zwölf Wochen und bei Bedarf weiter. Alle Salze können auch zusammen angewendet werden.

Der Magen-Darm-Trakt

Dass auch die Schleimhäute im Magen-Darm-Trakt trockener werden, bemerken wir dann, wenn die Verdauung ins Stocken gerät. Geliebte Nahrungsmittel liegen plötzlich schwer im Magen. Sodbrennen, Verstopfung, Völlegefühl und ein aufgeblähter Bauch lassen ein gutes Bauchgefühl vermissen.

Das Durcheinander beginnt oft schon im Mund. Durch das Zuwenig an Speichel oder unzureichendes Kauen wird die Nahrung nicht ausreichend mit Verdauungsenzymen angereichert. Fehlt es dann auch an Magensaft bzw. Magensäure, können Nahrungsbestandteile nur unzureichend aufgespalten und zerkleinert werden. Dadurch liegt unser köstliches Essen viel zu lange im Magen und beginnt zu gären. Dieser gärende Speisebrei kann sich sogar bis in die Speiseröhre zurückstauen und Sodbrennen hervorrufen.

Mangels Magensäure werden Krankheitserreger nicht ausreichend abgetötet, was in der Folge zu Magen-Darm-Infektionen führen kann. Durchfall und Erbrechen nicht ausgeschlossen.

Die Galle

Da kommt mir doch die Galle hoch? Gut möglich, denn Funktionsstörungen der Gallenblase kommen tatsächlich bei Frauen ab den Wechseljahren häufiger vor. Besonders anfällig sind wir in Zeiten der Östrogendominanz. Dann, wenn die Östrogene die Zusammensetzung der Gallenflüssigkeit so verändern, dass die Fettverdauung beeinträchtigt wird. Es ist auch die Zeit, in der sich vermehrt Gallengrieß bzw. Gallensteine bilden können. Übelkeit nach dem Essen und/oder Schmerzen unter dem rechten Rippenbogen können darauf hindeuten. Kommt dann auch die Bauchspeicheldrüse mit der Sekret-Produktion nicht mehr hinterher, fehlen diese Verdauungsenzyme, um wirklich all das Gute aus der Nahrung verwertbar zu machen.

Daher führt eine Unterversorgung mit Schleimstoffen und Verdauungssäften letztendlich zur Verstopfung. Wenn Stuhlgang zu lange im Darm ausharrt, wir den »Mist« sozusagen zu lange bunkern, können Schad- und Giftstoffe (vor allem durch eine nicht intakte Darmwand) wieder zurück in den Organismus gelangen.

Übrigens: Da Sodbrennen durch ein Zuviel oder ein Zuwenig an Magensäure ausgelöst werden kann, bekommen viele Menschen unberechtigterweise Magensäure-Blocker verordnet, was einen enormen Teufelskreis nach sich zieht. Die komplette Mikronährstoffversorgung kann aus dem Gleichgewicht geraten. Insbesondere Vitamin-B12-Mangel ist ein weitverbreitetes Phänomen, was unter anderem »Blutarmut« und mangelnde Stressresilienz zur Folge hat.

Verdauungsprobleme: Das hilft!

Gegen zu viel Magensäure: Kamille, Melisse, Süßholzwurzel, Ingwer und Angelikawurzel (Engelwurz) in Form von **Tee**

Heilerde neutralisiert überschüssige Magensäure.

Schüßler-Salze

- Nr. 8 Natrium chloratum D6 bis zu zwölf Tabletten täglich
- Nr. 9 Natrium phosphoricum D6 zwölf bis zwanzig Tabletten täglich

Um einem trägen Darm auf die Sprünge zu helfen, sind die Anregung der Verdauungssäfte, viel trinken und Bewegung wichtig.
Beginnen Sie den Tag mit einem Glas lauwarmem Wasser, eventuell zusätzlich mit ein bis zwei Teelöffeln Apfelessig auf nüchternen Magen. Bitter- oder Verdauungskräuter wie Kümmel-, Anis- oder Fenchelsamen zum Kauen vor den Hauptmahlzeiten regen den Speichelfluss an. Bittersalate wie Chicorée, Radicchio, Endivie und Löwenzahn locken die Verdauungssäfte aus Magen, Leber und Bauchspeicheldrüse. »Magenbitter« oder Bitterelixier vor den Mahlzeiten sind gute Verdauungshelfer. Auch Verdauungstropfen oder Verdauungsenzyme aus der Apotheke helfen, die Nahrung besser aufzuspalten und zu verwerten.

Schüßler-Salze

- Nr. 8 Natrium chloratum D6 zur Regulierung der Verdauungssäfte
- Nr. 10 Natrium sulfuricum D6 sechs bis zehn Tabletten täglich machen den Stuhlgang geschmeidiger

Die **Östriol-Versorgung** mit Leinöl oder geschroteter Leinsaat (beispielsweise im Müsli oder über den Salat gestreut) kann Verstopfung vorbeugen.

Wenn Verdauungsprobleme über längere Zeit bestehen und Magensäureblocker über einen längeren Zeitraum eingenommen werden müssen, ist die Bestimmung eines Mineralstoffprofils im Labor angeraten. Vor allem Vitamin B12, Folsäure und die Eisenwerte sollten kontrolliert werden.

Nächtlicher Dauergast auf dem Klo: Beckenboden und Blasenentzündungen

Fallbeispiel aus meiner Praxis

Eine Klientin (55) kam auf Empfehlung einer Freundin zu einer Beratung. Seit vier Jahren hatte sie immer wieder mit wiederkehrenden Blasenentzündungen zu tun. Zwei- bis dreimal pro Jahr war keine Seltenheit. Jedes Mal wurde sie ohne Vorwarnung von heftigem Brennen beim Wasserlassen überrascht. »Der ständige, fast krampfartige Harndrang ist so unangenehm, dass ich mich dann kaum noch von der Toilette traue. Die letzten Male war es so schlimm, dass sogar Blut im Urin war«, berichtete sie. Weil die Entzündungen so hartnäckig waren, verschrieb ihr behandelnder Arzt ihr dann jedes Mal Antibiotika. Seitdem hatte sie viele Probleme mit der Verdauung. Sie fühlte sich ständig aufgebläht und hatte das Gefühl, Nahrungsmittel wie Kohlgemüse und Milchprodukte gar nicht mehr gut zu vertragen.

Wir überlegten gemeinsam, wann genau die Serie der Blasenentzündungen begonnen hatte. Wir fanden heraus, dass die Schleimhäute im Vaginalbereich schon längere Zeit vor der Menopause eher trocken und empfindlich gewesen waren. Doch erst mit der Menopause hatten die immer wiederkehrenden Blasenentzündungen begonnen. Ich informierte sie darüber, dass sich unsere Schleimhäute, insbesondere auch im Genitalbereich, mit den Wechseljahren stark verändern. Dass sie dünner werden, schlechter durchblutet und sehr empfindlich. Dass auch die Spannkraft der Vulvalippen nachlässt, sodass sie ihre schützende Funktion im Intimbereich nicht mehr ausüben können.

Die Reibung der Unterwäsche, der Fahrradsattel, Sex oder zu

hartes Toilettenpapier können kleinste Verletzungen verursachen, durch die dann Bakterien eindringen und Infektionen hervorrufen können. (Daher stellen Schwimmbadbesuche für viele Frauen ein riesiges Problem dar, da trotz des mit Chlor aufbereiteten Wassers Infektionen – vor allem Blasenentzündungen – nicht auszuschließen sind.)
Aber auch die reduzierte Anzahl von Milchsäurebakterien in der Vagina könnte ursächlich sein, denn diese haben bisher für ein gutes Mikroklima im Genitalbereich gesorgt und die Darmbakterien in Schach gehalten. Da Vagina, Harnröhre und Darmausgang sehr nah beieinanderliegen, können Bakterien aus dem Darm schneller in die Harnröhre eindringen.
Sie erzählte mir, dass vor allem nach dem Sex die Gefahr sehr groß sei, eine Blasenentzündung zu bekommen. Wir sprachen über ihre Intimpflegeprodukte, über Gleitgele und ihre Ernährungsgewohnheiten. Dabei stellte sich heraus, dass ihr Duschgel wahrscheinlich nicht für den Intimbereich geeignet ist, da es sehr viele künstliche Duftstoffe enthält. Das könnte die Schleimhaut zusätzlich reizen bzw. noch mehr austrocknen. Ansonsten pflegte sie ihren Intimbereich nur ab und an mit einer gewöhnlichen Fettcreme. In ihrer Ernährung waren kaum frische Beeren, gar kein milchsauer vergorenes Gemüse oder Leinsaat enthalten. Auch Omega-3-Fettsäuren kamen eher selten auf den Tisch. Doch genau diese Lebensmittel sorgen mit ihren sekundären Pflanzenstoffen nicht nur für eine gute Befeuchtung der Schleimhäute, sondern auch für eine gute Verdauung und Bakterienabwehr. Daraufhin wollte sie an ihren Ernährungsgewohnheiten arbeiten und reichlich Beeren in ihren Speiseplan einbauen.
Ich gab ihr den Tipp, zügig mit der Einnahme von D-Mannose (ein Wirkstoff aus der Gruppe der Einfachzucker, in Tee oder Wasser aufgelöst) zu beginnen, sobald eine Blasenentzündung sich auch nur andeutet. Dazu ein desinfizierendes Sitzbad mit Schafgarben- und Frauenmantelkraut so lange täglich wieder-

holen, bis die Reizungen mindestens drei bis vier Tage nicht aufgetreten sind. Zur Intimpflege wollte sie hochwertiges Granatapfelkernöl verwenden, das besonders reich an Phytohormonen und daher für die Regeneration von Haut und Schleimhäuten geeignet ist. Eine Kuranwendung mit Zäpfchen, die Milchsäurebakterien enthalten, sollte langfristig für ein gutes Milieu im Intimbereich sorgen, sodass aggressive Bakterien keine Chance mehr bekommen.

Die (Harn-)Blase ist mit einer sehr dehnbaren Schleimhaut ausgekleidet und von außen durch eine kräftige und stabilisierende Muskelschicht geschützt, die sie in Form hält. Dicht verschlossen wird sie durch zwei Schließmuskel. Einen inneren, auf den wir keinen direkten Einfluss haben, und einen äußeren, den wir willentlich beeinflussen und trainieren können.

Die Blase wird vom Beckenboden, vom Schambein (»das Bein der Venus«), von der Vagina und dem Uterus (der Gebärmutter) in Position gehalten. Sie dient als (Ab-)Wasser-Reservoir für unseren Urin und hat bei Frauen ein durchschnittliches Fassungsvermögen von 300 bis 500 ml, manchmal auch mehr. »Ich muss mal«, heißt demnach: Die Blase ist gut gefüllt und es wird so langsam Zeit, sich ein Klo zu suchen.

Die Harnröhrenschleimhaut, die Schließmuskulatur und die Blase selbst verändern sich durch die Hormonumstellung. Im Verlauf der Wechseljahre bemerken viele Frauen, dass ihre Blase auch nicht mehr das ist, was sie einmal war. Sie meldet sich viel öfter als üblich. Wir können nicht mehr so viel Urin einhalten – und mit der Dichtigkeit ist das auch so eine Sache. Es tröpfelt beim Lachen, Husten, Niesen. Wie lästig, dauernd aufs Klo rennen zu müssen. Nachts ist es noch weniger ein Vergnügen, dauernd das stille Örtchen aufsuchen zu müssen.

Wer mehrmals aufstehen muss, fühlt sich morgens oft wie gerädert. Peinlich wird es, wenn die Chose komplett in die Hose geht und wir uns einnässen. »Feuchte Träume« der etwas anderen Art ...

Warum müssen wir plötzlich alle naslang auf die Toilette? In der Prämenopause lagern wir durch die Östrogendominanz viel Wasser ein. Wenn wir im Bett liegen und schlafen, arbeitet der Stoffwechsel auf Hochtouren. Und scheidet alles Überflüssige aus. Und wo viel ist, muss auch viel raus.

Ein weiterer Grund: Die Schleimhäute von Vagina, Blase und Harnröhre bilden sich mitunter zurück und die Flexibilität und Dehnbarkeit lässt nach, was dazu führt, dass die Blase sich nicht mehr wie gewohnt ausdehnen und sich dadurch das Fassungsvermögen deutlich verringern kann. Das stützende Gewebe drumherum verliert an Elastizität und Spannkraft. Auch die Schließmuskeln können bisweilen die Schotten nicht mehr so dicht halten wie bisher. Kaum wird uns von unserem Körper signalisiert: »Ich muss mal!«, müssen Taten folgen. Sofort! Langes Suchen bzw. weite Wege zum stillen Örtchen sind nicht drin, sonst geht's im wahrsten Sinne des Wortes in die Hose.

Ist gleichzeitig unser Beckenboden erschlafft, kann sich die Position der Blase verändern. Wurde die Gebärmutter entfernt, verliert die Blase eine weitere wichtige Stütze, wodurch eine sogenannte Senkblase entstehen kann. Die hält bei jedem Toilettengang ein paar Tröpfchen Restharn zurück – was uns zum einen das Gefühl vermittelt, schon wieder zur Toilette zu müssen, und zum anderen ein Nährboden für Infektionen ist.

Und da die Harnröhre in die Vulva mündet, kann es eben auch schneller zu Blasenentzündungen kommen. Manche Frauen fangen sich ganz leicht einen Harnwegsinfekt ein, andere haben fast nie damit zu tun. Einige Frauen haben vielleicht schon mit der sogenannten Honeymoon-Zystitis Erfahrung gemacht. Bei (Blasen-)Infektionen nach dem Sex spielt nicht nur die Reibung beim Geschlechtsverkehr, sondern auch die »Reinlichkeit« des Partners eine große Rolle. Also immer schön duschen und Hände waschen vor und nach dem Liebesspiel.

Bei der Harninkontinenz kommt es zu einer unwillkürlichen Entleerung der Blase. Dieser unfreiwillige Urinverlust kann durch die Hormonumstellung begünstigt werden, auch wenn diese nicht als alleinige Ursache zu betrachten ist. Die beiden häufigsten Formen der Inkontinenz: die Stress- oder Belastungsinkontinenz, die bei körperlicher Belastung beim Sport oder bei schwerem Tragen, beim Husten oder Niesen auftritt, sowie die Dranginkontinenz, auch bekannt unter dem Begriff Reizblase. Auslöser können hier akute oder chronische Harnwegsinfekte und/oder, wie bei der Dranginkontinenz, eine Überaktivität durch eine nervliche Fehlsteuerung der Blasenmuskulatur sein. Man hat ständig das Gefühl, auf die Toilette rennen zu müssen, und verliert mitunter Urin, wenn ein plötzliches Harndranggefühl »einschießt«.

Aber wir haben dem Übel etwas entgegenzusetzen – und zwar unseren Beckenboden. Dieses Kraftzentrum in unserer Mitte hat unsere volle Aufmerksamkeit verdient. Er ist zwar unsichtbar, gibt uns aber Halt, Stabilität, Sicherheit und Selbstvertrauen, was uns (leider) meist erst in den Wechseljahren deutlich bewusst wird.

Der Beckenboden ist eine raffiniert aufgebaute »Bodenplatte« – einem Trapez oder einer speziell geflochtenen Hängematte ähnlich. Er besteht aus verschiedenen Muskelschichten und Bindegewebsstrukturen, die unser Becken und unseren Rumpf nach unten dicht abschließen und damit alle Organe gut in ihrer Position halten.

Die Vagina, die Harnröhre und der Enddarm können durch

bewusste Aktivierung des Beckenbodens gezielt angesteuert und beeinflusst werden. Um zu testen, wie kräftig unser Beckenboden ist, oder ihn zu stärken, können wir den Urinstrahl ganz bewusst fließen lassen und stoppen. Oder die Vagina rhythmisch zusammenziehen und wieder loslassen bzw. für den Anus beim Stuhlgang ein kleines Schließmuskeltraining einlegen. Anspannen und locker lassen sollte gleichermaßen gut funktionieren, damit einerseits alle Ausgänge »dicht verschlossen« gehalten werden können und um andererseits das, was rauswill, loslassen zu können.

Im Laufe des Lebens wird das Muskelpaket immer wieder durch zu viel »Druck von oben« belastet – sei es beim Husten, Niesen, Lachen, durch schweres Tragen oder beim Sport. Doch Frauen in Berufen, in denen sie häufig Schweres tragen müssen, sind genauso betroffen wie Frauen, die mehr oder weniger acht Stunden am Schreibtisch sitzen. Schwangerschaften sind eine besondere Herausforderung, da der Geburtskanal durch den Babykopf weit geöffnet wird, was sich nur durch Training wieder zur alten Festigkeit zurückbildet. In der Schwangerschaft oder im normalen Alltag: Jedes zusätzliche Kilo Körpergewicht erhöht den »Druck« der im Becken liegenden Organe auf den Beckenboden. Aber auch Verstopfung ist ein Grund für die Überdehnung und damit die Erschlaffung des Halteapparates. Alleine durch das Pressen beim Stuhlgang wird enormer Druck auf den Beckenboden ausgeübt.

Und nun? Es gibt vieles, was wir tun können – nur bitte im doppelten Wortsinn nicht »hängen lassen«! Auch wenn wir der Schwerkraft versöhnlicher gegenüberstehen und Winkeärmchen, Gesichtsfalten und Hängebusen als altersentsprechend tolerieren sollten – ein schlaffer Beckenboden ist keine Option. Denn macht er schlapp, besteht die Gefahr, dass sich Organe wie Blase, Gebärmutter und Enddarm absenken. Das ist nicht nur mit großen Komplikationen wie Gebärmuttervorfall, Enddarmvorfall, Urin- oder Stuhlinkontinenz verbunden – auch Rückenschmerzen und Verspannungen mit Nacken- und Kopfschmerzen sind möglich, da das knöcherne Becken und unsere Wirbelsäule über Haltebänder indirekt mit dem Beckenboden in Verbindung stehen.

Frühzeitiges Beckenbodentraining ist daher die wichtigste Maßnahme für alle Frauen, um »Haltung« zu bewahren. Je nach Ausprägung der Beschwerden empfehle ich eine gezielte Anleitung durch eine autorisierte Beckenbodentrainerin oder Physiotherapeutin. So können Muskelgruppen trainiert werden, die ohne Kenntnis der Sache nur schwer zugänglich sind. Das regelmäßige tägliche Training ist ein wichtiger Beitrag zu unserer Lebensqualität. Nicht nur der Beckenboden gewinnt dadurch an Kraft – auch die Durchblutung der Beckenorgane wird deutlich verbessert. Und das bewahrt uns nicht nur langfristig vor Senkungsbeschwerden, Blasenschwäche und Inkontinenz, sondern steigert ganz nebenbei auch unser sexuelles Lustempfinden.

Neben einer kräftigen Beckenbodenmuskulatur und intakten Schleimhäuten ist auch ein intaktes Immunsystem sehr wichtig für die Blasengesundheit. Die Gabe von Antibiotika, bestimmte Medikamente und eine unzureichende Versorgung mit Vitalstoffen können die Schleimhäute zusätzlich austrocknen und Infektionen, vor allem wiederkehrende Blasenentzündungen, stark begünstigen. Besonders Erreger aus dem Darm haben dann leichtes Spiel. Sie können ungehindert in die Harnröhre einwandern und dort sehr unangenehme Entzündungen verursachen.

Bei einer Belastungsinkontinenz geht es darum, den Druck auf die inneren Organe abzubauen und die stützenden Gewebe zu kräftigen. Bei der Dranginkontinenz ist es wichtig, die hyperaktive Blase zu beruhigen, um den ständigen Harndrang loszuwerden. Um einer Blasenschwäche vorzubeugen bzw. ihr entgegenzuwirken, ist das Blasentraining die beste Option. Das Ziel hierbei: dem Harndrang nicht sofort nachzugeben und damit das Zeitfenster bis zum Toilettengang immer weiter hinauszuzögern. Es macht Sinn, drei Viertel der täglichen Trinkmenge schon vor dem Abend getrunken zu haben, um nachts nicht unnötig rauszumüssen.

In schwierigen Fällen ist eine ärztliche Begleitung notwendig.

Das hilft …

… gegen Blasenentzündungen

Hygiene: Die sanfte Reinigung des Intimbereichs nach jedem Toilettengang mit handwarmem Wasser hält Bakterien fern. **Wärme und viel trinken** von **Kräutertee** (z. B. eine Mischung aus Frauenmantel, Schafgarbe, Brennnessel und/oder Zinnkraut) spült die Blase und hindert Keime daran, sich anzusiedeln. Unliebsame Bakterien werden schnellstens ausgespült.

Um Keimen die Ausbreitung in Harnröhre und Blase zu erschweren bzw. unmöglich zu machen, sind **sekundäre Pflanzenstoffe** die erste Wahl. Die in Beeren enthaltenen Polyphenole sind Abwehrstoffe mit antimikrobieller und entzündungshemmender Wirkung. Sie sollten auf keinem Speiseplan fehlen. Allen voran die Cranberrys, aber auch Himbeere, Heidelbeere oder Johannisbeere.
Bei »Gefahr im Verzug« und bei wiederkehrenden Blasenentzündungen haben sich Konzentrate in Form von Saft oder Kapseln bewährt. Sie beugen nachweislich Entzündungen vor und

werden auch bei leichten Formen der Blasenentzündung als Therapeutikum eingesetzt.
Mittlerweile gibt es einige Kombinationspräparate auf dem Markt, die verschiedene Pflanzenextrakte enthalten. Sie können vorbeugend und während der akuten Phase eingesetzt werden. Sie enthalten beispielsweise Kapuzinerkresse und Meerrettichwurzel oder Rosmarin, Liebstöckel und Tausendgüldenkraut.

D-Mannose, eine spezielle Zuckerart, ist eine hervorragende Möglichkeit zur Vorbeugung und zur Zusatzbehandlung einer Blasenentzündung. D-Mannose bindet die Darmbakterien (E. Coli) an sich und verhindert, dass sie sich an den Schleimhäuten festsetzen. So werden sie beim Toilettengang einfach mit ausgespült.

Milchsäurebakterien: Kommt bei chronischen bzw. wiederkehrenden Blasenentzündungen ein Ungleichgewicht der Scheidenflora in Betracht, ist es hilfreich, ergänzend Milchsäurebakterien in Form von Vaginalzäpfchen anzuwenden.

Blutige, fiebrige Blasenentzündungen gehören in medizinische Behandlung.

Antibiotika werden wegen zunehmender Resistenzen nur noch bei besonders schweren Verläufen eingesetzt.

Stressmanagement: Auch das fördert die ganzheitliche Blasengesundheit. Denn Stress macht auch der Blase Stress, entzieht den Schleimhäuten die wichtige Hormonzufuhr und lässt sie so manches Mal »überreagieren«.

... gegen Inkontinenz

Biofeedback: Bei der EMG-Biofeedback-Therapie werden die Muskeln, die das Zurückhalten des Harnflusses kontrollieren, ganz gezielt trainiert und gekräftigt.

Bewegung: Um eine gute Durchblutung des kleinen Beckens und damit die Schleimhaut Regeneration trotz niedrigem Hormonspiegel zu gewährleisten, ist Bewegung das Allerbeste – ob Ausdauersport, (Hormon-)Yoga oder Hula-Hoop. Vielleicht gründen Sie mit Ihren Freundinnen auch eine Frauengruppe »Die mit dem Bauch tanzt«. Macht sehr viel Spaß und hält nicht nur die Hüften beweglich.

Hilfsmittel

- **Inkontinenztampon(s)** ähneln in Aussehen und Handhabung einem Tampon. Doch statt Flüssigkeit aufzusaugen, übt er Druck auf die vordere Scheidenwand aus. Dadurch wird der Blasenhals gestützt und die natürliche Verschlussfunktion der Harnröhre wiederhergestellt.
- **Scheidenpessare** sind Stützringe, die Organsenkungen von Scheide, Blase und Gebärmutter entgegenwirken und von Gynäkologen oder spezialisierten Praxen eingesetzt werden.
- Spezielle **Einlagen und Höschen**, die es mittlerweile in schicken Ausführungen gibt, bieten absolute Sicherheit bei Blasenschwäche.

Übung

Mein ganz persönliches Beckenboden-Trainingsprogramm für den Alltag

Regelmäßiges (!) Beckenbodentraining schützt uns vor Inkontinenz und Senkungsbeschwerden. Damit die Beckenbodenmuskulatur kräftig bleibt, lohnt es sich für jede Frau, Beckenbodenübungen in ihren Alltag zu integrieren. Ob zu Hause auf dem Sofa, beim Bügeln oder im Bett. Auf dem Weg zur Arbeit, in Bus, Bahn oder im Auto. Sogar in der Schlange vor der Supermarktkasse oder an der Fußgängerampel. Überall lässt sich trainieren, ohne dass es jemand mitbekommt und ohne extra Zeitaufwand.
Hier ein Beispiel, das Sie jederzeit abwandeln und verkürzen können. Beginnen Sie zunächst im Sitzen. Schließen Sie die Augen, und stellen Sie sich vor, Sie sitzen mit dem nackten Po auf einer grünen Wiese. Der Rasen ist frisch gemäht und fühlt sich unheimlich weich an. Vor Ihnen liegt eine wunderschöne Murmel im Gras. Nun stellen Sie sich vor, wie Sie diese Murmel mit Ihren Venuslippen umschließen und in die Vagina rollen. Halten Sie sie fest und atmen einmal tief ein und wieder aus. Nun stellen Sie sich vor, wie Sie mit dem nächsten Luftholen die Murmel in den unteren Bereich der Vagina hineinrollen. Spannen Sie die Vaginalmuskulatur an, atmen Sie aus und halten Sie die Murmel mit dem angespannten Beckenboden in der Vagina fest an ihrem montanen Platz.
Mit dem nächsten Einatmen rollen Sie die Murmel wieder einen Zentimeter nach oben. Dazu müssen Sie den Beckenboden ein wenig kräftiger anspannen. Beim Ausatmen halten Sie die

Murmel wieder an Ort und Stelle. So rollen Sie die virtuelle Murmel über drei bis fünf Atemzüge so weit nach oben, bis Sie das Gefühl haben, der Beckenboden ist maximal angespannt. Nehmen Sie sich Zeit. Nun atmen Sie vorbereitend ein, halten die Murmel gut fest und stehen nun bitte auf. Halten, halten, halten! Nehmen Sie noch zwei tiefe Atemzüge, und konzentrieren Sie sich auf die Murmel. Bei der nächsten Ausatmung lassen Sie sie ganz langsam einen Zentimeter nach unten rollen, indem Sie die Muskulatur vorsichtig ein wenig locker lassen. Nun halten Sie in dieser Position die Kugel fest und atmen locker tief ein und aus. Das wiederholen Sie über drei bis fünf Atemzüge. Mit jedem Atemzug rollt die Murmel langsam wieder Richtung Ausgang. Wenn sie dort angekommen ist, atmen Sie ein und halten die Murmel mit der Kraft der Muskulatur fest. Dann setzen Sie sich wieder auf den schönen weichen Rasen. Atmen Sie vorbereitend ein, und entlassen Sie die Murmel beim nächsten Ausatmen wieder ins weiche Gras – bis zum nächsten Training.

Bewegen tut weh: Gelenkschmerzen

Schwungvoll aus dem Bett springen und direkt durchstarten? Manche Frauen stellen im Laufe der Wechseljahre fest, dass das nicht mehr so reibungslos funktioniert wie gewohnt. Es knackt und knarzt im Gebälk, die Gelenke fühlen sich steif und unbeweglich an oder tun sogar weh.

Fallbeispiel aus meiner Praxis

Eine Klientin, 48: »Als ich vor vier Wochen morgens kaum aus dem Bett kam, musste ich zunächst lachen. Ziemlich staksig ging ich Richtung Küche und kam mir vor wie ein ferngesteuerter Roboter. Nachdem ich mich warm gelaufen hatte, war alles wieder gut. Ich habe mich an meine 80-jährige Großmutter erinnert. Allmorgendlich war Showtime, wenn ich in den Ferien bei ihr übernachtete. Denn bevor sie aufstand, war Bettgymnastik angesagt: Von den Fingern bis zu den Füßen wurden langsam und nach einem festen Schema die Gelenke bewegt: Fingergymnastik, Handgelenk- und Schulterkreisen, Radfahren in Rückenlage für Hüften und Knie, Katzenbuckel, Fußkreisen. Es sah wirklich lustig aus, doch es war anscheinend sehr effektiv. Sie war in jedem Fall fit und gelenkig. Und ich? Wenn ich jetzt schon so steif bin, wo soll das bloß hinführen?«

Ich fragte sie, ob sie weitere Veränderungen an sich beobachtet habe. Sie erzählte, dass sie seit längerer Zeit sehr trockene Haut habe und auch die Schleimhäute betroffen seien. Vor allem die Augen und die trockene Vaginalschleimhaut machten ihr zu schaffen. Die Kontaktlinsen habe sie schon gegen eine Brille ausgetauscht. Für mich waren dies weitere wichtige Hinweise auf den fortgeschrittenen Rückzug der Östrogene und die aus diesem Grund unzureichende Versorgung der Gelenke mit Schmier- und Nährstoffen.

Abgesehen von morgendlicher Gelenksteifigkeit berichten Frauen manchmal auch über stechende Gelenkschmerzen, über Schwellungen eines Gelenks oder auch mehrerer. Es können die Fingergelenke, Schultern, Hüften oder die Knie- und Fußgelenke betroffen sein. Aber auch die Handgelenke sind oft ein Thema.

Fallbeispiel aus meiner Praxis

Eine Klientin ließ ganz beiläufig in unser Gespräch einfließen, sie habe beim Versuch, eine Glaskonserve zu öffnen, völlig verzweifelt feststellen müssen, dass sie höllische Schmerzen und vor allem absolut keine Kraft in ihrem linken Handgelenk hatte. »Wäre meine Tochter nicht da gewesen, ich wäre glatt vor dem leckeren Gemüseeintopf verhungert«, scherzte sie mit Galgenhumor.

Bei Gelenkproblemen führt der erste Weg meist zum Hausarzt. Oft heißt es dann: »Das kommt von Ihrer Arthrose. Sprich: Gelenkverschleiß.« Oder ganz lapidar: »Das ist halt so in Ihrem Alter.« Wie außerordentlich charmant … Und nicht unbedingt zutreffend. Denn keineswegs alle Frauen, die über Gelenkschmerzen klagen, sind auch wirklich von Verschleißerscheinungen betroffen. Der eigentliche Casus knacksus kann darin liegen, dass durch den Rückzug der Östrogene die Gelenke austrocknen.

Die Hormone haben großen Einfluss auf die Durchblutung, die Befeuchtung und die Wasserspeicherung in allen Geweben. Durch den niedrigeren Östrogenspiegel wird nicht mehr ausreichend Wasser eingebunkert; die Nährstoffversorgung lässt nach. Das bemerken wir nicht nur an trockener Haut und trockenen Schleimhäuten, sondern eben auch an schmerzenden Gelenken, die sich durch mangelnde »Schmierstoffe« nicht mehr so geschmeidig bewegen lassen.

Das kann im Nachgang Arthrose begünstigen – eine Zivilisationskrankheit, die sich im mittleren Lebensalter zeigt. Es kann allerdings auch sein, dass die Frauen bereits Arthrose hatten und sich der Gelenkverschleiß und die Schmerzen durch den Rückzug der Hormone nur noch verstärken. Das heißt: Oft decken die Wechseljahre einfach nur auf, was unter Umständen schon seit Längerem im Argen liegt.

Gelenke bestehen aus vielen verschiedenen Bindegewebsstrukturen. Neben dem innen liegenden Knorpel werden sie außen von Bändern und Sehnen stabilisiert und geschützt. Lässt durch die veränderte Stoffwechsellage in den Wechseljahren deren Elastizität nach, kann das zu den erwähnten morgendlichen »Anlaufschwierigkeiten« führen.

Jedes Gelenk besteht aus zwei Knochenenden, die die Gelenkflächen bilden, einem Gelenkspalt und der Gelenkkapsel. Die Kapsel umgibt das ganze Gelenk. Sie besteht aus kollagenem Bindegewebe und gibt ihm Schutz und Stabilität. Damit die Gelenkflächen nicht direkt aufeinanderreiben, sind sie mit einer feinen Knorpelschicht überzogen. Diese ist extrem druckelastisch und puffert jede Bewegung ab wie ein Stoßdämpfer.

Die innere Schicht der Gelenkkapsel bildet Gelenkflüssigkeit, die Gelenkschmiere. Sie sorgt durch einen hohen Anteil an Hyaluronsäure, Schleimstoffen und Wasser zum einen für die reibungslose Beweglichkeit und zum anderen für eine optimale Nährstoffversorgung des Knorpels. Denn Knorpel selbst enthält keine Blutgefäße. Er ist von der Ernährung durch die ihn umgebende Knorpelhaut oder der Gelenkflüssigkeit selbst abhängig.

Vor allem die Östrogene aktivieren die Produktion von Kollagen, diesem wichtigsten Baustein des Knorpels und des Binde- und Stützgewebes. Ist durch den niedrigen Östrogenspiegel nun weder ausreichend Kollagen noch Gelenkschmiere vorhanden, verlieren Knorpel und Kapsel an Elastizität. Durch diese veränderte Gewebestruktur kommt es dazu, dass Gelenkflächen zunehmend aufeinanderreiben, was die Beweglichkeit deutlich einschränkt.

So kann eine Unterversorgung mit Östrogenen die Entstehung von Entzündungsprozessen begünstigen bzw. deren Verlauf negativ beeinflussen. Dass die Elastizität von Knorpel, Bandscheiben, Sehnen und Sehnenscheiden von einer guten Hormonversorgung abhängig ist, ist vielen nicht bekannt. (Sind die Gelenke oft entzündet, sollten Gicht und vor allem die autoimmune »Rheumatoide Arthritis« unbedingt ausgeschlossen werden, da sie unbehandelt zu einer Zerstörung der Gelenke führen kann.)

Da Knorpel selbst keine Nervenzellen enthält, bemerken wir Knorpelschäden meist erst dann, wenn die Gelenke knacken und knarzen oder sie durch die ständige Belastung entzündet und angeschwollen sind. Denn eine Schwellung erzeugt Druck auf die umliegenden Nerven und das führt zu (Gelenk-) Schmerzen. Nebenbei: Je weiter der Progesteron- und Östrogenspiegel absinkt, desto schmerzempfindlicher werden wir. Das ist so zu erklären: Die Hormone sorgen dafür, dass sich in

Gehirnnervenzellen Andockstellen für körpereigene schmerzstillende Opiate ausbilden. Folglich empfinden wir umso mehr Schmerzen, je weniger Östrogen vorhanden ist.

Auch bei Sehnenscheidenentzündungen, einem Karpaltunnelsyndrom (KTS) oder einem »schnellenden Finger« (Triggerfinger) kann die schlechtere Versorgung mit dem Schleimhauthormon Östriol eine Rolle spielen. Diese (Er-)Kenntnis kann eine Operation unter Umständen überflüssig machen.

Ich selbst hatte vor einigen Jahren mit einer immer wiederkehrenden Sehnenscheidenentzündung zu tun. Eine nicht zu übersehende Schwellung spornte einen befreundeten Chirurgen dazu an, »den unschönen Knubbel« mal eben operativ zu entfernen. Doch ich blieb standhaft. In meiner frisch abgeschlossenen Weiterbildung als Mikronährstoff-Coach hatte ich die Wirksamkeit entzündungshemmender Enzyme kennengelernt. Durch die innerliche und äußerliche Anwendung kombiniert mit einer sehr niedrig dosierten lokalen Östriol-Behandlung bekam ich das Problem in den Griff. Der Knubbel ist weg – und bis heute nicht wieder aufgetreten.

Was also ist bei Gelenkschmerzen und Sehnenscheidenentzündungen zu tun? In akuten Fällen müssen eventuell für eine gewisse Zeit Schmerzmittel und entzündungshemmende Medikamente eingenommen werden, die vom Arzt verordnet werden. Doch bevor wir vielleicht jahrelang starke Schmerzmittel schlucken, die unseren Magen schädigen und weitere Behandlungen nach sich ziehen, besteht auch hier die Chance einer persönlichen Bestandsaufnahme zum Beispiel bei einer Wechseljahre-Beraterin.

Denn schon unsere Ernährung, die Art, wie wir uns bewegen, und unsere Körperhaltung spielen eine wichtige Rolle bei der Gesunderhaltung unserer Gelenke. Zu wenig Bewegung, eine falsche Belastung der Gelenke und eine unzureichende Nährstoffversorgung, beispielsweise auch durch die jahrelange hormonelle Verhütung mit synthetischen Gestagenen, können Ursache für diesen sogenannten altersbedingten Gelenkverschleiß sein. In den allermeisten Fällen können wir jetzt noch etwas dagegen tun.

Gelenkschmerzen: Das hilft!

Die richtige Ernährung: Nährstoffreich, entzündungshemmend, basisch, mit reichlich entzündungshemmenden Enzymen und eine ausreichende Versorgung mit schleimhautregenerierenden Mikronährstoffen. Dazu gehören grünes Gemüse und Obst wie Brokkoli, Grün- und Weißkohl, Petersilie, Kurkuma, Orangen, Cranberrys, Ananas.

In Bewegung bleiben: Egal, ob Gelenkbeschwerden, Sehnenscheidenentzündungen, KTS oder Bandscheibenprobleme: Die bindegewebigen Strukturen im Körper verhärten bei nachlassender Stoffwechselaktivität. Daher spielt bei all diesen Beschwerdebildern die Nährstoffversorgung bzw. Bewässerung des Gewebes eine wichtige Rolle. Gelenkschonende Sportarten wie (Nordic) Walking, Schwimmen oder Radfahren fördern die Beweglichkeit der Gelenke und erhalten gleichzeitig unsere Fitness und – als wunderbarer Nebeneffekt – auch unser Gewicht im Zaum. Daher gehört ein individuelles Ernährungs- und Bewegungsprogramm in jedem Fall zu den zielführenden Maßnahmen. Tägliche Bewegung hält die Gelenke gesund, denn »wer rastet, der rostet«.

Schüßler-Salze

- Nr. 1 Calcium fluoratum D12. Es unterstützt die Regeneration aller elastischen Gewebe und Häute im Körper. Darunter auch Knorpel, Sehnen und Bänder. Drei bis sechs Tabletten über den Tag verteilt im Mund zergehen lassen. Die Besonderheit dieses Funktionsmittels ist die langsam einsetzende Wirkung. Daher hat sich die Einnahme, je nach Beschwerdebild, über einen Zeitraum von sechs bis zwölf Monaten oder länger bewährt.
- Nr. 8 Natrium chloratum D6 zur besseren Flüssigkeitsverteilung im Körper (drei bis sechs Tabletten täglich).

Nahrungsergänzungsmitttel: Auch spezielle Nahrungsergänzungsmittel können unterstützend wirken. Vor allem Kombinationspräparate, deren Zusammensetzung so ausgewählt wurde, dass die Inhaltsstoffe gemeinsam die natürlichen Grundbausteine des Knorpels, der Sehnen, Bänder und Knochenstrukturen bei der Regeneration unterstützen bzw. das Fortschreiten des Substanzverlustes hinauszögern können. Dazu gehören Glukosamin, Chondroitin, Hyaluronsäure und Kollagen. Vitamin C trägt darüber hinaus zu einer normalen Kollagenbildung bei. Achten Sie auf seriöse Anbieter, die hochwertige Produkte nach dem Reinheitsgebot verkaufen.

- *Vitamin D3*
- Wenn Entzündungen im Vordergrund stehen: *enzymhaltige Präparate* mit Papain, Bromelain, Quercetin, Traubenkernextrakt, MSM (Methylsulfonylmethan), Weihrauch
- *Hagebutten-Pulver:* Es hat schmerzlindernde, entzündungshemmende und antioxidative Eigenschaften und kann in Form von Kapseln, als Pulver ins Müsli eingerührt oder in einem Getränk aufgelöst eingenommen werden.

Entzündungshemmende, durchblutungsfördernde und reizlindernde Salben mit Inhaltsstoffen wie Beinwell, kühlendem Kampfer oder Pfefferminze, MSM als Gel

In hartnäckigen Fällen kann Östriol Ö3, das Schleimhauthormon, lokal als Creme-Gel auf die entsprechenden Gelenke aufgetragen werden oder als systemische Hormontherapie infrage kommen. Informieren Sie sich über die Möglichkeiten und Risiken bei Ihrem Arzt oder ihrer Ärztin oder einer Hormonfachkraft. Nach Ausschluss persönlicher Risikofaktoren kann dies einen Versuch wert sein.

Es lichtet sich: Haarausfall

Ein gesunder Mensch verliert bis zu 100 Haare täglich. Klingt viel, ist aber ganz normal. Von »Haarausfall« spricht man erst, wenn man über mehrere Wochen mehr als die üblichen 100 Haare am Tag verliert.

Viele Frauen in den Wechseljahren bemerken, dass sich nicht nur die Struktur ihrer Haare verändert – auch deren Fülle schwindet. Die Ursachen für lichter werdendes Haupthaar können sehr vielfältig sein. Die Hormone stehen unter Verdacht, mitschuldig zu sein. Östrogene sind als Wachstumshormone auch für die Energieversorgung der Haarwurzel verantwortlich. Durch den Hormonrückzug verlangsamt sich das Haarwachstum. Platt gesagt: So schnell, wie die Haare ausfallen, können sie gar nicht nachwachsen. Die Folge: Die Frisur dünnt merklich aus.

Andererseits drängen durch den Östrogenrückzug unsere männlichen Hormone in den Vordergrund und die Balance von Östrogenen und Testosteron gerät aus dem Gleichgewicht. Das bemerken wir an den sich langsam ausbildenden Geheimratsecken beim Haupthaar und/oder dem ein oder anderen Hexenhaar (auch Teufelshaar genannt), das wir mit Schrecken plötzlich am Kinn oder auf der Oberlippe entdecken. Auch ein kleines Damenbärtchen weist darauf hin, dass das Testosteron im Vergleich zum Östrogen mächtiger geworden ist. Was günstig für ein neues Selbstbewusstsein ist, hat dann leider auch diese unwillkommene Kehrseite: vermehrten Haarwuchs im Gesicht.

Doch die Wechseljahre allein sind nur in seltenen Fällen die Ursache für Haarausfall. Ein hormonelles Ungleichgewicht zwischen Sexual-, Stress- und Schilddrüsenhormonen ist genauso möglich wie ein Zuviel oder Zuwenig an Hormonen. Auch an einen veränderten Stoffwechsel, eine mögliche Unterversorgung mit Mineralstoffen, Vitaminen und Spurenelementen, insbesondere Eisenmangel, sollte gedacht werden. Selbst Frauen, die sich ausgewogen ernähren, sollten diese Möglichkeit nicht ausschließen. Haarausfall ist immer ein Symptom, eine Folgeerscheinung von Stoffwechselunregelmäßigkeiten und keine Krankheit im eigentlichen Sinne. Eine Ausnahme bildet die sogenannte Alopecia Areata mit ihren Unterformen – eine Autoimmunreaktion, deren Ursache nicht zu 100 Prozent geklärt ist.

Stress und Fehlernährung gehören jedenfalls zu den häufigsten Ursachen für einen über das normale Maß hinausgehenden Haarausfall. Aber auch einseitige Diäten oder Fastenkuren, Darmerkrankungen, Stoffwechselstörungen, ein schwaches Immunsystem und starke Gewebeübersäuerung zum Beispiel durch extreme sportliche Überbeanspruchung können einen erhöhten Bedarf an Mineralien verursachen. Emotionale Belastung, Medikamente, Schwermetalle und Umweltgifte sind ebenfalls Mikronährstoffräuber.

Besonders Frauen, die mit synthetischen Gestagenen wie z. B. aus Antibabypillen, Hormonringen oder Hormonspiralen verhüten, sind von einer Unterversorgung mit Vitalstoffen betroffen. Hormonelle Verhütungsmittel sind echte Mikronährstoffräuber!

Wer einen überdurchschnittlichen Haarverlust bei sich bemerkt und sich unsicher ist, sollte sich untersuchen lassen, damit eine möglicherweise vorhandene Erkrankung rechtzeitig erkannt und behandelt werden kann. Als Mikronährstoff-Coach empfehle ich betroffenen Klientinnen eine Mikronährstoffanalyse in einem Speziallabor. Dort werden vor allem untersucht: der Fettsäurestatus, Biotin, Thiole, Vitamin B6, L-Cystein,

Kupfer und Zink. Um die Abnahme der Schilddrüsenwerte TSH, fT3, fT4 und des Eisenspiegels inklusive Eisenspeicher und Transporteisen kann man den Hausarzt bitten.

Fallbeispiel aus meiner Praxis

Eine Klientin kam wegen diverser Wechseljahresbeschwerden zur Beratung. Vor allem machte sie sich Sorgen wegen ihrer unregelmäßigen, dafür aber sehr starken Blutungen und der Machtlosigkeit gegen ihre Hitzewallungen. Außerdem fühlte sie sich oft sehr schlapp und antriebsarm. In einem Nebensatz erwähnte sie ihre immer trockener werdende Haut – und dass sie seit einiger Zeit arg mit Haarausfall zu tun habe. »Mein Hausarzt hat mir ein Medikament dagegen verordnet, doch bisher konnte ich keine Verbesserung feststellen.«

Nachdem wir lange über die Wechseljahre im Allgemeinen und den Verlauf der Hormonumstellung gesprochen hatten, wurden ihr die Zusammenhänge bewusst. Ich erklärte ihr, dass ihre Symptome im Grunde typisch für den Rückgang der Östrogene seien. Doch dass ihre Hitzewallungen so heftig ausfielen, könne auch an einem Ungleichgewicht im Säure-Basen-Haushalt liegen. Da sich in den Wechseljahren der gesamte Stoffwechsel umstellen muss, freut sich der Organismus über eine basenreiche Ernährung mit reichlich Mineral- und Vitalstoffen. Sie gab zu: »Ich ernähre mich leider nicht immer sehr ausgewogen. Unter der Woche bin ich viel unterwegs und greife oft auf einen schnellen Snack am Kiosk oder an der Tankstelle zurück. Nur am Wochenende wird frisch gekocht.« Da sie immer wieder sehr starke Blutungen hatte, empfahl ich ihr, doch noch einmal zu ihrem Hausarzt zu gehen, um die Laborwerte rund um ihren Eisenstoffwechsel überprüfen zu lassen. Denn Eisenmangel ist ein häufiger Grund für Haarausfall.

Drei Monate später traf ich die Klientin zufällig im Supermarkt. Freudig erzählte sie mir von ihrer wiedergewonnenen Energie und, deutlich zu erkennen, ihrer neuen Haarpracht. Der Haarausfall war gestoppt. Ihr Hausarzt hatte tatsächlich einen extremen Eisenmangel nachgewiesen. Seit sie entsprechende Präparate und zusätzlich Vitamin C einnahm, fühlte sie sich wie ausgewechselt. Zur Unterstützung des Säure-Basen-Haushaltes trinkt sie regelmäßig einen Basen-Tee, frische Obst- und Gemüsesnacks gehen nun täglich mit auf Reisen.

Haarausfall: Das hilft!

Mit der Veränderung des **Lebensstils,** einem guten **Stressmanagement** und einer **Ernährungsumstellung** kann man schon vieles erreichen. Vollwertig, basisch, frisch, saisonal und bunt sollte der Speiseplan sein. Mit viel Gemüse und roten Beeren, reichlich hochwertigen Fettsäuren aus Seefisch, hochwertigen Aminosäuren und Eiweißen aus Hülsenfrüchten, Nüssen und mageren Milchprodukten sowie Vollkorngetreide. Eine ausreichende Versorgung mit Kupfer, Eisen, Zink, Silizium und Kalzium, B-Vitaminen, Vitamin A und Antioxidantien sollte gewährleistet sein. Reichlich Wasser trinken gehört zum Basisprogramm einer gesunden Ernährung.

Ein Wechsel zum **»Naturfriseur«** kann wahre Wunder bewirken. Gerade in den Wechseljahren, wo die Haarwurzeln durch die veränderte Hormonsituation noch empfindlicher sind, sollten wir jegliche unnötige Chemie von unserer Kopfhaut verbannen. Seit ich einen mit Naturprodukten arbeitenden Friseur für mich entdeckt habe, hat der Haarausfall spürbar nachgelassen und meine extrem juckende Kopfhaut (Östrogenmangel, aber auch chemische »Haarpflegeprodukte« verursachen Trockenheit!) hat sich mithilfe eines Kräutershampoos beruhigt.

Schüßler-Salze

- Nr. 5 Kalium phosphoricum D6 gegen Stress
- Nr. 9 Natrium phosphoricum D6 gegen Übersäuerung
- Nr. 11 Silicea D12 kräftigt und stärkt Haut, Haare und Fingernägel

jeweils bis zu sechs Tabletten täglich

- Nr. 21 Zincum chloratum D12 kann unterstützend wirken

Drei Tabletten täglich

Die wahllose Einnahme von Nahrungsergänzungsmitteln ist nicht zu empfehlen. Mit der gezielten Einnahme hochwertiger Produkte kommt man schneller und vor allem sicherer und günstiger zum Ziel. Nebenbei bemerkt: Mit ausreichend Zink und Vitamin B5 (Pantothensäure) lässt sich die Vergrauung der Haare verlangsamen.

SOS, ich habe einen Rettungsring: Zunahme von Fettzellen an Bauch, Beinen, Po & Brust

Oftmals hadern Frauen ein Leben lang mit ihrer Figur. Viele finden sich zu dick, halten ihre Hüften für zu breit, den Po für überdimensioniert, die Brust für zu üppig. Und kaum hat frau sich endlich mit ihrem Körper arrangiert, ereilen sie die Wechseljahre – mit zusätzlichen Kilos im Gepäck ...

Wasser auf der Waage

Eine erste Gewichtszunahme ist einer vermehrten Wassereinlagerung geschuldet. Zu Beginn der Prämenopause hat der weibliche Körper mit einem Zuviel an Östrogenen zu kämpfen. Östrogene binden Wasser – und viel Östrogen bindet viel Wasser. Und da sich der Gegenspieler Progesteron zunehmend zurückzieht, kann die überschüssige Flüssigkeit nicht mehr ausgeschwemmt werden. Es bilden sich Ödeme und wir fühlen uns aufgedunsen. Ein beliebter Wasserspeicher: das Bindegewebe und die Waden, die sich dadurch gespannt und schwer anfühlen können. Ich selbst gönnte mir mit Anfang 40 über eine längere Zeit Lymphdrainagen. Wäre mir der Zusammenhang meiner schweren Beine mit der Hormonumstellung klar gewesen, hätte ich zusätzliche Maßnahmen ergreifen können, um das Abfließen des eingelagerten Wassers zu unterstützen.

Wassereinlagerungen: Das hilft!

Agnus castus regt die Produktion von Progesteron an und weist Östrogen in die Schranken.

Schüßler-Salze

- Nr. 8 Natrium chloratum D6 (drei bis sechs Tabletten täglich)
- Nr. 10 Natrium sulfuricum D6 (drei bis sechs Tabletten täglich)

Man bekommt schnell selbst heraus, wie viele Salze nötig sind. Es lohnt auszutesten, welches der beiden besser unterstützt. Sie können auch im Wechsel eingenommen werden. Ergänzen wir Nr. 8 und Nr. 10 mit der Nr. 4 Kalium chloratum D6 und der Nr. 9 Natrium phosphoricum D 6 (je sechs Tabletten täglich), haben wir ein perfektes Paket geschnürt.

Alchemilla Urtinktur: Zwei bis sieben Tropfen (rhythmisiert und gleicht aus)

oder

Wechseljahre-Tee

Zutaten Kräutermischung

- Brennnessel (ggf. ersetzen durch Ackerschachtelhalm)
- Frauenmantel
- Schafgarbe
- Melisse

Zu gleichen Teilen (z. B. je 1 Esslöffel) in ein Vorratsgefäß geben. Je 1 Teelöffel der Teemischung pro Tasse, fünf bis zehn Minuten ziehen lassen, abseihen. Zwei bis drei Tassen pro Tag trinken. Allerdings für höchstens sechs Wochen, dann mindestens eine Woche eine Pause einlegen. Bitte nicht anwenden bei einer Allergie gegen Korbblütler.

(Nordic) Walking: Drei- bis viermal pro Woche mindestens 30, besser 90 Minuten. Regt den Kreislauf an und aktiviert die Muskelpumpe in den Waden. Eingelagertes Wasser kann schneller aus dem Gewebe abtransportiert werden.

Der Körper bunkert Fett

Kurz vor der Menopause zieht sich das Östrogen langsam zurück und das überschüssige Wasser wird wieder freigegeben. Doch nicht zu früh freuen: Nach der Menopause kommt dann das ein oder andere Fettpölsterchen »erschwerend« hinzu.

Fallbeispiel aus meiner Praxis

Klientin, 49 Jahre, 168 cm, 75 kg: »Ich bin verzweifelt. Seit 15 Monaten lege ich unentwegt an Gewicht zu, obwohl ich an meinem Essverhalten nichts verändert habe. Die gleichen Nahrungsmittel, nicht mehr und nicht weniger. Vor allem mein Bauch hat sich zu einer ganz schön unschönen Kugel entwickelt, die nicht mehr von mir weichen will.«

Frustriert bemerken viele Frauen ab 40, dass ihre Silhouette zunehmend in Richtung Rundbau tendiert. Obwohl sie genauso essen wie immer. Obwohl sie genauso essen wie immer?

Genau hier liegt das Problem. Denn das bedeutet ab den Wechseljahren automatisch: Gewichtszunahme! Unser Stoffwechsel verlangsamt sich; der Körper verbraucht weniger Energie.

Allein für den Zyklus hat er täglich etwa 300 bis 400 kcal aufwenden müssen, damit einmal im Monat eine Eizelle heranreifen, die Gebärmutterschleimhaut auf- und umgebaut und der Eisprung vorbereitet werden konnte. Ab der Menopause sinkt dadurch unser Grundumsatz und damit auch unser Kalorienverbrauch um genau diese Menge. Nehmen wir weiterhin genauso viele Kalorien über die Nahrung zu uns wie zuvor, sind das 300 bis 400 kcal täglich zu viel. Da kann schnell einiges zusammenkommen.

Den Überschuss speichert der Körper fein säuberlich im Fettgewebe. Denn: War der Körper bisher auf Wachstum programmiert, geht es ab 40 mehr um den Erhalt der Körpermasse. Sprich: Vorräte bunkern für eventuelle Notzeiten! Zum Leidwesen der Frauen im Wechsel werden die Fettzellen verteilt auf Bauch, Oberschenkel, Po und Brust. Schönster Nebeneffekt: Durch mehr Unterhautfettgewebe glätten sich unsere Falten. Doch die Klamotten spannen und wir fühlen uns an das geflügelte Wort erinnert, nach dem Kalorien kleine Tierchen sind, die nachts die Kleider enger nähen. Zumindest liefern uns die zusätzlichen Pölsterchen einen guten Grund, mal wieder shoppen zu gehen ...

Und warum überhaupt der ganze Zauber? Auch wenn es uns nicht so scheint: Unser Körper meint es gut mit uns! Die Östrogenproduktion verlagert sich in den Wechseljahren kurzerhand ins Fettgewebe, und stellt damit ab der Postmenopause den Löwenanteil unserer Östrogenversorgung sicher. Kommt es jedoch zu einer überproportionalen Zunahme von Fettzellen, können wir es schnell mit einer Überversorgung an Östrogenen zu tun bekommen – und da beißt sich die Katze dann selbst in den Schwanz. Fettzellen produzieren Östrogene und Östrogene fördern den Einbau von Fett in die Zelle. Fettdepots nehmen zu.

Anders als die Wassereinlagerungen, die zu gegebener Zeit wieder ausgeschwemmt werden, bleiben uns Fettzellen dauerhaft erhalten, wenn wir nicht gegensteuern. Das Motto lautet nun also: Ran an den Speck! Verbrennen wir überschüssige Kalorien nicht durch ausreichend Sport und Bewegung, wandern sie ab ins Fettgewebe und modellieren unsere Fettdepots zu ordentlichen Fettpolstern. Je nach Speicherort nennen wir sie: »Rettungsring«, »Hüftgold« oder »dicker Po«.

Was also tun? Die Antwort lautet: Muskeltraining! Weil unsere Muskelmasse – ein wichtiger Motor für die Fettverbrennung – mit zunehmendem Alter schrumpft. Und das wäre beileibe nicht im Sinne des Erfinders. Als eindeutige Kampfansage gegen überschüssige Fettzellen gehört ein regelmäßiges »Muskel«-Work-out ab jetzt zum Wohlfühlprogramm. Dadurch wird Muskelmasse aufgebaut, der Stoffwechsel angeregt und Energie frei Haus geliefert. Muskeln spenden ganz schön viel Energie, die wir während der Hormonumstellung gut gebrauchen können. Krafttraining (wie übrigens jegliche körperliche Arbeit) kurbelt die Testosteronproduktion an. Damit haben wir dann gleichzeitig etwas für unser Selbstbewusstsein und unsere Libido getan.

Denn obwohl unsere Eierstöcke bis weit nach der Menopause Testosteron produzieren können, kann es zu einer Unterversorgung kommen. Mögliche Ursachen für einen Testosteronmangel sind: eine Verletzung der Ovarien durch einen operativen Eingriff an der Gebärmutter oder eine (Teil-)Entfernung der Ovarien. Auch der Rückzug von Progesteron kann Einfluss auf die Testosteronsynthese haben. Denn Progesteron ist nicht nur ein Vorstufenhormon für die Östrogene, sondern auch für unsere Androgene. Mit den Wechseljahren werden diese zunehmend in den Nebennieren produziert. Sind die Nebennieren jedoch durch jahrelange Überlastung erschöpft, fehlt uns ihre Unterstützung. Die Folgen können neben einer Gewichtszunahme auch Energielosigkeit und Libidoverlust sein.

Doch die Geschlechtshormone sind nur zum Teil für Fettpölsterchen verantwortlich. Hauptverursacher sind in der Regel das Zuviel an Kalorien und Bewegungsmangel.

Spätestens in der Lebensmitte wird deutlich, dass auch unsere Gene bei der Körperfettverteilung ein Wörtchen mitzureden haben. Schauen wir uns einmal in der Familie um: Wem sind wir ähnlich? Vater oder Mutter, Großmutter oder Großvater, Tante oder Onkel? Wer ist eher mit einer rundlichen Figur ausgestattet, mit breiten Hüften und entsprechendem Po? Tendieren auch wir vielleicht in diese Richtung? Wie wird sich unsere Figur verändern? Sind wir eher der Apfeltyp mit ausgeprägter Körpermitte oder eher die Birne mit breiten Hüften, kräftigen Oberschenkeln und schlankem Oberkörper?

Vor allem: Seien wir ein wenig versöhnlich mit uns! Auf die Statur haben wir kaum Einfluss. Auf die Figur und das Körpergewicht allerdings schon.

Es soll hier keinesfalls darum gehen, schlank wie mit 25 oder 30 zu bleiben. Es geht um den Erhalt eines gesunden Stoffwechsels. Etwas mehr »Speck auf den Rippen« kann unserer Gesundheit sogar zuträglich sein.

Haben wir jedoch einmal zu viel Fettgewebe angesammelt, wird's schwer, es wieder loszuwerden. Für viele nicht nur ein optisches Problem. Vor allem ein zu großes Fettdepot im Bauchinneren, das sogenannte viszerale Bauchfett, kann uns mit der Zeit gesundheitliche Probleme machen, da es selbst stoffwechselaktiv ist. Bisher konnte eine Vielzahl von Botenstoffen nachgewiesen werden, die Entzündungen und chronische Erkrankungen wie Diabetes, Übergewicht, Bluthochdruck und Fettstoffwechselstörungen fördern.

Schlank im Schlaf

Dauerstress und mangelnder Schlaf fördern Bauchfett zusätzlich. Und dann ist Schluss mit lustig! Wenn wir zu wenig schlafen, hat der Körper weniger Zeit, wichtige Stoffwechsel- und Reinigungsprozesse in Gang zu setzen – und im Schlaf Fett abzubauen. Ausreichender Schlaf hingegen ermöglicht es uns zu regenerieren. Denn der »Stress von außen« wird für ein paar Stunden unterbrochen und – wir können während des Schlafens nichts essen.

Eine weitere Rolle für die Gewichtszunahme könnte ein Mangel am Sättigungshormon (Leptin), ein Ungleichgewicht zwischen Östradiol und Testosteron und/oder Östradiol zu Progesteron sein, ebenso wie eine Unterfunktion der Schilddrüse. Nebeneffekt bei einem Zuviel an Stresshormonen: Bei Stress belohnen wir uns immerzu mit Süßem. Doch zu viele »leere« Kohlenhydrate und Zuckerbomben für die schnelle Energiezufuhr bringen auf Dauer den Blutzuckerstoffwechsel in arge Bedrängnis. Dadurch können eine Insulinresistenz oder Stoffwechselerkrankungen wie Diabetes Typ 2 gefördert werden, was wiederum negative Auswirkungen auf den Fettstoffwechsel mit sich bringt. Wir werden noch dicker.

Fazit: Ja, unser Körperfettanteil steigt mit zunehmenden Lebensjahren an, die Muskelmasse wird weniger. Doch wir hängen keineswegs am Fliegenfänger der Natur. Entscheidet doch vielmehr die Lust, der Wunsch nach Leichtigkeit und der Spaß an körperlicher Fitness und Energie, wohin die Reise in Sachen »gute Figur« geht.

Gewichtszunahme: Das hilft!

Um einer Überproduktion von Fettzellen vorzubeugen, ist es sinnvoll, frühzeitig die **Ernährung** an die neuen Bedürfnisse anzupassen.
Damit sind leider nicht die Bedürfnisse nach Süßigkeiten und Hochkalorischem und (zu viel) Alkohol gemeint, besonders in Stresszeiten (Stichwort: Kummerspeck). Es ist vielmehr das steigende Bedürfnis nach Vitalstoffen, hochwertigen Eiweißen, Aminosäuren und Vitaminen gemeint, die unseren älter werdenden Zellstoffwechsel unterstützen und den Körper mit Energie fluten. Und: Je besser die Mikronährstoffversorgung, desto weniger Gelüste haben wir auf unnötige Kalorien.

Jede Veränderung braucht eine **gute Planung und Struktur,** um langfristig Erfolg zu haben. Am besten tasten wir uns langsam heran. Es geht nicht um akribisches Kalorienzählen, sondern darum herauszufinden, was guttut und was wir brauchen, um uns fit und vital zu fühlen. Nicht verzagen: Auch hier eröffnen uns die Wechseljahre eine große Chance. Erfolg versprechend scheint zu sein, neue Routinen in die Essenszeiten zu etablieren. Wenn wir sukzessive die abendlichen Kohlenhydrate und die »schlechten« Fette durch gute Alternativen ersetzen, ist schon viel erreicht.

Mit der Anpassung des Lebensstils, der Umstellung auf eine **phytohormonreiche, pflanzenbasierte Ernährung,** weniger Alkohol (der sich leider auch in Fettzellen verwandelt) und **Ausdauersport** ist viel erreicht. Ein effektives Trainingsprogramm hält nicht nur die Figur in Form. Gut in Form zu sein bedeutet vielmehr auch Vitalität, eine gute Kondition, energievoll und

leistungsfähig zu sein. Und ganz nebenbei bekommen wir gute Laune als Schmankerl frei Haus geliefert.
Schon Kleinigkeiten tragen dazu bei, mehr Bewegung in den Alltag zu integrieren: die Treppe nehmen statt des Aufzugs, das Fahrrad statt des Autos oder des Busses, eine Haltestelle früher aussteigen und zu Fuß nach Hause oder zur Arbeit gehen ... Bewegung regt den Kreislauf an und pumpt damit auch überschüssiges Wasser aus dem Gewebe.

Sollten Sie trotz aller guten Vorsätze und Maßnahmen nicht (mehr) abnehmen, können **Medikamente** wie Antidepressiva, eine gestörte Darmflora oder Stoffwechselstörungen die Ursache sein. Labortests können helfen, Ursachen zu entlarven. Nebenbei: Auch eine schlecht eingestellte Hormonersatztherapie kann durch eine Überversorgung mit Östrogenen zu Übergewicht führen. Auch hier kann eine Überprüfung des Hormonstatus Klarheit bringen.

8. Seelische Veränderungen: Hormone & Emotionen

Wie stark unsere Stimmungen und Emotionen an Hormone gekoppelt sind, bemerken wir in den Wechseljahren überdeutlich. Dann sorgen schwankende Hormonspiegel auf allen Ebenen für Turbulenzen. Sie bringen unsere Gedanken durcheinander und schrauben an unseren Gefühlen. Unsere Psyche ist nun des Öfteren völlig aus dem Häuschen; die Nerven liegen blank. Generationen von Frauen könnten darüber berichten, dass sie in den Wechseljahren nicht nur körperlich, sondern vor allem auch emotional gewaltig durchgerüttelt werden.

Viele kennen eine gewisse Launenhaftigkeit schon durch die Nebenwirkungen hormoneller Verhütungsmittel oder aus der zweiten Zyklushälfte. Sicher hat jede mal den Satz gehört: »Na, hast du deine Tage?« In dem Fall sind die Stimmungsschwankungen meist nur von kurzer Dauer – und bis zur nächsten Runde auch wieder vergessen. Doch in den Wechseljahren werden durch den endgültigen Rückzug der Geschlechtshormone die Karten neu gemischt. Lang anhaltende Tiefdruckgebiete mit stürmischen Winden aus Nordost wechseln sich ohne Vorwarnung mit heißen Wüstenwinden aus südöstlicher Richtung ab.

Eine ganz entscheidende Rolle spielen Östrogen und Progesteron, denn die beiden unterstützen zahlreiche Hormone und Neurotransmitter, darunter auch Botenstoffe unseres Nervensystems. Da unser Zyklus im Laufe der Zeit immer unregelmäßiger wird, können wir nicht wirklich voraussehen, wann welche Hormonlage vorherrscht – und damit auch nicht, wann wir in welcher Stimmung oder Gemütsverfassung sind.

Die sieben Stufen des inneren Wandels

Angelehnt an »Die Wechseljahre der Frau aus Sicht der TCM und Tiefenpsychologie« von Stephanie Mimra und Janka Regenfelder sowie der Arbeitsgemeinschaft frau-im-wechsel.de beschreibe ich im Folgenden die sieben Stufen des inneren Wandels in den Wechseljahren:

1. Ablehnung
Nein, ich will nicht in den Wechseljahren sein!
2. Leidensdruck
Alles wird zu viel. Gut für sich sorgen. Sich professionelle Unterstützung gönnen.
3. Hinschauen
Was ist los mit mir? Was tut mir nicht (mehr) gut?
4. Verstehen
Der Hormonspiegel verändert sich. Die richtige Balance finden. Abschied nehmen von dem, was vorüber ist (Jugendlichkeit und körperliche Kraft). Akzeptieren.
5. Erwachen
Mit sich ins Reine kommen. Entdecken: Was habe ich lange vernachlässigt? Was wollte ich schon immer einmal tun?
6. Wechseln: »Chance to Change«
Von der körperlichen in die geistige/mentale Fruchtbarkeit. Neues willkommen heißen. Einen neuen Rhythmus finden.
7. Durchstarten
»Ausgewechselt« den eigenen Weg gehen. Sich erfreuen an Neuem (Job oder Umschulung, neu gewonnene innere Freiheit durch gelöste Blockaden)

(Mögliche) Seelische Symptome in der Prämenopause auf einen Blick

- Innere Unruhe
- Stimmungsschwankungen
- »nah am Wasser gebaut«
- Wir werden ganz schön »dünnhäutig«
- Wut, Weinen, Euphorie geben sich die Hand
- Zunehmende Unzufriedenheit
- Öfter grundlos gereizt
- Angespannt
- Stressempfindlich
- Angst(-Störungen)/Panikattacken
- Zunehmende emotionale Erschöpfung
- Verlangen nach Ruhe (Hormonwechsel ist anstrengend)
- Gedankenkarussell

(Mögliche) Seelische Symptome in der Perimenopause auf einen Blick

- Stressempfindlichkeit steigt
- Herzklopfen (bei normalem Puls)
- Libido verändert sich (die Lust auf Sex wird nicht mehr zyklusabhängig getriggert)

- Partner*in will, ich aber nicht – Stress in der Beziehung
- Launenhaftigkeit verschärft sich
- Die Nerven liegen blank
- Depressive Verstimmungen
- Grübeln und Gedankenkarussell nehmen zu
- Die Schlafqualität lässt merklich nach, das Durchschlafen lässt zu wünschen übrig

(Mögliche) Seelische Symptome in der Postmenopause auf einen Blick

- Depressionen (Älterwerden nicht akzeptieren/zu niedriger Hormonspiegel)
- Mutlosigkeit/Energielosigkeit/Antriebsarmut

All die genannten Symptome können, müssen aber nicht auftreten – und schon gar nicht alle zur gleichen Zeit. Es sind »ganz normale« Begleiterscheinungen der Hormonumstellung, die uns jedoch ganz schön verunsichern und erschöpfen können. Wenn wir nicht darüber Bescheid wissen, rennen wir im Zweifelsfall von Arzt zu Arzt. Doch da viele (Haus-)Ärzte über die psychischen Herausforderungen durch die Wechseljahre recht wenig bis überhaupt nichts wissen, stellen sie keinen Zusammenhang zwischen beiden Phänomen her. So bleiben die Frauen – vor allem junge, die gar nicht damit rechnen, schon in den Wechseljahren zu sein – mit ihren Nöten oft allein.

Umso wichtiger ist es, dass wir Frauen selbst gut über die Auswirkungen der Wechseljahre auf unsere Psyche informiert sind. Der ganzheitliche Beratungsansatz ist dabei von entscheidender Bedeutung. Denn Wissen schützt vor unnötigem Leid und unnötiger Medikalisierung. Viel zu oft werden Frauen voreilig oder sogar überflüssigerweise mit Psychopharmaka versorgt, obwohl es gute und tragfähige Strategien für die seelischen Probleme während der Wechseljahre gibt. Diese möchte ich hier weitergeben.

Ich bin im Stress! Die Belastbarkeit sinkt

Wer kennt das nicht? Kaum ist oben auf der To-do-Liste ein Punkt abgehakt, gesellt sich unten wieder ein neuer dazu – eine Never-Ending-Story. Frauen legen oft eine enorme Leistungsbereitschaft und ein wahnwitziges Tempo vor, wenn es darum geht, Haushalt und Familie, Job und Karriere unter einen Hut zu bringen. Mit 40 haben sie sich meist in einem prall gefüllten Leben voller Verpflichtungen eingerichtet. Leistungs- und Termindruck sind sowohl im privaten als auch im beruflichen Alltag allgegenwärtig. Immer mehr, immer schneller und alles auf jeden Fall zu 100 Prozent perfekt – wir setzen uns selbst unter enormen Stress.

Wir stehen um 5.30 Uhr auf, um das Frühstück für Mann und Kinder zu machen, hetzen zur Arbeit, in der Mittagspause springen wir zum Einkauf in den Supermarkt und auf dem Heimweg quälen wir uns noch schnell ins Fitnessstudio, um fit und schlank zu bleiben. Nebenbei noch ein Ehrenamt, die Mitgliedschaft im Verein, Elternabend, Freunde treffen, die Familie besuchen – und bei alledem gute Laune versprühen, nett und adrett aussehen wie Germany's next Topmodel. Und abends im Bett kuscheln wir uns an unseren Partner, obwohl wir fix und fertig sind. (Nebenbei: Im Grunde ist morgens die schönste und energievollste Zeit für Sex. Doch die Pflichten rufen und wir springen direkt raus aus den Federn und rein in den nächsten vollgepfropften Tag.)

Wir sind megabelastbar (oder tun zumindest nach außen hin so). Automatisch kommen uns bei jeder Bitte die Worte »Klar, mache ich, immer her damit!« über die Lippen, obwohl uns im selben Moment eigentlich schon klar ist, dass wir gar keine

Kapazitäten mehr dafür haben. Wir sind gerne Kümmerinnen, sorgen dafür, dass es unseren Mitmenschen gut geht. Das trägt zu unserem Selbstwertgefühl bei. Doch wir merken nicht, dass wir uns längst am Rande der Erschöpfung befinden. Wir rackern uns ab – ohne Rücksicht auf unsere eigenen Bedürfnisse, ohne die eigenen Grenzen wahrzunehmen. Ein Leben am Limit.

Die Ursachen dieser Selbstüberforderung sind vielfältig. Eine davon ist, trotz aller Emanzipation, dass viele Frauen unter einem enormen (Leistungs-)Druck stehen. Wir möchten uns, je nach Lebenssituation, im Job, als Ehefrau und Mutter gleichermaßen beweisen. »Wenn ich etwas leiste, dann gelte ich etwas, dann bin ich etwas wert. Dann bekomme ich Anerkennung und Wertschätzung«, höre ich oft. Wir sollten uns einmal bewusst machen, was wir bisher alles zu tun bereit waren, um unsere Ziele zu erreichen, unsere Erwartungen an uns selbst zu erfüllen – aber auch, oft unbewusst, die gesellschaftlichen Erwartungen an uns als Frau.

Der Kabarettist Florian Schroeder (wohlgemerkt ein Mann!) hat einmal für uns zusammengefasst, was »die Frau« alles sein muss: »Sie muss topmodelmagerschlank sein, aber sie muss auch Kinder wollen. Sie muss sie im richtigen Moment wollen – also nicht mit 20, aber auch nicht mit 40. 20 ist zu früh, 40 ist zu spät. Sie muss die richtige Zahl der richtigen Kinder mit dem perfekten Mann im richtigen Moment kriegen. Die richtige Zahl ist nicht 1, das ist ego, aber auch nicht 5, das ist asi. Es muss irgendwo dazwischenliegen. Und wenn sie die Kinder hat, muss sie arbeiten, sie muss Karriere machen, und zwar selbstbewusst, aber nicht als Emanze. Aber emanzipiert muss sie sein, selbstbewusst, emanzipiert, feministisch, organisiert und überhaupt gut drauf, und während sie Karriere macht, muss sie gleichzeitig zu Hause bleiben, sie will ja keine Rabenmutter sein. Und während sie zu Hause ist, muss sie trotzdem Karriere machen. Sie muss weiterhin topmodelmagerschlank sein, man darf ihr die Kinder, die sie gekriegt hat, nicht ansehen. Zu Hause muss sie außerdem Hure, Liebhaberin und alles auf einmal sein. Und den Stress, den sie hat, den darf man niemals spüren!«

Besser kann man es nicht auf den Punkt bringen!

Grundlos erschöpft? Hormonwechsel ist anstrengend!

Wenn sich dann ab Ende 30 die Hormone so langsam zurückziehen, bemerken viele Frauen, dass sie diese Vielseitigkeit nicht mehr in diesem Ausmaß pflegen wollen – und auch gar nicht mehr können. Irgendwann lässt auch bei den tatkräftigsten Power-Frauen die Akkuleistung nach. Die Arbeit geht uns nicht mehr so leicht von der Hand wie früher, uns geht schlichtweg die Puste aus. Wir sind weniger belastbar, denken uns immer öfter: Kann das nicht ein anderer übernehmen? Statt allzeit just in time abzuliefern, sehnen wir uns nach der Entdeckung der Langsamkeit, nach einem Time-out. Wir verspüren ein Bedürfnis nach Ruhe, brauchen länger, um uns wieder zu regenerieren. Nicht nur nach einer durchfeierten Nacht merken wir, dass wir Schlafmangel nicht mehr so leicht wegstecken. Wir sind im Stress.

Im Grunde ist Stress eine positive Reaktion des Körpers. In Belastungssituationen werden jede Menge Stresshormone produziert, die uns antreiben und es uns ermöglichen, Höchstleistungen zu vollbringen. Hält er jedoch zu lange an, erscheinen Probleme unlösbar oder wird die Arbeitslast so groß, dass sie sich kaum bewältigen lässt, ist das absolut negativer Stress.

Negativer Stress ist *das* Gesundheitsproblem des 21. Jahrhunderts. Ohne ausreichende Erholung und Ent-Spannung führt er zu einer Überlastung des gesamten Organismus, die uns auf Dauer krank macht. Denn lang anhaltende Überforderung, also Dauerstress, ist ein »Progesteronräuber«, der die natürliche Balance zwischen Stress- und Sexualhormonen empfindlich stört.

In Stresszeiten benötigen wir jede Menge Stresshormone wie zum Beispiel Cortisol. Um den Bedarf zu decken, werden vor allem unsere Progesteronquellen angezapft – was zu einem starken Ungleichgewicht im Hormonsystem führt und ein erhebliches Chaos anrichten kann. Progesteron wird in großen Mengen bei jedem Eisprung produziert und erfüllt als Vorstufenhormon für Stress- und Sexualhormone wichtige Aufgaben. Fehlt es, können Funktionen wie unser Zyklus kaum noch aufrechterhalten werden. Das kann so weit gehen, dass der Körper die Notbremse zieht und den Zyklus sogar komplett einstellt. Es kommt zu einer frühzeitigen Prämenopause. Stress und Wechseljahre können daher niemals beste Freunde werden.

Stress – Ursache für unentspannte Wechseljahre

Durch chronische Überforderung und/oder langjährige hormonelle Verhütung wird die Progesteronproduktion oft jahrelang stark eingeschränkt. In der Folge müssen die Nebennieren einspringen und viele Extraschichten schieben, damit wir funktionieren und »überleben«. Und wenn sie mit fortschreitender Hormonumstellung dann auch noch die Produktion von Östrogen und Testosteron aus den Eierstöcken übernehmen sollen, macht sich bei ihnen und uns Erschöpfung breit. Fix und foxi schleppen wir uns durch unseren Alltag.

Von Natur aus sind wir also eigentlich mit den entsprechenden Mechanismen ausgestattet, um gut durch die Wechseljahre zu kommen. Und uneigentlich? Entwickelt sich das Multitasking, auf das wir bisher so stolz waren, allmählich zum Fluch. Unsere Vielseitigkeit wird zunehmend zur Belastung. Durch die ständige Überreizung des Nervensystems kommen wir nur schwer zur Ruhe, obwohl wir total k.o. sind. Symptome wie Gereiztheit, Kopfschmerzen, Nackenverspannungen intensivieren sich. Das Immunsystem liegt danieder. Die Folge: eine erhöhte Infektanfälligkeit und häufigere Entzündungsreaktionen.

Und so schließt sich der Kreis. Energielosigkeit, Libidoverlust, Niedergeschlagenheit, Dünnhäutigkeit (im Innen steht das für schnell gestresst, im Außen wird die Haut durch den lang anhaltenden Cortisolüberschuss, aber auch mit zunehmendem Alter dünner), Nervosität, Panikattacken, Schlafstörungen und Vergesslichkeit. Wir können und wollen uns nur noch das Nötigste merken – mehr geht einfach nicht rein in unseren Schädel. Wir fühlen uns wie in einer Nebelbank, als hätten wir Watte im Kopf.

Und nachts, wenn wir uns ausruhen sollten, kreisen die Gedanken, weil tagsüber keine Kapazitäten mehr dafür frei waren. Auch Depressionen, spürbare Blutzuckerschwankungen, Insulinresistenz, Gewichtsprobleme und eine übermäßige Zunahme von ungesundem Bauchfett sind Auswirkungen von Stress.

Fakt ist: Stress begünstigt ein frühes Absinken des Progesteronspiegels, was wiederum eine erhöhte Stressanfälligkeit begünstigt. Erkennen wir frühzeitig die Zusammenhänge zwischen Hormonhaushalt und nachlassender Stressresistenz, können wir die Reißleine ziehen und rechtzeitig gegensteuern.

Gut zu wissen dabei ist: Unsere Haltung zu Stress, also wie wir ihn wahrnehmen, spielt auch eine Rolle. Es ist ein bisschen so wie mit dem Wetter: Wir haben keinen Einfluss darauf, ob es morgen regnet oder ob die Sonne scheint. Was wir jedoch in der Hand haben: wie wir mit dem Wetter umgehen, Stichwort: Es gibt kein schlechtes Wetter, es gibt nur falsche Kleidung.

Wenn wir bereit sind, die Signale des Körpers und unserer Seele als Weckrufe zu verstehen, haben wir einen guten Grund, NEIN! zu sagen, um uns nicht länger zu stressen und ab sofort (bedingungslos) gut für uns zu sorgen. Dafür müssen wir uns damit auseinandersetzen, warum wir uns überhaupt selbst so viel Stress machen. Mit dem folgenden Fragebogen kommen wir unseren inneren Antreibern auf die Spur:

Gedankenanstoß

- *Wer oder was setzt mich so unter Druck?*
- *Welches Gesicht habe ich dazu?*
- *An wen erinnert mich die innere Stimme, die mich immer wieder zu Höchstleistungen antreibt?*
  – Komm schon, du schaffst das!
  – Das muss schneller gehen!
  – Wenn du das nicht schaffst, gibt es keine … »Belohnung«!
- *In welchem Lebensbereich fühle ich mich besonders gestresst?*
- *Welche Personen lösen bei mir Stress aus, wenn ich nur an sie denke?*
- *Welche Körperstelle reagiert am sensibelsten auf Stress?*
- *Was macht mich glücklich?*
- *Was erfüllt mich mit Dankbarkeit?*
- *Wer oder was sind meine Energie- und Kraftquellen?*
- *Bei welcher Gelegenheit habe ich das letzte Mal aus tiefstem Herzen gelacht?*

Wir benötigen neue Strategien für unser Leben, denn so wie es ist, kann und sollte es nicht weitergehen. Welche Rolle möchten wir in Zukunft einnehmen? Sei es als Frau, als Partnerin, als Tochter, als Mutter, als Arbeitnehmerin oder Arbeitgeberin. Es geht im Grunde darum, einen ganz bewussten Rhythmuswechsel einzuleiten. Step by step und wohlüberlegt, damit die Veränderung auf lange Sicht von Erfolg gekrönt ist.

Fallbeispiel aus meiner Praxis

»Ich habe schon viele Ärzte durch und weiß einfach nicht mehr weiter. Niemand kann mir sagen, was mit mir los ist. Daher habe ich in der letzten Zeit viel zu meinen Symptomen recherchiert. Nach allem, was ich gelesen habe, bin ich mir mehr als sicher, dass ich wohl in den Wechseljahren bin. Allerdings habe ich immer noch einen recht regelmäßigen Zyklus.«

Tatsächlich war die Symptom-Liste der Klientin recht lang – und sehr klassisch für die Hormonumstellung. Ihre Launenhaftigkeit, die Schlafstörungen, Konzentrationsprobleme und emotional sehr nah am Wasser gebaut zu sein, empfand sie als sehr belastend. Doch eine starke innere Unruhe, zittrige Hände und Herzrasen machten sie fast panisch. Sie hatte große Angst vor einer Herzkrankheit, denn ihr Vater war an einem Herzinfarkt verstorben.

Ich fragte sie danach, was sie schon alles unternommen habe, und wollte wissen, was sie befürchte, für den Fall, dass sich nichts an ihrer Situation verändern würde. »Ich habe Angst, wieder in ein Burn-out zu rutschen, wie das vor einigen Jahren der Fall war. Damals war ich für längere Zeit vollkommen handlungsunfähig. Allerdings fühlt sich die Erschöpfung in meiner heutigen Situation doch irgendwie anders an. Ich glaube, der größte Unterschied ist, dass ich bemerke, wie erschöpft ich bin, was ich damals vor lauter Hamsterrad gar nicht mehr wahrnehmen konnte. Im Laufe der Jahre habe ich einiges in meinem Leben umstrukturiert und kam damit gut klar. Bis vor einem Dreivierteljahr. Ich wurde innerlich sehr unruhig und fühlte mich oft überlastet, wenn ich ehrlich bin, oft sehr gestresst. Mir ist durchaus bewusst, dass mein Beruf mich sehr fordert, aber er macht mir so viel Freude und ich ziehe viel Kraft aus meiner Arbeit. Doch mit einem Mal droht mir irgendwie alles zu entgleiten.«

Sie wünschte sich von mir detaillierte Informationen zu ihren Beschwerden und was das alles mit den Wechseljahren zu tun hat. »Wieso bin ich plötzlich so dünnhäutig? Stellen Sie sich mal vor, Frau Cornely-Peeters, beim letzten Meeting bin ich aus der Besprechung gelaufen, weil mir plötzlich die Tränen kamen. Ein Kollege hatte mich auf einen Fehler aufmerksam gemacht. Normalerweise ist das überhaupt kein Problem für mich. Ich stehe zu dem, was nicht gut gelaufen ist, und noch nie musste ich deshalb heulen. Ich kam mir vor wie ein Schulmädchen. Es war schrecklich für mich, mich plötzlich so verletzlich zu sehen.«

Ich ermunterte sie, einmal genau nachzuspüren, was genau das Schwierigste an ihrer jetzigen Situation für sie sei. Sie überlegte lange und sagte, dass es vor allem wohl die Sorge um ihren Mann sei. Er habe seit längerer Zeit starke gesundheitliche Probleme. »Ich habe große Angst, dass ihm etwas zustößt.« Wir fanden im weiteren Gesprächsverlauf heraus, dass sie gerne mehr Zeit für ihren Mann hätte. »Mein Beruf bedeutet mir sehr viel, aber er beansprucht mich auch sehr.« Ich fragte sie danach, welchen Wunsch sie sich als Erstes erfüllen würde, wenn sie die Möglichkeit dazu hätte. Ohne zu zögern antwortete sie: »Ich möchte einen freien Tag in der Woche haben! Okay, ich werde das so bald wie möglich mit meinem Chef besprechen.«

Um Stressphasen gut zu meistern, ist gutes Zeitmanagement schon die halbe Miete. Ist uns wirklich bewusst, womit wir unsere wertvolle Lebenszeit tagtäglich verbringen? Die ehrliche Beantwortung dieser vier Fragen hilft dabei:

Wie viel Zeit verbringe ich mit Dingen, die ich wirklich machen MUSS?

Wie viel Zeit verbringe ich mit den Dingen, die ich GERNE und VIEL ÖFTER tun würde?

Wie viel Zeit meines Lebens verbringe ich mit Menschen, die mich unendlich viel Kraft kosten?

Wie viel Zeit verbringe ich mit den Menschen, die mir wirklich etwas bedeuten und die mir unendlich viel Kraft spenden?

Nimm dir Zeit für dich!

Nutzen wir doch die Kraft des Hormonwandels, um ab sofort unsere eigenen Wünsche wahrzunehmen und die volle Verantwortung dafür zu übernehmen. Denn immer nur zu funktionieren, das funktioniert auf Dauer nicht. So wie jeder Akku regelmäßig aufgeladen werden muss, so brauchen auch unser Körper und vor allem unser Gehirn regelmäßige Pausen.

Schon allein den täglichen übermäßigen Gebrauch des Smartphones zu reduzieren, ist ein Wundermittel im Zeitmanagement. Haben Sie sich schon einmal in Ihrem App-Timer »Digitales Wohlbefinden« Ihr tägliches Nutzungsverhalten angeschaut? Sie werden überrascht sein, wie viel Zeit Sie am Handy »vertüddeln«.

Ein guter Anfang wäre beispielsweise, sich Prioritäten zu setzen – für jeden Tag und die jeweils bevorstehende Woche. Das hilft enorm, Wichtiges von weniger Wichtigem und sogar von Unwichtigem zu unterscheiden. Ist das, was auf der alltäglichen To-do-Liste steht, auch wirklich 100-prozentig wichtig oder reichen auch hier und da 80 Prozent Frauenpower aus, um ein gutes Ergebnis zu erzielen? Es wird immer jemanden geben, der meckert, selbst wenn wir 120 Prozent gegeben haben.

Wie viele Pausen sind auf der To-do-Liste vermerkt?

Wer oder was kommt zu Schaden, wenn heute nicht alles erledigt wird, was wir uns vorgenommen haben? Manches erledigt sich sogar durch Liegenlassen von selbst.

Wer könnte uns entlasten und einen Teil unserer Aufgaben übernehmen? NEIN sagen und Loslassen der eigenen Erwartungshaltung gehört zu den wichtigsten, vermutlich auch zu den schwierigsten Aufgaben.

Stress: Das hilft!

It's Me-Time als festes Ritual im Terminplaner eintragen. Finden Sie heraus, was Ihnen guttut – und vor allem: Lassen Sie sich nicht dabei stören! Ob es darum geht, in Ruhe einen Tee/Kaffee zu trinken, Gedanken, die Sie beschäftigen, an ein Blatt Papier abzugeben, entspannt zu Mittag zu essen oder die Lieblingsmusik zu hören. Hauptsache, der Kopf kommt zur Ruhe.

Bewegen: Die »einfachste« Möglichkeit, einen hohen Stresshormonspiegel zu reduzieren, ist die tägliche Bewegung im Freien, eine Runde durch die Natur zu spazieren. Und regelmäßiger Ausdauersport, falls noch genügend Energie vorhanden ist (nicht zu verwechseln damit, dass wir uns für den Job täglich die Hacken ablaufen).

Entspannen: Yoga, Meditation und autogenes Training sind erprobte Verfahren, um Stress abzubauen. Sie können helfen, die Gedanken neu zu sammeln und gut mit Stressfaktoren umzugehen.

Resilienz-Training stärkt die psychische Widerstandskraft und die Fähigkeit, schwierige Lebenssituationen ohne anhaltende Beeinträchtigung zu überstehen. Zahlreiche Anbieter vermitteln in Trainings konkrete Strategien und Tools, um belastende Lebensumstände und Stresssituationen erfolgreich zu meistern und als Anlass für die persönliche Entwicklung zu nutzen.

Body Scan ist eine hochwirksame Übung zur Tiefenentspannung, bei der Sie lernen, Ihren Körper achtsam wahrzunehmen. Im Internet finden Sie zahlreiche Videos zur Anleitung.

MBSR steht für Mindfulness Based Stress Reduction, was mit Stressbewältigung durch Achtsamkeit übersetzt wird. Ziel ist, mehr im Hier und Jetzt zu sein, den gegenwärtigen Moment des Lebens in all seiner Schönheit oder all seiner Problematik bewusst zu erfassen und einen angemessenen Umgang damit zu finden.

Trommeln: Ja, Sie lesen richtig: Übers Trommeln können wir mit uns selbst in Einklang kommen. Die Schwingungen übertragen sich auf den ganzen Körper und wirken entstressend. Therapeutisches Trommeln wird zum Beispiel bei Stress, Burnout, Depressionen und ADHS eingesetzt.

Lachen (Lachyoga): Lachen setzt Glückshormone frei, sorgt für eine bessere Sauerstoffzufuhr und baut Stresshormone ab. Es senkt den Blutdruck und stärkt das Immunsystem. Haben Sie heute schon gelacht?

Schlafen: Ohne regelmäßigen und ausreichend Schlaf ist weder Gelassenheit noch Leistungsfähigkeit möglich.

Mikronährstoffe: Magnesium, B-Vitamine, Vitamin D, Kalium, Zink und Selen: Die mineralischen Stressmanager sind starke Partner für gute Nerven. Nur wer gut mit allen wichtigen Mikronährstoffen versorgt ist, bleibt leistungsfähig und hält den täglichen Anforderungen stand. Leider bleibt eine ausgewogene Ernährung in Stresssituationen häufig auf der Strecke. Hochwertige Nahrungsergänzungen können in kräftezehrenden Phasen helfen, eine ausreichende Versorgung mit Vitalstoffen zu gewährleisten. Als Anti-Stress-Minerale schlechthin gelten B-Vitamine und Magnesium. Sie können die Stressresistenz verbessern, An- und Verspannungen lösen und einen erholsamen Schlaf fördern. Damit sind wir ausgeglichener, haben bessere Laune und können mit Stress besser umgehen. Auch Kalium ist in Belastungssituationen gefragt. Kalium unterstützt die normalen Funktionen unseres Nervensystems und trägt zur Aufrechterhaltung eines normalen Blutdrucks bei. Stress kann zudem zu einer vermehrten Bildung von freien Radikalen führen. Nehmen diese überhand, spricht man von oxidativem Stress, eine potenzielle Gefahr für unsere Körperzellen. Hier kommen die beiden Spurenelemente Zink und Selen ins Spiel. Beide tragen dazu bei, die Zellen vor oxidativem Stress zu schützen.
Aber: Greifen Sie nicht wahllos in die Nahrungsergänzungsmittelkiste. Gute Beratung ist die halbe Miete. Der persönliche Gesundheitszustand und die Einnahme von Medikamenten müssen bei der Anwendung immer mitberücksichtigt werden.

Himmelhoch jauchzend, zu Tode betrübt: Stimmungsschwankungen

Für die eine sind sie treue Begleiter, für die andere flüchtige Bekannte: In einem gewissen Ausmaß kennt jede von uns Stimmungsschwankungen. Insbesondere zyklusbedingt erleben wir allmonatlich ein Wechselbad der Gefühle. Normalerweise sorgen Östrogen und Progesteron als eingespieltes Team zuverlässig für Energie, Lebensfreude, Entspanntheit und Ausgeglichenheit. Doch kurz vor der Menstruation kippt die Stimmung. Im Sturzflug sinken die Hormonspiegel unserer »Gute-Laune-Macher« unter Normalnull. Die Hormone geraten aus dem Gleichgewicht – und wir gleich mit.

Nichts mehr mit Gelassenheit und Happy Hour. Unsanft werden wir aus unserer Komfortzone geworfen. Wir werden launisch, schwanken zwischen weinerlich, antriebslos und überaus reizbar. Das Stimmungsbarometer pendelt sich im »Drei Tage Regenwetter«-Bereich ein. Doch nach ein bis zwei Tagen sehen wir hinter unseren grauen Gedankenwolken die Sonne wieder aufgehen – und es ist, als wäre nichts gewesen.

Mit dem Beginn der Wechseljahre stürzen uns diese Turbulenzen, ausgelöst durch starke Schwankungen im Hormonhaushalt, jedoch oft vollends ins emotionale Chaos. Durch das ungewohnte Tempo und den ständigen Rhythmuswechsel der Hormonausschüttung kommt es nun immer öfter zu unkalkulierbaren Ups and Downs – die uns ordentlich zu schaffen machen. Mal sind wir total nah am Wasser gebaut, dann haben wir einen Wutanfall, den man bis nach Honolulu hört.

Himmelhoch jauchzend, zu Tode betrübt ist jetzt quasi Dauerzustand. Mal haben wir euphorische Höhenflüge, könnten

Bäume ausreißen und jeden Menschen, der uns auf der Straße begegnet, umarmen. Dann wieder überfällt uns wie aus dem Nichts heraus eine tiefe Traurigkeit oder nie gekannte Mutlosigkeit. Am Morgen freuen wir uns noch auf einen fröhlichen Mädelsabend, und abends heulen wir unseren Freundinnen dann erst einmal eine Strophe vor.

Doch selbst wenn uns klar wird, dass dies typische Auswüchse der hormonellen Achterbahnfahrt sind – leichter zu händeln sind die Stimmungsschwankungen dadurch auch nicht.

Mimöschen-Alarm

Fallbeispiel aus meiner Praxis

»Frau Cornely-Peeters, so kenne ich mich gar nicht. Ich sitze einfach da und fange grundlos an zu heulen. Und statt mich von meiner Freundin trösten zu lassen, habe ich mich auch noch mit ihr verkracht. Was ist nur los mit mir?«
Eine andere Klientin erzählte mir völlig fassungslos: »Stellen Sie sich vor: Ich, eine gestandene Lehrerin von 50 Jahren, stehe vor meinen Viertklässlern und breche plötzlich in Tränen aus. Ich fühle mich in letzter Zeit völlig überfordert.«

Plötzlich so dünnhäutig und nah am Wasser gebaut zu sein, ist mancher Frau peinlich. Vielleicht können wir gelassener mit unseren Stimmungsschwankungen umgehen, indem wir uns sagen, dass wir lange genug immer »funktioniert« und die starke Frau gegeben haben. Dass es an der Zeit ist, sich nicht immer am Riemen zu reißen, sich einfach mal verletzlich zu zeigen – auch wenn das zugegebenermaßen nicht wirklich eine freie Entscheidung ist, sondern wir von den Hormonen zu unserem Glück gezwungen werden.

Apropos Glück: Das Wichtigste in dieser Zeit ist es, gut für sich zu sorgen. Uns selbst glücklich zu machen. Das ist die beste Happy-Pille – und garantiert nebenwirkungsfrei.

Grrrrr! Gereiztheit

Dass sich unser ganz persönlicher Klimawandel anbahnt, merken wir selbst oft als Letzte. Interessanterweise sind es in den allermeisten Fällen die Familie, Freund*innen und/oder Kolleg*innen, die bemerken, dass in unserer Nähe dicke Luft herrscht. Mitunter setzt sich sogar ein Langzeit-Tiefdruckgebiet um uns herum fest. Und keiner (uns selbst eingeschlossen) weiß so recht, wann es mal wieder kracht und sich die Atmosphäre mit Blitz und Donner entlädt.
»Welche Laus ist dir denn über die Leber gelaufen?«
»Was ist bloß in dich gefahren?«
»Bist du verrückt geworden?«
»Was hab ich denn jetzt schon wieder falsch gemacht?«
»Wieso bist du so aufbrausend?«
»Warum machst du aus einer Mücke gleich einen riesigen Elefanten?«
»Du bist heute aber wieder gereizt!«
»Hast du schlecht geschlafen?«
»Meine Güte, hast du eine Laune!«
»Was ist los mit dir???«

Das Ding ist: Im Zweifelsfall weiß man ja zunächst selbst nicht, was mit einem los ist. Diese ungewohnte Launenhaftigkeit und Unzufriedenheit! Nichts kann man uns recht machen. Egal, wie nett jemand zu uns ist – es ist einfach nicht genug. Ganz im Gegenteil: Wir sind sogar noch genervt, wenn sich jemand fürsorglich um uns bemüht. Kaum eine Klientin berichtet nicht über diese »Phänomene« – ohne sich (und anderen) erklären zu können, warum sie plötzlich so gereizt reagiert.

Fallbeispiel aus meiner Praxis

Eine Frau erzählte in der Beratung zwischen Lachen und Weinen, sie habe letztens eine Nachricht einer Arbeitskollegin auf ihrer Mailbox gehabt: »Ich möchte gerne einen Antrag stellen, kurz mit dir sprechen zu dürfen. Oder löse ich damit gleich wieder einen Vulkanausbruch aus?«
Hintergrund der Frage war die völlig überzogene Reaktion meiner Klientin auf das Angebot dieser Kollegin, sie bei einem wichtigen Projekt zu unterstützen, weil sie bemerkt hatte, wie sehr meine Klientin unter Druck stand. »Ich habe geantwortet: ›Das kommt überhaupt nicht infrage, das ist mein Projekt! So weit kommt es noch, dass du dich mit meinen Lorbeeren schmückst!‹ Puh, da habe ich wirklich total überreagiert. Statt mich über ihre Unterstützung zu freuen, war ich megaenttäuscht von ihr. Ich hatte die Situation völlig falsch eingeschätzt – wohl aus Angst vor Kontrollverlust.«
Die beiden haben sich ausgesprochen. Heute arbeiten sie als Team zusammen an einem neuen, großen Projekt, das sie allein nicht hätten realisieren können.

Niemand kann einen Vulkanausbruch verhindern, wenn der Druck im Inneren zu groß geworden ist. Und ja, ein Vulkanausbruch hinterlässt in seinem Umfeld durchaus verbrannte Erde. Doch daraus kann »frisches Grün« und damit (ein) neues Leben entstehen. Versuchen wir jedoch, die aufstreben den Kräfte zu unterdrücken, entsteht in unserem Inneren ein enormer (Leidens-)Druck, der sich in Bluthochdruck, Druckgefühl auf dem Herzen sowie Kopfschmerzen äußern kann.

Etwas kocht in uns hoch. Im Grunde sind (sowohl körperliche als auch) seelische Symptome Ausdruck für die neue Energie, die »rauswill«. Für etwas, was gelebt werden will. Daher ist es enorm wichtig zu hinterfragen, was sich hinter den individuellen Wechseljahresbeschwerden jeweils verbergen kann.

Gereiztheit ist die natürliche Reaktion auf Überforderung, Unsicherheiten und Orientierungslosigkeit

»Ich kann mich nicht mehr auf mich verlassen«, »Mein Körper gehorcht mir nicht mehr« – Aussagen, die ich schon von vielen Frauen gehört habe. Sie fürchten, sich nicht unter Kontrolle zu haben, fühlen sich ihren Stimmungen zunehmend ausgeliefert – unbekanntes Terrain für viele, die mit beiden Beinen fest im Leben stehen. Doch was setzt uns gerade in den Wechseljahren so unter Druck?

Sich mit den körperlichen Hintergründen für die schwankende Gefühlslage in den Wechseljahren zu beschäftigen, gibt Sicherheit: Ursache ist die nachlassende Funktion der Eierstöcke. Bemerken wir ab Anfang/Mitte 40 beispielsweise eine verminderte Stressresistenz oder Gereiztheit, können wir davon ausgehen, dass durch die immer unregelmäßiger stattfindenden Eisprünge dem Progesteron so langsam die Puste ausgeht. Progesteron ist unser Chill&Relax-Hormon. Wenn der Progesteronspiegel ausgewogen ist, sind wir gelassen und können fünfe gerade sein lassen. Fehlt nun der Einfluss des Gelbkörperhormons, löst das enorme Stressreaktionen aus, die uns anfällig machen für Schlafstörungen, Antriebslosigkeit, Konzentrationsprobleme und innere Unruhe. Grund genug für erhöhte Reizbarkeit. Die Frustrationsgrenze liegt gefühlt oft nur knapp bei zwei Millimeter über null, und ein unkontrollierter Wutausbruch bringt nicht nur uns selbst, sondern mitunter auch unsere Mitmenschen total aus der Fassung.

Fallbeispiel aus meiner Praxis

Eine Klientin beschrieb es einmal so: »Ich fühle mich zeitweise wie ein Pingpongball in einem Käfig voller zuschnappender Mausefallen. Ich stehe extrem unter Strom und bin zeitweise so ungenießbar, dass sogar meine Lieblingskolleginnen nicht mehr wissen, wann und wie sie mich ansprechen dürfen. An einem Tag freue ich mich riesig über die Tasse Tee, die schon auf dem Schreibtisch steht, wenn ich zum Dienst komme – am nächsten Tag keife ich sie an, warum denn Tee auf dem Schreibtisch stehe, ich sei ja schließlich nicht krank. Furchtbar! Ich kann mich selbst nicht mehr leiden.«

Das Erleben ist bei den meisten Frauen ähnlich. Sie berichten in Gesprächen über eine unangenehme Launenhaftigkeit und wie sehr sie sich selbst über die teils heftigen Explosionen wundern. Denn eigentlich, so ist ihnen bewusst, hätten sie gar keinen Grund, so unausgeglichen zu sein. Sie fühlen sich in diesen Momenten wie ferngesteuert und können nichts gegen ihre Gereiztheit unternehmen.

Eine wichtige Frage, die sich in diesem Zusammenhang stellt, lautet: Ist der sinkende Progesteronspiegel der Auslöser für unsere blank liegenden Nerven, oder ist Stress ein Progesteronräuber und verschärft die Lage? Beides ist wohl richtig.

Und wir sollten nicht unterschätzen, welchen Belastungen

insbesondere Frauen in unserer modernen Welt ausgesetzt sind. Immer noch sind meistens sie es, die sich um die Familie kümmern, die Eltern, die sozialen Kontakte – und so ganz nebenbei sind sie auch noch berufstätig. Das macht uns sehr stressanfällig und begünstigt depressive Verstimmungen, wenn Entspannung und Erholung fehlen. Wenn wir dann noch mehrmals täglich von einer Hitzewelle überrollt werden, dürfen wir auch einmal wütend, gereizt und ungehalten sein!

Der Tanz der Hormone ist eine herausfordernde Zeit und sorgt oft für Verzweiflung, die uns an uns selbst zweifeln lässt. Stress pur. Vor lauter Tohuwabohu haben wir kaum auf dem Schirm, dass sich in der Lebensmitte nicht nur unser Hormonhaushalt verändert. Es fühlt sich an, als würde unser komplettes Leben aus dem Gleichgewicht geraten: Unsere Eltern benötigen zunehmend Unterstützung, was uns schnörkellos die Endlichkeit des Lebens bewusst macht. Eventuell stehen auch eine berufliche Neuorientierung oder eine Neuausrichtung in der Partnerschaft an. Und natürlich sind unsere körperlichen Veränderungen auch nicht gerade stimmungsaufhellend.

Symptome wie Gereiztheit sind Signale für uns, die folgenden Fragen auf den Radar zu nehmen.

Was gerät da gerade ins Wanken?

Was macht mich denn so unzufrieden oder sogar wütend?

Wer oder was bringt mein Leben aus dem Gleichgewicht?

Fallbeispiel aus meiner Praxis

Eine Klientin hat es einmal auf den Punkt gebracht: »Meine älteste Tochter zieht in vier Wochen zum Studium in eine andere Stadt, die Kleine (13) zickt gerade nur rum und bringt mich um den Verstand. Meine Eltern können sich nicht mehr alleine versorgen und benötigen Unterstützung. Ich habe wirklich noch keine Idee, wie ich das organisieren soll, denn eine Haushaltshilfe lehnen sie kategorisch ab, und in eine betreute Wohneinheit möchten sie nicht umziehen. Es ist zum Verzweifeln. Und als wären das nicht schon Herausforderungen genug, steht auch noch die Existenz meines Arbeitgebers auf dem Spiel. Mein Chef muss die Firma komplett umstrukturieren, damit wir überhaupt eine Chance haben, am Markt zu bestehen. Ich weiß noch gar nicht, wie und ob es dort für mich weitergeht. Und meinem Mann fällt nichts Besseres ein, als zu schmollen, weil er sich total vernachlässigt fühlt. Das kann ich jetzt überhaupt nicht gebrauchen. Gerade von ihm hätte ich mir mehr mentale Unterstützung gewünscht. Stattdessen bin ich stinksauer auf ihn.

Ich weiß einfach nicht mehr, wo mir der Kopf steht. Statt – wie es sonst meine Art ist – strukturiert an die Herausforderungen heranzugehen, maule ich meinen Mann an, heule um mein »verlorenes« Kind und gehe total gestresst zur Arbeit, weil ich nicht weiß, was auf mich zukommen wird. Und die ungeklärte Situation meiner Eltern, die Sorge um sie, macht mich fertig. Im Moment ist mir einfach alles zu viel, ich fühle mich total überfordert!«

Gefühlschaos: Das hilft!

Hinschauen statt wegsehen. Wahrnehmen statt verdrängen. Wir können nichts ändern, was uns nicht einmal bewusst ist. Reden, wenn alles zu viel wird. Hinterfragen: Was können wir selbst (ver-)ändern?

Was können andere für uns tun/übernehmen? Sich **Hilfe holen** statt verzweifeln.

Eine Lösung gibt es immer, auch wenn sie sich auf den ersten oder auch auf den zweiten Blick nicht gleich zeigen will. Was wir benötigen, ist Handwerkszeug für den Alltag, das uns als Energiespender dient, Stressresilienz und eine positive Grundstimmung fördert.

Beginnen wir mit einem ersten kleinen Schritt: ausreichend Ruhephasen. Und Schlafzeiten von mindestens sieben bis acht Stunden pro Nacht.

Regelmäßige Auszeiten pro Woche einplanen, Inseln suchen – sei es für eine ruhige Yogastunde, kreatives Arbeiten, Tagebuchschreiben oder um einfach mal nichts zu tun.

Raum für etwas, was uns Spaß macht und unsere Gedanken in eine positive Richtung lenkt. Beispiele für Stimmungsaufheller können sein:

Ausgleich schaffen! Bewegung tut gut, egal in welcher Form, so wie es Ihre Energie zulässt. Ob auf dem Tanzparkett, beim Spazieren, beim Joggen oder Wandern. Moderater Sport kann Stimmungsschwankungen abmildern und sogar vorbeugend wirken.

Tanzen: Legen Sie Gute-Laune-Musik auf! Rumba, Samba, Cha-Cha-Cha zaubern einen neuen Rhythmus in unseren

Alltag. Wer die Möglichkeit vor Ort hat: Auch Musik-Aerobic, Jazz Dance, Stepptanz oder Bauchtanz sind wunderbare Stimmungsaufheller.

Trommeln gibt einen neuen Takt vor, die Schwingungen übertragen sich auf den ganzen Körper, bauen Druck ab, lösen An- und Verspannungen, helfen, Aggressionen abzubauen.

Sonnenlicht/Tageslicht tanken: raus in die Natur, an die frische Luft, täglich – vor allem im Herbst und Winter – einige Zeit draußen sein. Tageslicht regt die Produktion des Glückshormons Serotonin an. In der dunklen Jahreszeit helfen auch spezielle Tageslichtlampen.

Ernährung: Keine Energie? Dann essen Sie sich fit. Und essen Sie sich glücklich: mit sekundären Pflanzenstoffen gegen den Wechseljahre-Blues!

Serotonin, unser Glückshormon: Man kann es nicht einfach so essen oder als Kapsel einnehmen. Der Körper muss es mithilfe von Co-Faktoren und weiteren Baustoffen selbst herstellen. Im Darm werden sie dann zum Glückshormon umgewandelt. Für die tägliche Extraportion Serotonin benötigen wir daher einen gut gefüllten Speicher mit L-Tryptophan, Vitamin B6 und Magnesium, das wir über die Nahrung z. B. in Form hochwertiger Aminosäuren aus Nüssen aller Art, besonders Cashewkernen, frischen Erdnüssen, Sesam, Walnüssen, Haferflocken, Nachtkerzenöl etc. aufnehmen. Aber auch Melisse als Tee, Safran, Kurkuma, Lavendel als Gewürze in der täglichen Ernährung oder Nahrungsergänzung sind immer einen Versuch wert!

Nach individueller Beratung können auch bestimmte **Nahrungsergänzungsmittel** unterstützend eingenommen werden. Z. B. L-Tryptophan in Kombination mit Magnesium und B-Vitaminen und zusätzlich Vitamin D3 oder als 5-http, eine direkte Vorstufe des Botenstoffs Serotonin.

Aurum/Apis regina comp., Globuli velati beruhigen und stärken die Nerven.

Johanniskraut hat einen positiven Einfluss auf den Serotoninhaushalt.

Schüßler-Salze (begleitend):

- Nr. 2 Calcium phosphoricum D6 gibt Kraft und stärkt die Nerven
- Nr. 3 Ferrum phosphoricum D12 spendet Energie
- Nr. 5 Kalium phosphoricum D6 als Stärkungsmittel
- Nr. 7 Magnesium phosphoricum D6 beruhigt und entspannt

(Jeweils sechs Tabletten täglich; die Dosierung kann und sollte individuell angepasst werden.)

Magnesium entspannt und macht uns gelassener. 300 bis 400 mg täglich tragen in hohem Maße zu unserem Wohlbefinden bei.

Vitamin D3: Aufgrund seines großen Wirkungsspektrums unterstützt Vitamin D3 in besonderer Weise die Balance im Hormonhaushalt.

B-Vitamine unterstützen unser Nervenkostüm. Ein hochwertiges Vitamin-B-Komplex-Mittel ist meist eine gute Wahl. Der Bedarf einzelner B-Vitamine kann individuell durch eine Laboranalyse ermittelt werden.

Gut gefüllte Mikronährstoff-Depots können erheblich zur Abmilderung von Stimmungsschwankungen und nervlicher Anspannung beitragen.

Bioidentische Hormone helfen, starke Beschwerden zu mildern. Lassen Sie sich dazu individuell von einer Hormonfachkraft beraten.

Ich hab Panik: unerklärliche Ängste

Wir kennen es alle: Immer wieder im Leben gibt es besondere emotionale Belastungen, Konflikte und Stress. Meist sind das vorübergehende Phasen. Häufen sich jedoch Gefühle wie »Ich bin total im Stress« oder »Ich hab voll die Panik« sollten sie sehr ernst genommen und hinterfragt werden. Denn wenn wir es über längere Zeit nicht schaffen, Lösungen für unsere Probleme zu finden, kann uns das krank machen.

In Verbindung mit den Wechseljahren können Angstzustände wie aus heiterem Himmel auftreten – und das selbst bei Frauen, die bisher völlig cool und gechillt waren. Begleitet werden die Panikattacken von unvermittelt auftretendem Herzrasen, Schweißausbrüchen, Blutdruckschwankungen (von extrem hoch bis viel zu niedrig) sowie Zittern – was die Ängste verständlicherweise noch verstärkt.

Frauen leiden doppelt so häufig unter Panikattacken wie Männer – vor allem zu Beginn der Wechseljahre (in der Prämenopause) ist dies der Fall. Ihre Ursachen sind sehr vielschichtig und müssen entsprechend auch individuell betrachtet und behandelt werden. Doch schon das Wissen, dass Panikgefühle mit der Hormonumstellung in Verbindung stehen können, kann beruhigend wirken.

Fallbeispiel aus meiner Praxis

Eine Klientin, 48, erzählte mir, sie habe seit etwa einem Jahr das Gefühl, die Welt um sie herum würde ihr entgleiten. Sie sei immer eine sehr toughe Person gewesen, sei seit vielen Jahren alleinerziehend und -verdienend. Das sei nicht immer leicht, aber mithilfe eines guten Netzwerkes fühle sie sich unterstützt und aufgehoben. Sie habe keinen Grund, sich Sorgen zu machen.

»Ich weiß, dass ich wohl seit einiger Zeit in den Wechseljahren bin. Meine Zyklen sind sehr unregelmäßig, manchmal bleibt die Menstruation ganz aus. Und ich schlafe auch schlechter als zuvor. Das ist zwar nicht toll, aber ich kann mich damit arrangieren. Doch das, was mich verunsichert, sind plötzlich auftretende, für mich unerklärliche Anfälle von Panik.

Die erste Panikattacke war die schlimmste für mich. Das war vor ca. drei Monaten, als ich mit dem Auto zu einer Freundin unterwegs war. Mitten in der Stadt fühlte ich mich plötzlich total überfordert. Der ganze Verkehr, zugeparkte Fahrstreifen, Hupkonzerte – das war mir alles zu viel. Schweißgebadet suchte ich mir eine Haltezone und musste mich erst einmal beruhigen. Mein Herz schlug mir bis zum Hals und ich bekam kaum Luft. Wenn es mir möglich gewesen wäre, hätte ich den Notarzt gerufen, doch meine Hände haben so stark gezittert – ich konnte mein Handy nicht entsperren. Irgendwann ging es vorbei. Ich konnte einen Bekannten anrufen, der mich dann abgeholt hat.

Letzte Woche ist mir etwas Ähnliches im Supermarkt passiert. Ich stand in einer endlosen Schlange vor der Kasse, als ich plötzlich wieder eine Angstattacke bekam. All die Menschen vor und hinter mir kamen mir sehr bedrohlich vor. Mir brach wieder der Schweiß aus und meine Hände zitterten. Kurzerhand habe ich all meine Kräfte gesammelt und bin an den wartenden Menschen

vorbei raus auf die Straße. Nach relativ kurzer Zeit ging es mir etwas besser. Meine Einkäufe habe ich allerdings nicht mehr eingesammelt. Erst am nächsten Morgen habe ich mich wieder in den Supermarkt getraut, bin ganz früh los, um meine Einkäufe zu erledigen.
So kann das nicht weitergehen. Ich bin total verunsichert und habe Angst, dass das noch öfter passieren wird. Ich muss mich doch auf mich verlassen können! Vielleicht können Sie mir einen Tipp geben, warum mich diese Panik so plötzlich überfällt – und ob das mit den Wechseljahren zu tun haben kann.«
Ich fragte sie danach, ob sich in der letzten Zeit etwas in ihrem Leben verändert habe: in der Familie, im Beruf, im Freundeskreis.
»Außer dass ich seit acht Wochen die Arbeit einer erkrankten Kollegin zum Teil miterledigen muss, was okay für mich ist, eigentlich nichts.«
Ich konnte ihr erklären, dass die hormonellen Turbulenzen mit einer niedrigeren Stressbelastung einhergehen und dadurch Panikattacken ausgelöst werden können. Eine jahrelange, wenn auch unbewusste Stressbelastung sicher auch eine Rolle spielt. Und dass nun zur Hormonumstellung noch die Doppelbelastung auf der Arbeit hinzugekommen war, könnte ein Mit-Auslöser gewesen sein. Wir klärten im Gespräch, was für sie die beste Herangehensweise sei, um ihre Ressourcen dauerhaft zu stärken und langsam, aber stetig den Lebensstil an ihre neuen Bedürfnisse anzupassen.

Atemübung (für den Akutfall)

Das SOS-Mittel gegen Panikattacken. Gezielte Atemübungen helfen dabei, Puls und Atemfrequenz zu beruhigen, die Panik gleichsam zu »veratmen«. Dabei so ruhig wie möglich tief durch die Nase ein- und durch den nur leicht geöffneten Mund (Lippenbremse) ausatmen. Die Hände dabei auf den Bauch legen und sich auf das Heben und Senken des Bauchraumes konzentrieren. Bei Hyperventilation in eine kleine (Papier-)Tüte atmen.

Achtsamkeitsübung (nach dem Konzept von Benefit Yoga – Weg der Mitte)

Gute Erfahrungen im Kampf gegen Panikattacken bzw. allgemein zum Stressabbau habe ich mit Achtsamkeitsübungen wie der folgenden gemacht.
Sprechen Sie sich die Übung in langsamem Tempo auf ein Aufzeichnungsgerät auf. So können Sie die Anleitung jederzeit abhören. Planen Sie für die Übung morgens nach dem Aufstehen und abends vor dem Zubettgehen ca. 10 Minuten ein. Sie können die (Er-)Lösung bei einer zu starken Stressbelastung sein.
Setzen Sie sich in einer entspannten, aber aufrechten Haltung auf eine weiche Unterlage oder einen Yogablock. Schließen Sie die Augen und nehmen Sie mehrere tiefe Atemzüge. Richten Sie nun die Aufmerksamkeit auf Ihre körperliche und die mentale Ebene. Nehmen Sie wahr, was da ist, registrieren Sie alles und nehmen Sie es an – ohne es weghaben zu wollen. Lassen Sie die Gedanken für 30 bis 60 Sekunden kommen und gehen.
Richten Sie Ihre Aufmerksamkeit nun auf die Wahrnehmung der körperlichen Ebene:

- Welche Empfindungen sind im Moment vorherrschend? Ist der Körper eher müde oder eher wach? Gibt es evtl. Empfindungen von Schwere oder von Leichtigkeit im Körper?
- Wie sieht es mit der Anspannung in Ihrem Körper aus? Ist vielleicht irgendwo viel Spannung? Oder sogar zu wenig Spannung? Oder eher eine ausgeglichene Spannung?

Was können Sie in diesem Moment für sich wahrnehmen?

- Vielleicht, dass es sich an unterschiedlichen Körperstellen durchaus anders anfühlt?
- Nehmen Sie alles, was sonst noch da sein mag, einfach wahr, registrieren Sie es und erlauben Sie sich, dass es da sein darf.
- 20 Sekunden Pause

Nun richten Sie Ihre Aufmerksamkeit auf die emotionale Ebene:

- Wie ist es im Moment mit der Befindlichkeit auf der Gefühlsebene? Was für eine Stimmungslage ist im Moment vorherrschend? Ist es eher eine gedämpfte Stimmung oder eine aufgeregte Stimmung? Vielleicht sogar eine dramatische oder ängstliche, unruhige Stimmung? Oder ist es eher eine ausgeglichene Stimmung? Ruhig und friedlich? Oder können Sie gar nicht richtig wahrnehmen, wie Ihre Stimmung gerade so ist? Auch das ist eine wichtige Beobachtung. Registrieren Sie einfach, was ist. Alles darf sein.
- Pause von 20 Sekunden

Es geht weiter mit der Aufmerksamkeit zur geistig-mentalen Ebene:

- Wie ist jetzt die geistige Befindlichkeit? Was machen die Gedanken? Ist der Geist eher unruhig und zerstreut mit vielen verschiedenen Gedanken? Oder eher ruhig, zentriert, mit wenigen Gedanken? Was immer jetzt da ist, registrieren Sie es und erlauben Sie, dass es da sein darf.
- 30 Sekunden Pause

Nun kommen Sie langsam zum Ende Ihrer Bestandsaufnahme.

- Richten Sie Ihre Aufmerksamkeit nun noch einmal auf den Atem. Wie geht Ihr Atem jetzt?
- 60 Sekunden Pause

Nehmen Sie nun wieder einen tiefen Atemzug, tief ein- und ausatmen. Kommen Sie mit der Aufmerksamkeit wieder in den Raum zurück, öffnen Sie die Augen, richten Sie Ihren Oberkörper auf und legen Sie Ihre Hände vor dem Herzraum aneinander oder überkreuzen Sie die Unterarme vor Ihrem Herzraum: die yogische Begrüßungshaltung, Namasté, »Ich verbeuge mich vor dir«. Eine respektvolle und würdigende Haltung vor allem, also auch vor Ihnen selbst, um Dankbarkeit auszudrücken – auch wenn es mal nicht so gut läuft.

Wichtig: Bringen die Tipps über einen angemessenen Zeitraum keinen spürbaren Erfolg, ist es an der Zeit, professionelle Hilfe in Anspruch zu nehmen.

Tieftraurig: depressive Verstimmungen bis hin zu Depressionen

Wie aus dem Nichts plötzlich tieftraurig oder mutlos? Niedergeschlagenheit, Traurigkeit, Energie- und Lustlosigkeit sind typische Zeichen für depressive Stimmungslagen. Diese lassen kaum Raum für klare Gedanken und Aktivitäten, schon gar nicht für freudige Momente. Achtung: Wenn sie über längere Zeit anhalten, sollten sie unbedingt ernst genommen und von Fachkräften therapeutisch begleitet bzw. behandelt werden.

Fallbeispiel aus meiner Praxis

Eine Frau rief mich an und erzählte mir etwas verunsichert, dass ihre beste Freundin ihr einen Gutschein für eine Wechseljahresberatung bei mir geschenkt hatte. Dabei habe sie gar keine Wechseljahresbeschwerden. Ich fragte sie danach, wieso die Freundin denn glaube, dass sie bei mir richtig sein könne. »Hm, das liegt sicher daran, dass ich mich in letzter Zeit immer mehr in mein Schneckenhaus zurückziehe und sehr oft grundlos weinen muss. Seit einigen Wochen bin ich oft tieftraurig und niedergeschlagen. Das kenne ich so gar nicht von mir. Außerdem habe ich viel mit unangenehmer Übelkeit und Energielosigkeit zu kämpfen. Über all diese Dinge habe ich mit meiner Freundin gesprochen, doch wir konnten keine wirklichen Ursachen für meine Probleme entdecken. Da sie sich große Sorgen um mich macht und immer den Dingen auf den Grund gehen muss, hat sie sich schlaugemacht und ist zufällig auf Ihre Webseite gesto-

ßen. Kann das denn wirklich mit den Wechseljahren zu tun haben? Ich meine, ich bin erst 47. Ist das denn nicht etwas zu früh?«
Nachdem ich sie in unserem kurzen Orientierungsgespräch über die Zusammenhänge von seelischen Herausforderungen und der Hormonumstellung informiert hatte, wurde sie neugierig und wir verabredeten uns zu einem längeren persönlichen Gespräch. Viele Themen kamen zur Sprache. Dass sie ein durchaus positiver Mensch sei, nach 20 Ehejahren immer noch glücklich verheiratet sei und zwei Kinder habe. Außerdem gebe es einen Familienhund, der ihr jeden Tag zeige, wie toll es ist, in der Natur unterwegs zu sein. Wir kamen auf ihren Beruf, ihren Freundeskreis und ihre Eltern zu sprechen. Begeistert erzählte sie von ihrem Vater und wie schade es sei, dass sie sich aufgrund der Entfernung nur selten sehen können. Doch die regelmäßigen Telefonate bedeuteten ihr sehr viel. Bei ihrer Mutter war sie dann weniger euphorisch. Sie erwähnte im Grunde nur kurz, dass das Verhältnis zu ihr ganz okay sei. Doch die Mutter sei ziemlich unnahbar und ihr gegenüber eher kühl und distanziert. Doch das sei nichts Besonderes, sie kenne es nicht anders. »Damit habe ich mich seit Jahren arrangiert.«
Ich fragte nach, was genau das denn heißen würde – da flossen plötzlich ihre Tränen. Nach einer längeren Gesprächspause erzählte sie dann, wie schwierig das Verhältnis zu ihrer Mutter war und immer noch ist. Schon als Kind fühlte sie sich nicht geliebt und angenommen. Ihr jüngerer Bruder war der Prinz im Haus. Er wurde oft gelobt, immer war alles toll, egal, was er auch anstellte. »Er hatte viele Freiheiten, weil er ein Junge war – und ich musste mich mit ›Das ist ja schön, aber das geht doch noch besser …‹ zufriedengeben. Meine Mutter kam gar nicht auf die Idee, dass mich das zutiefst gekränkt hat. Denn egal, wie ich mich auch angestrengt hatte, wie viel Mühe ich mir gegeben hatte, etwas besonders gut zu machen, ihr zu gefallen, zu zeigen, hey, ich kann auch was, nimm mich doch auch mal in den Arm. Es

war einfach nie genug. Ich war mein halbes Leben auf der Suche nach ihrer Anerkennung, immer bestrebt, ein Lob einzufangen, in den Arm genommen zu werden. Doch mit der Geburt meiner eigenen Tochter habe ich es aufgegeben und meine Energie in die Liebe zu meiner Tochter und in unsere kleine Familie gesteckt.«

Ich fragte sie, ob sie die negativen Erfahrungen mit der Mutter auch körperlich wahrnehmen könne. Ob es eine Stelle in ihrem Körper gebe, wo sie die negativen Emotionen spüren kann. Ganz spontan legte sie beide Hände auf die Magengegend und sagte nur: »Mir wird ganz schlecht bei dem Gedanken.« Ihr wurde klar, dass sie das Thema Mutterliebe wohl doch noch nicht ganz losgelassen hatte und dass es jetzt, mit fast 50, noch einmal hochkam und Übelkeit bei ihr hervorrufen konnte.

Bei der Klientin drängte das tief vergrabene Mutterthema wieder an die Oberfläche. Wollte angeschaut und nun, in den Wechseljahren, (endlich) verarbeitet werden. Es belastete sie sehr, setzte sie unter Druck und verursachte sogar Übelkeit, wenn sie nur daran dachte. Sie hatte viel geweint in den letzten Wochen, war traurig, weil sie es bisher nicht geschafft hatte, die alten Verletzungen, die Sehnsucht nach der Mutterliebe, loszulassen. In den beiden folgenden Beratungsgesprächen konnte sie für sich wichtige Erkenntnisse gewinnen, Lösungen entwickeln, die ihr den Druck nahmen und sie von ihrer Übelkeit befreiten. *»Meine alte Mutter werde ich nicht mehr verändern können und ich will es auch nicht mehr.«*

Das Beispiel der Klientin ist kein Einzelfall. Oft sind die Wechseljahre der Auslöser, sich mit unbearbeiteten Problemen auseinanderzusetzen. Darin liegt die Chance, die Vergangenheit hinter sich zu lassen und unbelastet in die Zukunft durchzustarten. Doch bisweilen heißt das auch, zunächst durch tiefe

Täler durchzumüssen – depressive Verstimmungen inklusive. Wenn sich diese im Rahmen der Auseinandersetzung mit alten Wunden zu Depressionen auswachsen, man das Gefühl hat, allein nicht damit klarzukommen, ist professionelle Hilfe in Anspruch zu nehmen.

Hormonelle Depressionen

Entsprechend können Depressionen auch durch ein Ungleichgewicht im Hormonhaushalt oder eine Unterversorgung mit Hormonen ausgelöst werden.

Um depressive Verstimmungen und hormonell bedingte Depressionen von anderen depressiven Krankheitsbildern zu unterscheiden, ist es sehr wichtig nachzuforschen, wann die Symptome aufgetreten sind und ob es eventuell Zusammenhänge mit tiefgreifenden Ereignissen wie Trauer um einen geliebten Menschen, körperliche oder seelische Gewalt oder Krankheit geben kann. Auch bestimmte Medikamente, Drogen, Alkoholmissbrauch oder familiäre Häufungen können ursächlich sein.

Hormonelle Depressionen sind beispielhaft nach Eierstock- und/oder Gebärmutter-Entfernungen, bei Schilddrüsenunterfunktionen sowie der Anwendung hormoneller Verhütung zu beobachten. Frauen, die mit einer Hormonspirale verhüten oder sie erst vor Kurzem gegen starke Menstruationsblutungen eingesetzt bekommen haben, sollten aufmerksam sein, wenn sich zeitnah starke depressive Stimmungslagen bemerkbar machen. Die Wirkstoffe könnten der Auslöser dafür sein. Die Hormonspirale z. B. enthält Levonorgestrel, ein synthetisches Gestagen. Das ist deshalb (in den Wechseljahren) oft problematisch, da dieses Medikament den in der Prämenopause sowieso schon verminderten Progesteronspiegel gänzlich ausbremst. Verminderte Stressresistenz, Ängste, Panikattacken, Stimmungsschwankungen bis hin zur Depression können die Folgen sein. So schwerwiegend, dass sogar vor der Gefahr von Selbsttötung unter hormonellen Kontrazeptiva gewarnt werden muss. »Wenn bei Ihnen diese und ähnliche Symptome auftreten, lassen Sie sich so rasch wie möglich von Ihrem Arzt medizinisch beraten«, steht zum Beispiel im Beipackzettel einer Hormonspirale. Leider werden die wenigsten Frauen über diese Nebenwirkungen aufgeklärt.

Fallbeispiel aus meiner Praxis

Eine Klientin hatte wegen starker perimenopausaler Blutungen eine Hormonspirale eingesetzt bekommen. Eine durchaus gängige Methode, um übermäßige Blutungen zum Stillstand zu bringen. Ihre Blutungen wurden rasch weniger, doch sie litt plötzlich unter starken Stimmungsschwankungen und massiven Schlafstörungen. Sie kam zu einem Informationsgespräch in meine Praxis, suchte nach Erklärungen, nach Ursachen – und vor allem nach Lösungen für ihre Probleme.

Ich konnte ihr die Zusammenhänge erklären und mögliche Lösungen aufzeigen. Sie entschied sich dafür, »das Ding« schnellstmöglich entfernen zu lassen und Alternativen mit ihrem Gynäkologen zu besprechen. Kurze Zeit später rief sie mich an und berichtete erleichtert: »Das Alien, wie ich meine Hormonspirale genannt habe, ist raus. Mir geht es besser. Ich habe mich wieder unter Kontrolle. Ich schlafe wieder gut. Wie ein Stein.«

Frauengesundheit braucht vor allem Selbstermächtigung. Antidepressiva haben durchaus ihre Berechtigung, doch leider bekommen Frauen in den Wechseljahren sie viel zu häufig verschrieben. Viele haben starke Nebenwirkungen. Und es ist nicht leicht, wieder davon loszukommen. Daher ist es wichtig, zuvor möglichst vieles auszuprobieren, um diese Medikamente zu vermeiden.

Ein Speichelhormontest gibt Auskunft über die Ausgewogenheit im Hormonhaushalt, damit ein möglicher »hormoneller Notstand« schnell und zielgerichtet therapiert werden kann!

Traurigkeit: Das hilft!

Psychologische Beratung/(Gesprächs-)Therapie

Pflanzliche Antidepressiva: Die Natur stellt uns eine große Vielfalt an Frauenheilkräutern und Pflanzen zur Verfügung, die wir als natürliche Antidepressiva nutzen können. Sie sind nicht zu vergleichen mit chemisch hergestellten Medikamenten, die als Antidepressiva eingesetzt werden! Wenden Sie sich dazu gerne an Phytotherapeuten oder kräuterkundige Fachfrauen/-männer.

Mikronährstoffe: Häufige Ursachen für depressive Verstimmung sind auch in der Unterversorgung mit Mikronährstoffen zu finden. Sinnvoll ist daher die Testung spezieller Laborwerte. Darunter ein Check des Darmflorastatus mittels Stuhluntersuchung, ein Aminosäureprofil, Vitamin D3, Vitamin B1, B6 und B12, Folsäure, Eisen, Schilddrüsenhormone, Selen, Kupfer und Zink, Magnesium, Mangan und Omega-3-Fettsäuren. Die Blutuntersuchung gibt Auskunft über Ihre aktuelle Versorgung. Einige Werte werden jedoch nur in Spezial-Labors untersucht und nicht von den Krankenkassen bezahlt.

Mikronährstoffe, die gezielt den Hormonhaushalt unterstützen und die Nerven stärken:

- Vitamin D3
- Vitamin B1, Vitamin B6
- Vitamin B12
- Folsäure
- Magnesium, Mangan, Selen und Zink

Spezielle Mikronährstoffe gegen depressive Verstimmungen:

- 5-HTP aus der afrikanischen Schwarzbohne Griffonia simplicifolia weist eine ähnliche Wirkung auf wie Tryptophan, eine Vorstufe von Serotonin
- L-Tryptophan
- Ashwagandha in Kombination mit Magnesium und Vitamin B6
- Rosenwurz-Extrakt

Nach Anweisung auf dem Beipackzettel oder nach persönlicher Beratung durch einen Mikronährstoff-Coach

Entsprechende Nahrungsmittel und Öle siehe Kapitel Ernährung.

Gedankenanstoß

Woran Sie erkennen, dass Sie externe Hilfe benötigen? Beantworten Sie sich folgende Fragen:

Ist Ihre Stimmung sehr oft oder ständig gedrückt?
Haben Sie das Interesse an Dingen verloren, die Ihnen früher Spaß machten?
Finden Sie Ihr Leben sinnlos/wertlos?
Leiden Sie an Angstzuständen?
Leiden Sie an Schlafstörungen, für die es keine körperliche Ursache gibt?

Wenn Sie diese Fragen bejahen, wenden Sie sich bitte an einen Psychotherapeuten oder eine Psychotherapeutin.

9. *Bemuttern war gestern: die Auswirkungen der Hormonumstellung aufs soziale Umfeld*

Meine Erfahrung aus vielen Gesprächen mit Klientinnen und Freundinnen bestätigt mein eigenes Empfinden: Viele Frauen stellen – und das durchaus gerne und ganz bewusst – zugunsten des Familienlebens für lange Zeit ihre eigenen (Karriere-) Wünsche zurück. Doch in den Wechseljahren kommt der Punkt, an dem es einfach reicht.

Fallbeispiel aus meiner Praxis

Eine Klientin (45, arbeitet 25 Wochenstunden im Gesundheitswesen, zwei Kinder unter zehn Jahren, verheiratet), kam wegen ihrer – wie sie es formulierte – »üblen« Stimmungsschwankungen in die Beratung. Sie berichtete fast eine Stunde lang darüber, was alles schlecht laufe in ihrem Leben, wie unbefriedigend das Familienleben geworden sei und dass sie kaum Raum und Zeit für ihre eigenen Bedürfnisse habe. Vor Arbeitsbeginn fährt sie die Kinder in den Kindergarten und zur Schule. Nach der Arbeit hetzt sie zum Abholen. Zweimal pro Woche bringt sie ihren Großen zum Vereinssport, geht mit dem Kleinen währenddessen auf den Spielplatz oder schnell zum Einkaufen, damit abends frisch gekocht werden kann. Ihr Mann verlässt morgens 15 Minuten früher als sie das Haus. Seine Arbeitsstelle liegt so, dass er die Kinder nicht mitnehmen kann. Abends ist er dann meist um 17:30 Uhr wieder zu Hause. Doch für die notwendigen Dinge im Haushalt hat er keinen Blick. Er steigt mehrmals umständlich über den Staubsauger, den sie extra in der Diele abstellt, ohne den Wink mit dem Zaunpfahl zu verstehen.

»Muss ich ihm denn immer sagen, was er tun soll? Warum sieht er die simpelsten Dinge nicht? Ständig mache ich mir Gedanken, ob alles erledigt ist: Hausaufgaben, Schulbrote schmieren, Fenster putzen, Arzttermine, Telefonate ... Bisher habe ich meine Rolle als Familienmanagerin und Dazuverdienerin ganz selbstverständlich erfüllt, damit wir uns ein kleines Häuschen leisten können. Ohne jemals wahrzunehmen, wie viel Energie mich diese Dreifachbelastung über all die Jahre gekostet hat. Von den Auswirkungen auf unsere Beziehung ganz zu schweigen. Ich bin einfach nur noch genervt und gestresst. Ich hetze von A nach B und nehme zum ersten Mal so richtig wahr, wie wenig Anerkennung vonseiten meines Mannes für all die Arbeit kommt. Irgendwie scheint das für ihn ganz selbstverständlich zu sein. Beim letzten Versuch, den ich gestartet habe, ihm meine Überlastung bewusst zu machen, meinte er nur: ›Ist doch alles prima, wie es ist. Ich arbeite schließlich auch den ganzen Tag und kann dich da wohl kaum unterstützen.‹ Ich bin tief enttäuscht von seinem Egoismus – und andererseits habe ich ein schlechtes Gewissen, ihn um mehr Unterstützung zu bitten. Er hat ja auch einen anstrengenden Job und ist schließlich unser Hauptverdiener.«

Dass wir in unseren fruchtbaren Jahren meist bereitwillig rund um die Uhr für unsere Lieben da sind, ist auch unserem weiblichen Hormoncocktail geschuldet. Allen voran den Östrogenen, die uns mit Beginn unseres Zyklus programmieren auf Umsorgen, Behüten und Bemuttern – die naturgegebene Physiologie der weiblichen Hormone. Diese verstärken das »Mutterhormon« schlechthin, das Oxytocin – auch als Bindungs- oder Kuschelhormon bezeichnet. Viele Frauen sind Weltklasse darin, anderen die Wünsche von den Augen abzulesen. Sie fühlen sich für alles und jeden verantwortlich, übernehmen im Kolleg*innenkreis, für den Chef oder die Chefin und im Freundeskreis gerne die Rolle der Ver- und Fürsorgerin. Das bringt uns Anerkennung und Wertschätzung ein, lässt uns jedoch auch schnell in die Falle der emotionalen Abhängigkeit tappen.

Jetzt bin ich mal dran!

Wie schön, dass es die Wechseljahre gibt, die uns aus diesem Dilemma befreien können! Denn der hormonelle Umschwung, der Rückzug der weiblichen Hormone zugunsten der männlichen, bringt häufig das Streben nach einem selbstbestimmteren, unabhängigeren Leben mit sich – und damit auch ein Ende der Kompromisse. Wir haben einfach keine Lust mehr auf Multitasking in der Familie, darauf, in der Firma das »Mädchen für alles« zu spielen. Mit der Verschiebung des Hormonhaushalts verändert sich nicht nur die Sichtweise auf unser (bisheriges) Leben – auch unser Verhalten als Partnerin und Mutter ändert sich. Mehr und mehr rücken nun die eigenen Wünsche und Bedürfnisse in den Fokus. Irritiert fragen sich die Frauen, wie sie diese so lange hintanstellen konnten. Sie noch nicht einmal wahrgenommen haben. »Wie konnte ich nur so dumm sein?«, höre ich des Öfteren.

Aber: Mit Dummheit hat das nichts zu tun. Die »Schuld« dafür können wir getrost den Fürsorge-Hormonen in die Schuhe schieben. Jetzt verabschieden sich diese – die Antennen sind auf Neu-Orientierung ausgerichtet. Wir empfangen ganz ungefragt Signale, die unser Leben ganz schön auf den Kopf stellen können. Wir stellen uns selbst an die erste Stelle und fordern: »Jetzt bin ich mal dran!«

Unser Streben nach Selbstverwirklichung kommt allerdings oft nicht wirklich gut an. Die Familie, die Kolleg*innen und die Freunde*innen reagieren verwirrt bis beleidigt.

Fallbeispiel aus meiner Praxis

Ein Frauengespräch am Rande einer Fortbildung: »Ich bin 48 und freue mich, dass ich die Kinder gut gerüstet ins Leben entlassen konnte. Allerdings habe ich immer noch ein Kind zu Hause. Bis vor Kurzem war mir gar nicht bewusst, wie unselbstständig mein Mann ist! Ich gebe zu, ich habe mich immer um alles gekümmert: Ich habe gekocht, geputzt, meinem Göttergatten die Kleidung gekauft, Wäsche und Überweisungen gemacht, all den lästigen Papierkram mit Versicherungen, Steuer & Co. erledigt. Und erst jetzt, wo der Nachwuchs flügge ist, wird mir klar, wie sehr ich ihn – so ganz nebenbei – mitbemuttert habe. Das wird wohl ein Kampf, bis ich ihn in Sachen Hausarbeit angelernt habe. Aber ich mache jetzt wieder MEIN Ding: Die Familienzeit ist beendet, in zwei Monaten steige ich wieder in meinen Beruf ein!«

Wenn sich die weiblichen Hormone zurückzuziehen beginnen, sind manche Frauen vielleicht noch gar nicht bereit, diese einzigartigen weiblichen Fähigkeiten aufzugeben. Wollen beispielsweise mit 40 noch ein Baby bekommen, da sie ihr bisheriges Leben der Karriere, der Selbstverwirklichung, ihrer Reiselust gewidmet haben oder es bisher einfach nicht klappen wollte mit einer Schwangerschaft. (Nebenbei: Es ist nicht ungewöhnlich, dass Frauen, die mit über 40 ihr erstes Kind gebären, kurz nach der Geburt in die Wechseljahre kommen. Eine Tatsache, über die die Frauen kaum aufgeklärt sind.)

In jedem Fall hinterfragen wir unseren Lebensentwurf. Das, was wir bisher als ganz selbstverständlich für uns angenommen (vielleicht auch eher hingenommen) haben, passt so nicht mehr. Das kann großen Einfluss auf unser Seelenleben nehmen und zu heftiger Verunsicherung, Selbstzweifeln, Schuldgefühlen bis hin zu depressiver Verstimmung führen. Manche Frauen glauben, dass etwas an ihnen falsch ist, wenn sie plötzlich bemerken, dass da noch ein anderes Leben in ihnen schlummert – jenseits vom Bemuttern und Sich-um-alles-Kümmern: »Ich mach schon, ich schaff das schon, alles kein Problem ...« Sie trauen sich nicht, über ihre Aufbruchsstimmung zu sprechen; oftmals erlauben sie sich noch nicht einmal, diese neuen Gedanken und Gefühle überhaupt zuzulassen. Manche sind sogar wütend, weil ihr vertrautes Lebenskonzept, das, was ihnen bisher Halt und Sicherheit gegeben hat, ins Wanken gerät.

Andere jedoch erkennen ihre Chance und starten durch. Sie räumen alte Baustellen auf und werden sich immer klarer darüber, was sie nicht mehr wollen. Sie entdecken ein neues Selbstbewusstsein in sich, und es wird ihnen zunehmend egal, was andere über sie denken. Sie fokussieren sich auf die neuen Vorstellungen von ihrem Leben: »Wer will ich in Zukunft sein? Wo will ich hin?«

Es ist an der Zeit, die Verantwortung für unsere Bedürfnisse zu übernehmen. Wer frei sein will, muss zunächst einmal überlegen, was genau ihn sich unfrei fühlen lässt und/oder was ein selbstbestimmtes Leben verhindert. Es ist allerdings nicht immer leicht herauszufinden, was unser eigener Weg ist. Die lösungsorientierte Wechseljahre-Beratung kann dabei helfen.

(Sich Unterstützung zu holen, wenn man allein nicht weiterkommt, hat nichts mit Schwäche oder Scheitern zu tun. Es bedeutet ganz einfach, dass wir an unseren »Aufgaben« wachsen wollen.) Doch selbst, wenn man weiß, was man sich wünscht: Es ist manchmal schwierig, seinen Weg dann auch wirklich zu gehen. Sich nicht beirren zu lassen.

Unser Wunsch nach Selbstbestimmung muss manchmal hart erkämpft werden. Wir entwickeln uns weiter – und damit kommen unsere Mitmenschen nicht immer gut zurecht. Es ist eine Zeit voller Krisen- und Konfliktpotenzial. Schwierig für uns selbst, aber auch für unser soziales Umfeld. Manche Beziehung scheitert daran. Besonders in Familien, in denen traditionelle Rollenbilder vorherrschen. Denn wer es gewohnt ist, von uns (Frauen) verwöhnt und umsorgt zu werden, möchte natürlich nicht freiwillig darauf verzichten. Wenn wir unserem Leben eine andere Richtung geben wollen, müssen wir uns selbst auf den Weg machen, denn niemand außer uns selbst hat Interesse daran.

Aber auch berufstätige Frauen kennen dieses Phänomen, dass in der Mitte des Lebens noch einmal Aufbruchsstimmung herrscht. Sie sind mit Begeisterung ihren Träumen gefolgt, haben ihr Ding gemacht und sich in ihrem Beruf verwirklicht. Auch sie berichten in den Wechseljahren über eine innere Unruhe, eine unbändige Lust auf Veränderung. Sie wollen auf der Karriereleiter weiter nach oben steigen oder aber sich beruflich noch einmal umorientieren, eine Weiterbildung machen oder (noch einmal) studieren und vielleicht endlich ihre Doktorarbeit zu Ende schreiben.

Fallbeispiel aus meiner Praxis

Eine Klientin erzählt: »Ich hatte nie eine eigene Familie, die ich umsorgen und verwöhnen konnte. In der Beratung ist mir bewusst geworden, wie viel Energie ich als leitende Angestellte eines mittelständischen Unternehmens in den Aufbau der Firma gesteckt hatte. Die Beratung hat mir die Augen dafür geöffnet, wie sehr ich mich danach sehne, mich beruflich zu verändern, etwas ganz anderes zu machen. Etwas, wo ich meine ganze Kreativität nutzen und mich selbst und meine eigenen Ideen verwirklichen kann. Ich habe mich entschieden, ein Geschäft für kreative Raumkonzepte zu eröffnen.«

Unterstützt werden wir bei der Neupositionierung in Beruf und Familie durch die Kraft der männlichen Hormone, der Androgene (allen voran das Testosteron). Wir scheuen uns nicht mehr so sehr wie bisher vor Konflikten und Auseinandersetzungen. Testosteron macht uns zwar mitunter etwas reizbarer und angriffslustiger, aber eben auch unerschrockener und mutiger, wenn es darum geht, längst überfällige Entscheidungen durch- und umzusetzen.

Partner und Familie gegenüber sollten Frauen offen mit den Wechseljahren umgehen – möglichst ohne sie als Ausrede für jede Laune zu benutzen. Wer sich kratzbürstig fühlt, sagt den Lieben, dass er jetzt empfindsam ist, dies aber nichts mit ihnen zu tun hat.

Wenn alles zusammenkommt

In die Jahre des Wechsels fallen meist noch weitere Veränderungen: Manchmal benötigen gerade jetzt die (Schwieger-)Eltern mehr Zuwendung, weil sie allein nicht mehr gut zurechtkommen. Wir möchten sie nicht im Stich lassen – und sie wünschen sich, erwarten zum Teil auch, nun von uns bemuttert zu werden. Ohne Rücksicht darauf, ob wir gerade vielleicht mit unseren eigenen Themen beschäftigt sind. Im Beruf drängen jüngere Kolleginnen und Kollegen nach vorn. Das Älterwerden macht sich zunehmend äußerlich bemerkbar. Und wir sind auch nicht mehr so belastbar wie früher. Unser Körper teilt uns unmissverständlich mit, dass er schon einige Jahre auf dem Buckel hat und eine Pause bzw. mehr Fürsorge verdient hat. Denn die veränderten Stoffwechselprozesse machen ihn zunehmend anfällig für diverse Verstimmungen, die sich in Allergien, ersten Verschleißerscheinungen und beginnenden Krankheiten zeigen. Um leistungsfähig zu bleiben und mit der abnehmenden Stressresistenz fertigzuwerden, brauchen wir mehr Ruhe und Erholung als früher. Stimmungsschwankungen in den Wechseljahren sind daher nicht nur hormonell bedingt.

Der Fokus richtet sich zunehmend auf die eigenen Bedürfnisse, die sich mit der Hormonumstellung oft komplett verändern. Viele Frauen wünschen sich in dieser Zeit einen Rückzugsort – nur für sich allein. Ein eigenes Zimmer, einen Raum für Entspannung, zum Lesen, um nur mit sich zu sein und den Gedanken nachhängen zu können. Eine ruhige Nacht zu verbringen, um wieder Kraft zu tanken, wenn der/die Partner*in nebenan das Haus zusammensägt. Und wir sollten es uns nicht nehmen lassen, das Alleinsein zu zelebrieren.

Sich um sich selbst kümmern, gut für sich sorgen, sich selbst bemuttern, fällt den allermeisten Frauen nach nahezu

30 Jahren Fürsorge für andere extrem schwer. Wir sollten uns jedoch bewusst machen: Das Ende der Bemutterung ist der Beginn der Selbst-Bemutterung, der Beginn einer neuen Freundschaft mit uns selbst.

Pubertät trifft Wechseljahre

Wie in der Pubertät, unseren ersten Wechseljahren, können wir uns noch einmal ganz neu erfinden und Seiten an uns entdecken, die uns bisher vielleicht verborgen blieben. Erinnerungen werden wach: In unserer Jugend kam unser Wunsch nach Eigenständigkeit bei unseren Eltern nicht wirklich gut an. Und heute, in unseren Wechseljahren, ernten wir mit unserem Wunsch nach mehr Eigenständigkeit in der Familie, bei Partnern, in der Firma und sogar bei unseren Kindern nicht immer Lorbeeren.

Teenager hinterfragen alles. Die Freunde, sich selbst, die Eltern, die nur noch peinlich sind. Auf der Schwelle zum Erwachsenwerden müssen sie lernen, sich abzugrenzen, ihren eigenen Weg zu gehen. Und sie stellen sich dabei die gleichen Fragen, die auch wir uns in den Wechseljahren stellen: »Wer bin ich? Und wer will ich einmal sein?«

»Pubertät trifft Wechseljahre« – insbesondere in der heutigen Zeit, in der Mütter ihre Babys später bekommen, nichts Ungewöhnliches mehr. Wenn unser eigener Wandlungsprozess mit der Abnabelungsphase der Kinder zusammenkommt, kann dieses Zusammentreffen durchaus zu einem hochexplosiven Cocktail mutieren. Dann ist das einst so traute Heim nicht unbedingt »a place to be«, und alle Beteiligten wünschen sich bisweilen auf eine einsame Insel.

Tanz auf dem Vulkan

Als ich selbst alle Zusammenhänge verstanden hatte, habe ich mich bei meiner Familie für diese explosive Zeit und mein damals aufbrausendes Wesen entschuldigt bzw. meinem Mann und den Kindern die Zusammenhänge erklärt. Und vor allem habe ich mir selbst gedankt, dass ich mich so intensiv mit den Veränderungen in den Wechseljahren beschäftigt habe. Im Nachhinein konnten wir über einzelne Episoden herzlich lachen (wenn auch längst nicht über alle). Besonders die Phase, in der ich verkündet habe, dass ich nicht mehr »Mädchen für alles« sein möchte, kam zunächst natürlich überhaupt nicht gut an. Doch nach und nach wurden Lösungen gefunden, mit denen alle Beteiligten gut leben konnten. Auch wenn es anstrengend ist: Es ist wichtig, dass wir auch in unserem persönlichen Umfeld Korrekturen vornehmen, um uns auf den Weg in eine entspannte Zeit nach der Menopause machen zu können. Es reist sich bekanntlich einfach besser mit leichtem Gepäck – ohne Altlasten und unnötigen Ballast.

Frau fürs Leben bedeutet nicht Mädchen für alles

Wenn die Kinder selbstständiger sind, rückt der Liebste oder die Liebste wieder mehr ins Blickfeld. Jede Partnerschaft steckt irgendwann einmal in einer Krise. Das ist nichts Ungewöhnliches. Doch in kaum einer Lebensphase wird sie so auf den Prüfstand gestellt wie während der Wechseljahre. Unser Gefühlschaos geht selbst an den beständigsten Beziehungen nicht spurlos vorüber. Und wahrscheinlich haben unsere Lebenspartner auch noch niemals zuvor so oft verständnislos den Kopf über uns geschüttelt. Sie glaubten, uns gut zu kennen, und beobachten erstaunt, wie wir zu einer Amazone in eigener Sache mutieren. Da kann es schnell mal zu hitzigen Debatten kommen. Wir stellen unsere Beziehung auf den Prüfstand: Ist der/die Partner*in an meiner Seite noch der Lieblingsmensch, mit dem ich auch in den kommenden Jahrzehnten Seite an Seite durchs Leben gehen möchte? Oder wird mehr und mehr deutlich, dass es zwischen uns nicht mehr passt? (Natürlich kann der andere ebenfalls zu diesem Schluss kommen.)

Gedankenanstoß

Versuchen Sie, sich folgende Fragen ehrlich zu beantworten:

*Kann ich meinen/meine Partner*in immer noch gut riechen?*
Wenn nicht: Was stinkt mir in der Beziehung?
Inwiefern können wir beide dazu beitragen, dass die Beziehung neuen Schwung bekommt?
Wenn ich mich nicht mehr über ihn/sie aufregen würde:
*Was würde ich stattdessen viel lieber mit meinem/meiner Partner*in tun?*

Über das »Chaos im Kopf« zu reden, ist Gold wert. Woher sollen unsere Partner sonst wissen, was uns beschäftigt? So mancher Knoten löst sich und Missverständnisse können geklärt werden.

Aber auch an Freundschaften geht diese turbulente Zeit nicht spurlos vorbei.

Fallbeispiel aus meiner Praxis

Eine Klientin erzählte: »Stell dir vor, gestern fand ich im Briefkasten einen Brief von meiner besten Freundin. Was habe ich mich gefreut – das gibt es ja heute kaum noch. Ich holte mir einen Kaffee, um es mir beim Lesen gemütlich zu machen. Doch als ich die ersten Zeilen überflog, fiel mir fast die Tasse aus der Hand. Vorwürfe über Vorwürfe. 20 Jahre Freundschaft – ein einziges Desaster? So empfand und beschrieb sie es in jedem Fall. Ich hätte sie nie richtig wahrgenommen, ihre Leistungen nicht wertgeschätzt usw. usw. Sechs eng beschriebene Seiten voller Wut und Aggression. Ich verstand die Welt nicht mehr.« Nachdem ich einige Tage darüber nachgegrübelt hatte, fasste ich mir ein Herz und rief sie an. Wir sprachen über den Brief und verabredeten uns, um darüber zu reden. Bei unserem Treffen erklärte sie mir, was ihr in letzter Zeit so alles durch den Kopf gegangen sei und dass sie das Gefühl hatte, sich von den wichtigsten Menschen in ihrem Leben nicht verstanden zu fühlen. Das habe sie einfach mal loswerden müssen.

Mit den Kollegen*innen wird jetzt ebenfalls oft mehr Klartext geredet. Sie bekommen unsere neue Klarheit zu spüren – und der Chef wundert sich, dass wir nicht mehr bereit sind, klaglos Überstunden zu schieben.

Dann bekommt man Sprüche zu hören wie:

»Warum willst du dies oder jenes denn nicht mehr?«

»Dies und das war doch bisher gar kein Problem ...«

»Du warst auch mal kollegialer. Wieso erledigst du das nicht mehr? Das hast du doch bisher auch immer getan!«

»Du bist voll egoistisch geworden!«

Aber: Wir dürfen ruhig ein wenig egoistisch sein – in einem guten Sinne. Schließlich heißt das nichts anderes, als sich selbst wichtig zu nehmen. Und die beste Zeit dafür ist: jetzt! Die Wechselzeit wird nicht umsonst als große Umbruchphase bezeichnet, denn sie bietet uns die Chance, uns noch einmal ganz neu zu positionieren. Bis zur Gott sei Dank noch weit entfernten Rente stehen uns mindestens 20, wenn nicht 25 Jahre zur Verfügung. Älter werden wir später!

10. *Well-Aging statt Anti-Aging: gesundes Älterwerden*

In keiner anderen Lebensphase wird uns die Tatsache, dass wir älter werden, so bewusst wie in den Wechseljahren. Die ersten Zipperlein machen sich bemerkbar, wir sind körperlich und seelisch nicht mehr so belastbar wie früher.

Was passiert da hinter den Kulissen? Der Schutz der Sexualhormone geht verloren, was für einigen Wirbel in unserem Organismus sorgt und auch unser Immun- und Nervensystem beeinträchtigen kann. Wichtige Wachstumshormone machen die Biege, der Stoffwechsel stellt sich um. Statt auf Wachstum und stetige Erneuerung der Zellen ist unser Körper nun auf den Erhalt der Körpermasse programmiert. Auch der Knochenstoffwechsel, der bisher enorm von einer ausreichenden Hormonversorgung profitierte, lässt nach. Die Elastizität unserer Blutgefäße verringert sich, was den Blutdruck steigen lässt.

Zu allem Überfluss werden wir auch noch träge. Am liebsten würden wir wie ein Pubertier tagein, tagaus auf dem Sofa rumgammeln, Fernbedienung in der einen Hand, Chipstüte in der anderen.

Doch statt uns von unserem inneren Schweinehund gängeln zu lassen, sollten wir ihn mit ins Boot holen – denn spätestens jetzt ist die Zeit gekommen, uns gut fürs Alter aufzustellen. Und es lohnt sich: Vor uns hatte keine Generation Frauen nach der Menopause noch so viel Lebenszeit zur Verfügung wie wir heute!

Allerdings ist unsere hohe Lebenserwartung nicht unbedingt gleichbedeutend mit Lebensqualität. Schon Frauen um die 50 nehmen oft eine Vielzahl an Medikamenten ein, um täglich über die Runden zu kommen. Neben Schlafmitteln vor allem

Blutdrucksenker, Schmerzmittel, Magensäureblocker und Antidepressiva. Lange Zeit wurde angenommen, dass auftretende Wechseljahresbeschwerden schlichtweg unvermeidbar und Tabletten der einzige Weg seien, sie in den Griff zu bekommen.

Beruhigend zu wissen: Das ist keineswegs der Fall. Wir können – meist sogar ganz ohne Medikamente – gut durch die Wechseljahre kommen. Körperliche Symptome auf natürliche Weise lindern und ihnen sogar vorbeugen.

Gesundheitsprävention ist mir als Wechseljahre-Beraterin und Krankenschwester für Anästhesie und Intensivmedizin eine Herzensangelegenheit. Es zeigt sich immer wieder: Wir können nicht früh genug damit beginnen, etwas dafür zu tun, lebenslang energievoll und fit zu bleiben. Doch es ist andererseits auch nie zu spät für einen Richtungswechsel.

Anti-Aging ist eine Illusion – im Gegensatz zu Well-Aging. Das Alter lässt sich zwar nicht aufhalten, aber wir können »gut« altern. Uns lebenslang wohl in unserer Haut fühlen und das auch nach außen hin ausstrahlen. Eine gute Figur zu haben bedeutet nämlich neben einem stabilen Wunschgewicht, auch innerlich gut »in Form«, fit, aktiv und voller Lebenslust zu sein.

Die Zutaten, um gelassen durch den Wechsel zu kommen und auf ein gesundes, langes Leben hoffen zu können: eine abwechslungsreiche, biologisch-pflanzenbasierte Ernährung. Regelmäßige Bewegung und regelmäßige Auszeiten. Unternehmungen. Freunde. Und last but not least: Freude am Leben!

Vielen Krankheiten kann vorgebeugt werden. Dafür ist es wichtig, zum einen Gesundheitsbelastungen zu reduzieren (z. B. umweltbedingte Belastungen, Nikotin- oder Alkoholkonsum, soziale Isolation, Stress). Und zum anderen gesundheitsbezogene Ressourcen zu stärken (z. B. eine positive Einstellung zum Alter, Kompetenzen, Information und Bildung, Netzwerke, Selbstwirksamkeit).

Ernährung: Du bist, was du isst

Mithilfe der Ernährung können wir zahlreiche Stoffwechselprozesse positiv beeinflussen, um Zivilisationskrankheiten wie Übergewicht, Herz-Kreislauf-Erkrankungen, Schlaganfall, Diabetes und Arthrose, aber auch Osteoporose und Zahnverlust vorzubeugen bzw. diese so lange wie möglich zu verhindern.

Täglich werden wir überflutet mit Tipps zu gesunder Ernährung. Doch was ist wirklich wichtig bei der Umstellung unserer Essgewohnheiten?

Unter gesunder Ernährung versteht man eine pflanzenbasierte Lebensmittelauswahl mit der heilsamen Wirkung vieler sekundärer Pflanzenstoffe. Sie ist reich an Vitalstoffen wie Vitaminen, Mineralien und Spurenelementen. Aber auch an Ballaststoffen, die alles andere als Ballast sind. An Antioxidantien, die uns vor Zellschädigungen schützen, an Aminosäuren, Enzymen und hochwertigen Fettsäuren, die nicht »fett« machen, sondern glücklich. Sehr positiv wirken sich Phytoöstrogene aus Getreide, Gemüse, Kräutern, Obst und Beeren auf Wechseljahresbeschwerden aus.

Besonders ab der Hormonumstellung lohnt es, den Fokus auf eine kalorienreduzierte Ernährung zu richten, die an unsere neuen Bedürfnisse angepasst ist. Da sich der Stoffwechsel verlangsamt, würden wir ohne kleinere Portionen auf dem Teller schon bald einiges mehr auf die Waage bringen. Was wir zu viel an Energie in Gestalt von Kohlenhydraten aus der Nahrung zu uns nehmen, wird im Fettgewebe gespeichert.

Daher gilt: je weniger Zucker, desto besser für den Stoffwechsel.

Die Vielfalt an Lebensmitteln ist schier unendlich und wir können aus dem Vollen schöpfen. Doch ein Leben in Fülle ist nicht gleichzusetzen mit »all you can eat«! Wertschätzung steigert den Genuss.

Gedankenanstoß

Essen gehört wie selbstverständlich zu unserem Leben. Mehrmals täglich nehmen wir etwas zu uns. Doch wie bewusst essen wir? Beantworten Sie sich dazu einmal folgende Fragen: Wie oft bin ich wirklich (richtig) hungrig? Wie oft esse ich, ohne hungrig zu sein? Was esse ich? Wie esse ich? Im Gehen, in der Bahn, im Auto? Am Schreibtisch, im Bett oder ganz bewusst im Sitzen am Esstisch? In Ruhe? Wie oft kaue ich einen Bissen? Oder schlinge ich, weil keine Zeit zum Kauen bleibt? Woran bemerke ich, dass ich satt bin? Kompensiere ich möglicherweise fehlende Lebensfreude durch Essen?

Gutes Essen braucht gute Zutaten!

Fertiggerichte, Convenience Food, Abgepacktes. Was in Supermärkten verkauft wird, muss lange haltbar sein. Das wird unter anderem durch die Beigabe vieler Zusatzstoffe wie Zucker, Salz, Konservierungsmittel und Geschmacksverstärker erreicht. Vor allem der Einsatz von Glukose in Fertiggerichten (getarnt als Maissirup, Glucose-Fructose-Sirup, natürliche Süße) fördert bei regelmäßigem Verzehr nachweislich das Entstehen der nicht alkoholischen Fettleber – mit schwerwiegenden Folgen für den Stoffwechsel und das Herz-Kreislauf-System bis hin zu Leberentzündung (Hepatitis), Leberzirrhose oder Leberkrebs. Die Fettleber (non-alcoholic fatty liver disease, kurz NAFLD) gehört mittlerweile zu den sogenannten Wohlstandserkrankungen.

Generell gilt: Je naturbelassener die Zutaten, desto besser kann der Körper sie nutzen, um sämtliche biochemischen Abläufe in den Zellen regelrecht ablaufen zu lassen. Die beste Wahl sind frische regionale und vollreif geerntete Lebensmittel, die Lust machen, daraus eine wunderbare Mahlzeit zu zaubern.

Meine Tipps

Frisch und selbst gekocht, denn Fertiggerichte verändern auf Dauer die Darmflora. Das macht nicht nur übergewichtig, sondern auch krank.

Reichlich und bunt: Je kräftiger die Farbe von Gemüse und Obst, desto effektiver der Gesundheitsschutz.

Abwechslungsreich: Die Kombi macht's!

Gehaltvoll: Je reifer Obst geerntet wird, desto mehr Vitamine, Mineralstoffe und sekundäre Pflanzenstoffe sind enthalten.

Verträglich: Der Bauch sagt uns, was ihm guttut.

Biologisch: In der biologischen Landwirtschaft dürfen keine hormonell wirksamen Spritzmittel und Masthilfen eingesetzt werden.

Am besten warm: Dann muss der Körper weniger Energie für die Verdauung aufwenden.

Rhythmisch: Auch Essenszeiten brauchen einen festen Rhythmus. Ohne einen ausreichenden Abstand zwischen den Mahlzeiten von vier bis fünf Stunden bleibt dem Insulinspiegel nicht genügend Zeit abzusinken. Das verhindert, dass Fettdepots abgebaut werden – und wir haben keine Chance abzunehmen.

Genussvoll: Das beste Essen taugt nichts, wenn man sich nicht die Zeit nimmt, es zu genießen.

Achtsam: Achtsamkeit bei den Mahlzeiten, bewusstes Kauen der Speisen und die Wertschätzung der Lebensmittel machen es uns leichter, bedarfsgerecht zu essen. Es hilft uns dabei, Körpersignale besser wahrzunehmen und dadurch ein natürliches Hunger- bzw. Sättigungsgefühl zu entwickeln.

Ernährungsgewohnheiten zu verändern fällt oft schwer. Doch wenn's gelingt, werden wir spürbar mit einem Plus an Vitalität und Leistungsfähigkeit belohnt. Es werden keine unnützen Fettzellen gebildet, und Wohlstandserkrankungen haben keine Chance.

Damit eine Veränderung krank machender Ernährungsgewohnheiten gelingen kann, ist das Allerwichtigste: der wirklich ernst gemeinte Wunsch, gut für uns selbst zu sorgen.

Wenn wir uns über den Benefit der Veränderung im Klaren sind, gelingt es fast wie von selbst, die Ernährung step by step auf unsere Bedürfnisse abzustimmen.

Gedankenanstoß

Warum ist es mir wichtig, etwas zu verändern?
Was kann ich aktiv zu meinem Wohlergehen beitragen?
Was genau will ich verändern?
Wie kann ich die Veränderung ohne großen Aufwand im Alltag integrieren?

Fallbeispiel aus meiner Praxis

Eine Klientin: »Es fällt mit total schwer, in puncto Essen gut für mich zu sorgen. Ich weiß zwar genau, was mir guttut, doch ich habe drei Jungs und einen Mann, die genau das Gegenteil von dem essen wollen: jeden Tag Aufschnitt, fetten Käse, Fleisch, dicke Soße, oft Pommes. Gemüse und Vollwertprodukte: eher Fehlanzeige.

Reden Sie mit Ihrer Familie über Ihre Wünsche, darüber, was Ihnen nicht mehr »schmeckt« und was Sie in Zukunft verändern werden. Bauen Sie immer öfter Ihre Lieblingsrezepte mit ein. Bleiben Sie gelassen. Nur nichts überstürzen! Gemeinsames Einkaufen macht Lust, Neues auszuprobieren. Auf dem Markt gibt es Lebensmittel aus der Region, superfrisch und nicht unbedingt teurer, weil Sie genau die Menge einkaufen können, die Sie benötigen. Es wird viel weniger weggeworfen. Wenn Ihre Familie mitbekommt, wie lecker die Speisen aussehen und duften und wie gut es Ihnen mit der Ernährungsumstellung geht, werden alle automatisch neugierig. Es ist manchmal erstaunlich, wie schnell sich auch die Familie von der bunten Vielfalt der Vollwertküche verführen lässt. Vielleicht überzeugt sie auch die Erkenntnis, dass pflanzliches Eiweiß gesünder ist, die Muskeln genauso wachsen lässt wie Eiweiß aus einem Steak.

Obwohl der Trend zur veganen Ernährung ungebrochen ist: Auch Tierisches wie Eier, Fleisch und Milchprodukte hat seine Berechtigung in der Ernährung. Allerdings in Maßen und nicht aus Massentierhaltung. Wie immer im Leben entscheidet die

Dosis über das Gift. Weil Umweltgifte den Organismus überfordern, sollten wir biologisch produzierte Lebensmittel bevorzugen. Für Milchprodukte wird im Rahmen einer vollwertigen Ernährung der tägliche Verzehr von maximal 300 g möglichst naturbelassener Produkte in Bioqualität empfohlen. (Der Konsum von zu viel Kuhmilch fördert beim Menschen langfristig die Entstehung vieler Zivilisationskrankheiten.) Als besonders empfehlenswert gilt Quark, da er aufgrund des geringen Fettanteils sehr kalorienarm ist und hochwertige Proteine enthält, die Entzündungen lindern und den Muskelaufbau fördern. Aber auch Sahne, Naturjoghurt, Kefir, Dickmilch, Buttermilch und Butter sind in Maßen »erlaubt«.

Auch Fleisch und Fisch sind ernährungsphysiologisch wertvolle Lebensmittel. Mit ein- bis zweimal pro Woche sollten sie eher selten, dafür hochwertig aus biologischer Landwirtschaft auf den Tisch kommen! Billiges Fleisch und Wurstwaren aus Massentierhaltung können genau wie gespritztes Obst und Gemüse unser Hormonsystem stören. Ist alles auch noch in Plastik verpackt, laden wir uns möglicherweise eine wahre Östrogenbombe auf den Teller. Das kann nicht nur eine Östrogendominanz auslösen (übrigens auch bei Kindern und Männern), sondern auch eine bestehende Östrogendominanz verstärken. Übergewicht und wachsende Gebärmuttermyome sind nicht auszuschließen. Auch Entzündungsprozesse im Körper werden durch zu viel Tierisches gefördert.

Wild lebender Fisch ist Fisch aus Massentierhaltung (Aquakultur) vorzuziehen. Algen als Salat oder Gemüse sind eine hochwertige Alternative. Sie sind reich an lebenswichtigen Eiweißen, Mineralstoffen, Spurenelementen und Vitaminen, Algenöl aus Mikroalgen ist eine gute Quelle für hochwertige essenzielle Fettsäuren.

Was macht unsere Lebensmittel so wertvoll? Warum lohnt es, sich mit gutem Essen zu versorgen?

Unsere Nahrung beliefert uns täglich mit Kohlenhydraten, Eiweißen und Fetten, die wir als Makronährstoffe bezeichnen. Gemeinsam mit Mikronährstoffen und Wasser versorgt sie unseren Körper mit allem, was uns im Idealfall gesund und fit hält.

Zu den Mikronährstoffen gehören Vitamine, Mineralstoffe, Spurenelemente, sekundäre Pflanzenstoffe, essenzielle Fettsäuren und Aminosäuren sowie probiotische Mikroorganismen – Stoffe, die für den Körper unentbehrlich sind und unter anderem vor freien Radikalen schützen.

Sie sind überlebenswichtig für unsere Gesundheit. Es sind Vitalstoffe im wahrsten Sinne. Reichlich verzehrt liefern sie uns Energie, machen uns vital und verbessern unsere Stressresistenz. Sie halten unser Immunsystem fit, regulieren die Hormonsynthese und stärken unsere Nerven. Positiver Nebeneffekt während der Hormonumstellung: Hitzewallungen machen uns nicht mehr so viel zu schaffen. Wir schlafen besser und fühlen uns insgesamt sehr viel ausgeglichener.

Obwohl sie zum Teil nur in winzigen Mengen benötigt werden, müssen wir sie täglich und ausreichend über die Nahrung aufnehmen. Die wenigsten kann der Körper selbst herstellen bzw. über längere Zeit speichern. Viele Menschen sind heutzutage aufgrund ihres stressigen Lebenswandels suboptimal versorgt. Das sollte sich spätestens jetzt ändern! Denn ohne eine ausreichende Versorgung mit Mikronährstoffen werden wir nicht nur faltig, schlapp und depressiv – sondern auf Dauer richtig krank.

Besonders in Zeiten eines erhöhten Bedarfs, wozu auch die Wechseljahre zählen, kann es hilfreich sein, sie begleitend durch Nahrungsergänzungsmittel einzunehmen.

Wann sich eine zusätzliche Einnahme von Nahrungsergänzungsmitteln lohnen kann

Die Empfehlung, sich täglich fünfmal am Tag mit frischem Gemüse und Obst zu versorgen, ist im Alltag für die wenigsten praktikabel. Die meisten von uns sind oft im Stress, wodurch mehr Mikronährstoffe verbraucht, aber nicht ausreichend über die Nahrung nachgefüllt werden. Eine einseitige Ernährung mit viel Fast Food, Fertiggerichten, aber auch Diäten, die Einnahme von Medikamenten oder eine Darmerkrankung führen zu Mikronährstoffmangel.

Viele Experten raten daher, die Ernährung mit Mikronährstoffkonzentraten zu optimieren, um die Zellen mit ausreichend Mikronährstoffen versorgen zu können. Am besten gezielt nach einer Laboranalyse. Eine Mikronährstoffanalyse lohnt sich nicht erst dann, wenn Beschwerden zur Belastung werden. Durch sie kann schon im Vorfeld erkannt werden, welche Vitamine, Mineralstoffe und Spurenelemente ergänzt werden müssen, um weitere Defizite und vor allem daraus entstehende Krankheiten zu vermeiden. Dazu wird eine Blutanalyse in einem Speziallabor durchgeführt. Da auch der Darm eine wichtige Rolle bei der Vitaminsynthese spielt, kann mittels Stuhlanalyse untersucht werden, ob in ausreichender Menge gute Darmbakterien vorhanden sind.

So können Nährstoffdefizite gezielt durch Nahrungsergänzungsmittel ausgeglichen und fehlende Darmbakterien durch Probiotika ergänzt werden. Bei der Produktauswahl sollte unbedingt auf das Reinheitsgebot geachtet werden. Hochwertige Nahrungsergänzung kann auf unnütze Konservierungsmittel, Trenn-, Füll- oder Rieselhilfen verzichten. Und die Produkte müssen sinnvoll dosiert werden, denn sowohl ein Zuviel als auch ein Zuwenig hat keinen Mehrwert bzw. schadet eher als zu nützen.

Aber Achtung: Die alleinige Einnahme von Präparaten kann nicht die bunte Vielfalt einer ausgewogenen Ernährung ersetzen, sondern eben nur ergänzen. Menschen, die regelmäßige Nahrungsergänzungsmittel einnehmen, sollten über die Laboranalyse überprüfen, ob die Einnahme optimal dosiert ist. Es lohnt sich!

Das kleine ABC der Mikronährstoffe

Vitamine

Vitamine sind lebenswichtige Stoffe und für die Gesundheit unentbehrlich. Sie müssen mit der Nahrung aufgenommen werden, da der Körper sie – bis auf wenige Ausnahmen – nicht selbst bilden kann.
Zu den wichtigsten zählen die fettlöslichen Vitamine A, D, E und K. Sie können in Leber und Fettgewebe gespeichert werden. A, D und E zählen zu den Antioxidantien, die unsere Zellen vor freien Radikalen schützen und uns damit vor Entzündungen und vielen Stoffwechsel-, Gefäß- und Krebserkrankungen bewahren können. Um die fettlöslichen Vitamine aus Pflanzen verwertbar zu machen, ist bei der Nahrungszubereitung die Zugabe von Fett entscheidend – ansonsten bleiben sie für uns wertlos.

Vitamin A: Auch als Retinol oder Augenvitamin bekannt. Es ist superwichtig für gutes Sehvermögen. Neben der Sehkraft im Alter kann es auch zum Erhalt gesunder Haut, Schleimhaut und zu einem normalen Eisenstoffwechsel beitragen. Ebenso leistet es einen wichtigen Beitrag für ein starkes Immunsystem. In der Nahrung kommt es z. B. in tierischen Produkten wie Leber bzw.

Leberwurst, Eigelb und (Bio-)Milchprodukten vor. Über pflanzliche Lebensmittel wird es als Provitamin A über die Carotinoide wie z. B. Betacarotin aufgenommen und bei Bedarf vom Körper zu Vitamin A umgewandelt. Es steckt besonders in kräftig gefärbten roten, orangen bzw. grünen Gemüsesorten wie Möhren, Süßkartoffeln, Kürbis, Aprikosen (auch getrocknet), Mango, Petersilie, Grünkohl, Brokkoli, Spinat und Tomaten.

Vitamin E: Unter Vitamin E wird die Gruppe der Tocopherole zusammengefasst.
Vitamin E ist ein starkes Antioxidans, das dazu beiträgt, Zellen vor oxidativem Stress zu schützen. Auch der Hormonhaushalt scheint davon zu profitieren. Es ist vor allem in pflanzlichen Ölen wie Weizenkeim-, Sonnenblumen-, rotem Palmöl und Olivenöl enthalten. Aber auch in Nüssen, Vollkorn und Eiern.

Vitamin K: Auch hier unterscheiden wir zwei Untergruppen: Vitamin K1 und K2.
Bekannt ist, dass Vitamin K bei vielen wichtigen Stoffwechselprozessen eine Rolle spielt, beispielsweise bei der Blutgerinnung, im Knochenstoffwechsel und beim Erhalt der Gefäßgesundheit. Vitamin K1 trägt zu einer normalen Blutgerinnung bei. In der Nahrung finden wir es vor allem in grünem Gemüse. Vitamin K2, auch als Menachinon (MK7) bekannt, trägt zur Erhaltung gesunder Knochen bei. Es ist mitverantwortlich dafür, dass Calcium ordnungsgemäß in die Knochen geschleust wird und nicht stattdessen die Gefäßwände der Arterien »verkalkt«. Daher wird Vitamin K2 auch ein positiver Effekt auf Herz und Kreislauf zugeschrieben. Es kommt vor allem in tierischen Lebensmitteln wie Fleisch, Eier, Milch und Butter vor, aber auch in fermentierten Lebensmitteln wie Sauerkraut oder Natto (fermentierte Sojabohnen), Quark, Hart- und Weichkäse. Es kann auch durch Bakterien einer gesunden Darmflora gebildet werden.

Vitamin D: unser Multitalent. Das Sonnenhormon ist aus der Gesundheitsprävention nicht mehr wegzudenken. Es gehört aufgrund seiner Struktur zu den Hormonen und ist als Prohormon (eine Hormonvorstufe) an der Synthese der Sexualhormone beteiligt. Es nimmt eine Schlüsselrolle im Immunsystem und bei der Knochenmineralisierung ein und ist damit mitverantwortlich für ihre Stabilität und Festigkeit. Es trägt zum Erhalt gesunder und fester Zähne bei und hat einen positiven Einfluss auf die Muskulatur.
Vitamin D kann vom Körper selbst mithilfe der UV-B-Strahlung des Sonnenlichts hergestellt werden. Doch nur dann, wenn die Sonne hoch am Himmel steht. Woran man das erkennt? Wenn der eigene Schatten maximal so lang ist wie man selbst. Je nach Zeitzone ist das in den Sommermonaten zwischen 10.00 und 15.00 Uhr der Fall. Sonnenschutzcreme ab Faktor 15 allerdings blockiert die Vitamin-D-Synthese fast vollständig.
Die Bestimmung des Vitamin-D-Spiegels ist Goldstandard in der Prävention. Man geht davon aus, dass mehr als 50 Prozent der Bevölkerung in Deutschland nicht ausreichend mit Vitamin D versorgt sind. Vor allem vor und nach dem Winter (November und April) sollte man Vitamin D im Labor bestimmen lassen, um rechtzeitig einer Unterversorgung entgegenwirken zu können. Vitamin D3 wird dann in der entsprechenden individuellen Dosierung als Nahrungsergänzungsmittel eingenommen. Wer wenig Zeit im Freien verbringt und sich auch im Sommer nicht mindestens 20 Minuten ohne Sonnencreme der Sonne aussetzt, sollte es auch während des Sommers einnehmen.
Ausreichend Vitamin D über die Nahrung aufzunehmen, ist kaum möglich, denn der Anteil z. B. in Eiern, Pilzen oder fettem Fisch ist zu gering, um unseren Bedarf allein dadurch zu decken.

Die Gruppe der B-Vitamine: Zu den wasserlöslichen Vitaminen gehört neben Vitamin C die Gruppe der B-Vitamine, die aufgrund ihrer Struktur nicht gespeichert werden können und somit ständig zugeführt werden müssen. Mit Ausnahme von Vitamin B12, das in der Leber gespeichert werden kann.
Die acht B-Vitamine übernehmen die unterschiedlichsten Aufgaben in unserem Stoffwechsel. Sie wirken bei der Entgiftung mit und stärken unsere Nerven. Vor allem in Zeiten des erhöhten Bedarfes wie in den Wechseljahren können sie als Nahrungsergänzung wertvolle Begleiter sein. Allesamt und im Verbund (Komplex) unterstützen B-Vitamine unseren Energiestoffwechsel und die Hormonbildung. Sie tragen zu einer verbesserten Stressresistenz bei, was Erschöpfungszuständen, Stimmungsschwankungen, Konzentrationsstörungen und erhöhter Reizbarkeit entgegenwirkt. Im Umkehrschluss sind wir entspannter, gelassener, was wiederum für gute Stimmung sorgt.
Die bekanntesten Mitglieder der Gruppe sind Biotin (Vitamin B7), Folsäure (Vitamin B9) und Vitamin B12.
Biotin ist an sehr vielen Stoffwechselprozessen beteiligt und wirkt besonders positiv auf Haut, Haare und Fingernägel. Biotin kann auch helfen, die Cholesterinwerte und den Blutzuckerspiegel zu normalisieren. Folsäure ist unentbehrlich für eine große Zahl von Stoffwechselvorgängen und die Blutbildung. Eine ungenügende Versorgung kann unter anderem Blutarmut oder Veränderungen an den Schleimhäuten zur Folge haben. Besonders reich an Folsäure sind Weizenkeime, Kichererbsen, grüne Gemüse wie Grünkohl, Brokkoli, Petersilie und Sojabohnen. Aber auch Vollkornprodukte, Eigelb und Leber sind gute Quellen.
Vitamin B12 ist unverzichtbar für gute Nerven, die Zellteilung und die Blutbildung. Ist die Magenschleimhaut nicht gesund, kann Cobalamin, wie Vitamin B12 auch genannt wird, nicht aus der Nahrung aufgenommen (resorbiert) werden. Vitamin B12 kommt in verwertbarer und ausreichender Form nur in tieri-

schen Lebensmitteln vor und muss bei einer rein veganen Ernährung unbedingt durch Nahrungsergänzungsmittel zugeführt werden.
Bei starken Wechseljahresbeschwerden lohnt es sich, mittels Labortest zu überprüfen, ob wir ausreichend mit B-Vitaminen versorgt sind – vor allem mit Vitamin B3, B5, B6, Folsäure und Vitamin B12. Zu finden vor allem in grünem Gemüse, Hülsenfrüchten, Getreide, besonders in Haferflocken, Nüssen, in fermentiertem Sauerkraut und tierischen Lebensmitteln wie Fleisch und Eiern, Meeresfrüchten und Fisch.
Zur Vorbeugung vor Gefäßschäden ist es unerlässlich, ausreichend Vitamin B2, B6, B12 und Folsäure aufzunehmen.
Dadurch kann Homocystein im Zaum gehalten werden, eine Aminosäure, welche die Innenauskleidung der Blutgefäße schädigt und damit zu Ablagerungen an den Gefäßwänden beiträgt, welche Herzinfarkt und Schlaganfall begünstigen. Folsäure, Vitamin B6 und Vitamin B12 können den Homocysteinspiegel senken. Und genau diese Vitamine stehen ab dem 40. Lebensjahr oft nicht mehr in ausreichender Menge zur Verfügung. Anhand der Bestimmung des Homocysteinspiegels im Blut lässt sich erkennen, ob wir ausreichend mit diesen Vitaminen versorgt sind.

Vitamin C: Ohne Vitamin C geht nichts, denn es ist nicht nur ein wichtiges Antioxidans. Es trägt wesentlich zur Stärkung unseres Immunsystems bei. Vitamin C ist als Basis für sämtliche Prozesse im Körper unverzichtbar. So auch für die Bildung von Kollagen in Haut, Knorpel, Knochen und Zähnen, in Bandscheiben, Sehnen und im Glaskörper des Auges. Vitamin C verschafft uns viel Energie und stärkt damit Nerven und Psyche. Außerdem hilft es bei der Entgiftung, unterstützt die Sauerstoffzufuhr in die Körperzellen und verbessert die Aufnahme von Eisen aus der Nahrung.
Einen hohen Vitamin-C-Gehalt haben alle Gemüse mit kräftiger

roter, gelber und grüner Farbe wie Paprika, Petersilie und Brokkoli, Tomaten, im Winter Sauerkraut, Rosenkohl, Grünkohl, Feldsalat und rote Bete. Außerdem Waldbeeren, schwarze Johannisbeeren, Holunder, Sanddorn, Hagebutte, Acerolakirschen, Aroniabeeren und Zitrusfrüchte. Hiervon kann man nie genug essen.

Mineralstoffe

Zu den Mikronährstoffen gehören neben Vitaminen auch die Mineralstoffe Kalium, Calcium, Magnesium, Natrium sowie Chlorid, Schwefel und Phosphor. Sie sorgen für einen ausgeglichenen Säure-Basen-Haushalt, regulieren den Wasser- und Elektrolythaushalt und sind an der Blutgerinnung beteiligt. Ohne sie erweichen nicht nur unsere Knochen und Zähne. Auch Herz und Muskeln machen schlapp. Achtung: Starke Hitzewallungen können den Bedarf erhöhen, da sie mit dem Schweiß über die Haut verloren gehen.

Ein Mangel an **Kalium** macht sich zum Beispiel durch Herzrhythmusstörungen und hohen Blutdruck bemerkbar. Aber auch Muskelkrämpfe können dadurch ausgelöst werden. Reichlich vorhanden ist der Mineralstoff in getrockneten Aprikosen, Hülsenfrüchten, Pistazien, Datteln, Kartoffeln und Kohlrabi, Sellerie, grünem Gemüse, Feldsalat und Bananen.

Calcium ist zusammen mit Phosphor das wichtigste Mineral für unsere Knochen und Zähne. Eine Fehlregulation im Calciumhaushalt bemerken wir an brüchigen oder zu weichen Fingernägeln, lockeren Zähnen, Knochenschmerzen und einer erhöhten Allergieneigung. Wichtige Calciumlieferanten sind Vollkornbrot, Grünkohl, Brokkoli, Mandeln, Sesam, calciumreiches Mineralwasser und Milchprodukte (max. 300 g/Tag) in Form von Quark, Joghurt oder Kefir.

Phosphor nehmen wir z. B. über Fleisch, Hefe, Vollkornprodukte, Käse, Nüsse, Soja und Fisch auf.

Magnesium ist *das* Frauenmineral! Es wird für die Funktion von mehr als 300 Enzymen benötigt. Eine Unterversorgung mit Magnesium äußert sich dadurch, dass wir uns gestresst fühlen, sehr reizbar und angespannt sind und schlecht entspannen können. Chronische Muskelverspannungen, Verhärtung der Rücken- und/oder Kiefermuskulatur oder immer wiederkehrende Wadenkrämpfe sind eindeutige Zeichen eines erhöhten Bedarfes. Magnesium in Kombination mit Vitamin B6 kann bei hormonbedingten Stimmungsschwankungen und Angstzuständen sehr hilfreich sein.
Auch Frauen, die Medikamente zur Behandlung ihrer Wechseljahressymptome einnehmen, sollten auf ein zusätzliches, natürliches Mikronährstoffpräparat zurückgreifen. Die parallele Einnahme kompensiert die durch die synthetischen Hormonersatzstoffe verursachten Mikronährstoffdefizite und reduziert damit unerwünschte Nebenwirkungen.

Natrium reguliert zusammen mit Kalium den Wasserhaushalt des Körpers. Es ist an der Bildung der Salzsäure im Magen, der Regulierung des Säure-Basen-Haushaltes und des Blutdrucks beteiligt. Wir kennen es vor allem in Kombination mit Chlorid als Bestandteil von Kochsalz (Natriumchlorid). Daher kommt ein Mangel eher selten vor. Symptome wie Übelkeit, Schwindel, Müdigkeit und Verwirrtheit sowie niedriger Blutdruck könnten jedoch darauf hinweisen.
Da wir meist zu viel Salz zum Würzen verwenden oder versteckt in Fertiggerichten zu uns nehmen, haben wir eher mit Symptomen einer Überversorgung zu tun. Wassereinlagerungen in den Beinen, geschwollene Knöchel oder Tränensäcke geben Hinweise darauf. Hauptlieferanten sind Speisesalze aller Art wie Kochsalz, Steinsalz, Meersalz.

Schüßler-Salze greifen regulierend in den Mineralstoffhaushalt ein und eignen sich wunderbar, um Mineralstoffverschiebungen im Organismus auszugleichen. Das heißt, sie können ein Zuviel aus der Zelle in den Organismus und ein Zuviel aus dem Organismus in die Zelle transportieren. Auch hier muss alles in Balance sein. Aber Schüßler-Salze können keinen Mineralstoffmangel beheben.

Spurenelemente

Sie werden oft unterschätzt, da sie vom Körper nur in winzigen Mengen benötigt werden. Doch ohne Bor, Eisen, Fluorid, Jod, Selen, Silizium, Kupfer, Chrom, Mangan, Molybdän und Zink läuft langfristig gar nichts. Sie müssen ausreichend vorhanden sein, da sie für entscheidende Stoffwechselprozesse dringend benötigt werden. Auch der Hormonhaushalt und der Knochenstoffwechsel sind absolut darauf angewiesen.
Viele Spurenelemente dienen ausschließlich als Co-Faktoren, damit mehr als 300 Enzyme ihre Arbeit tun können. Zink für den Hormonhaushalt, Selen für die Schilddrüse, Bor für die Knochen und Eisen für die Blutbildung gehören mit Jod für Schilddrüse und Brustgesundheit zu den wichtigsten Spurenelementen in den Wechseljahren. Im Verbund sind sie stark und ergänzen sich gegenseitig.

Ohne **Selen** geht es uns nicht gut. Selen ist ein lebenswichtiges Spurenelement und Bestandteil vieler antioxidativ wirkender Enzyme. Sie schützen unseren Organismus vor Zellschädigungen durch sogenannte freie Radikale. Selen wirkt nicht nur Alterungsprozessen entgegnen. Es trägt vor allem zur Prävention von (Auto-)Immunkrankheiten z. B. der Schilddrüse bei. Der Selengehalt in pflanzlichen Lebensmitteln ist abhängig vom Selengehalt der Böden. In Deutschland sind tierische Lebensmittel wie Fleisch und Eier sowie Fisch zuverlässige Selenquellen. Den mit Abstand höchsten Selengehalt haben jedoch Paranüsse. Mit fünf bis sechs Paranüssen ist unser Tagesbedarf gedeckt. Gute Quellen sind aber auch Thunfisch, Hering, Eier, Linsen, Reis, Weizenkeime und Kleie.

Zink ist *das* Spurenelement, nicht nur für Frauen. Es ist unentbehrlich für den Hormonhaushalt, die Synthese der Sexualhormone und Cortisol, den Energie- und Knochenstoffwechsel und unsere Stimmung sowie die Schleimhäute. Und damit unverzichtbar in den Wechseljahren. Es stärkt außerdem den Zellstoffwechsel, das Immunsystem und die Wundheilung und wirkt an der Regulation des Blutzuckerstoffwechsels mit. Zink finden wir in Nüssen, Getreide wie Haferflocken, Weizenkleie, Hummus aus Kichererbsen, Tofu, Wildreis, Schweinefleisch, Bergkäse, Blattspinat und Sonnenblumenkernen.

Eisen ist Bestandteil der roten Blutkörperchen und fördert die Blutbildung und damit den Sauerstofftransport. Es ist an den verschiedensten Stoffwechselprozessen beteiligt. Die Mehrzahl der Frauen ist unterversorgt. Eisenhaltige Lebensmittel sind Amaranth, Quinoa, Hirse, Haferflocken, Kichererbsen, Ölsaaten wie Kürbiskerne, Sesamsamen, Leinsamen, Mandeln, Schwarzwurzeln, Meeresalgen, Nüsse, rotes Fleisch. Vitamin C verbessert die Eisenaufnahme deutlich. Pflanzliche Nahrungsmittel enthalten deutlich mehr Eisen als Fleisch.

Jod ist nicht nur für die Bildung von Schilddrüsenhormonen lebenswichtig, die Wachstum, Entwicklung und Stoffwechsel regulieren. Auch für die Brustgesundheit spielt Jod eine besondere Rolle. Eine ausreichende Jodversorgung kann uns vor Mastopathie und Brustkrebs schützen. Wir nehmen Jod über Seefisch, Krusten- und Schalentiere, Meeresalgen, Ananas,

Rosinen und jodiertes Speisesalz auf. Ein Jodsättigungstest im Labor deckt Jodmangel auf.

Auch **Kupfer** ist Bestandteil wichtiger Enzyme und an vielen Körperfunktionen beteiligt. Es wirkt u. a. als Antioxidans, trägt zur Blutbildung bei, ist am Energiestoffwechsel beteiligt und hat einen positiven Einfluss auf das Immunsystem. Kupfer kann Entzündungen entgegenwirken und wirkt zusammen mit Zink und Mangan oxidativem Stress der Zellen entgegen. Auch die Pigmentierung der Haut ist abhängig von Kupfer. Wir können es über Avocados, Innereien, Zuckerrübensirup, Krustentiere, Eigelb und Meeresfrüchte sowie Hülsenfrüchte aufnehmen.

Mangan gehört ebenso wie Zink und Kupfer zu den Gegenspielern des oxidativen Zellstresses. Unentbehrlich für den Aufbau von Knochen, Knorpel und den Erhalt der Gelenke und das Nervensystem. Enthalten z. B. in Getreide wie Haferflocken und Weizen, Vollkornprodukten, Nüssen, grünem Gemüse.

Bor trägt dazu bei, den Calciumverlust der Knochen zu reduzieren, und kann die Gedächtnisleistung verbessern. In der Nahrung finden wir es in Nüssen, Gemüse, Kartoffeln, Getreide, Trockenfrüchten wie Trockenpflaumen und Rosinen.

Chlorid als Bestandteil von Kochsalz regelt das Säure-Basen-Gleichgewicht im Blut, unterstützt die Leberfunktion und spielt eine wichtige Rolle bei der Verdauung. Natürliche Quellen sind Speisesalz, Meeresalgen und Fisch.

Chrom ist unerlässlich für den Zuckerstoffwechsel. Es hilft den Blutzucker zu regulieren und stärkt die Wirkung von Insulin. Chrom ist enthalten in Fleisch, Pilzen, Weizenkeimen, Vollkornprodukten, Fisch und Leber.

Molybdän ist am Eisen-, Aminosäure- und Harnsäurestoffwechsel beteiligt und wirkt antioxidativ. Es trägt außerdem zur Speicherung von Fluoriden bei und kann daher möglicherweise auch der Karies vorbeugen. Weizenkeime, Hülsenfrüchte, Vollkornprodukte und Eier sind reich an Molybdän.

Silizium spielt eine wichtige Rolle bei der Mineralisierung der Knochen, beim Aufbau und beim Erhalt des Knorpels, des Bindegewebes und von Haut, Haaren und Nägeln. Silizium unterstützt die Bildung von Kollagen genauso wie die Bindung von Feuchtigkeit im Gewebe, was zu mehr Elastizität und Spannkraft aller (Binde-)Gewebe beiträgt.
Zu den siliziumreichen Lebensmitteln gehören Kartoffeln, Hirse, Weizen, Petersilie, Blumenkohl, Erdbeeren, Spinat, Weintrauben, Erbsen, Paprika und Birnen.

Fluorid trägt zur Härtung von Zähnen und Knochen bei und scheint zum Schutz vor Karies unverzichtbar. Fluoridhaltig sind Walnüsse, Sojabohnen, Fisch, Garnelen, Harzer Käse.

Enzyme ...

... sind sogenannte Biokatalysatoren, die für nahezu alle biochemischen Reaktionen im Organismus verantwortlich sind. Vitamine, Spurenelemente und Mikronährstoffe sind oft Bestandteile von Enzymen. Daher geht mit einem Mangel an Vitaminen oft ein Mangel an Enzymen einher. Über 200 Enzyme sind von Zink und über 300 von Magnesium abhängig. Besonders enzymreich sind Ananas, Feigen und Papaya. Aber auch Kiwi, Birnen und Rohkost aller Art. Enzyme wirken stark entzündungshemmend, verbessern die Fließeigenschaft des Blutes und sind zur Stärkung des Immunsystems unentbehrlich.
Reich an antioxidativ wirkenden Enzymen sowie an keimtöten-

den Senfölen sind Gemüse aus der Gruppe der Kreuzblütler. Dazu gehören vor allem Brokkoli, Grün- und Weißkohl, Rosenkohl, Blumenkohl, Wirsing, Kohlrabi, Rucola, Rettich, Radieschen, Meerrettich, Kresse und Senf. Ihre Inhaltsstoffe können nachweislich Entzündungen hemmen und Krebserkrankungen vorbeugen. Besonders Brokkoli ist durch seine positiven Eigenschaften in den letzten Jahren in den Fokus der Medizin gerückt. Kreuzblütler sollten möglichst roh gegessen, als Gemüse gedünstet oder als Sprossen oder in Smoothies verarbeitet werden, damit die wertvollen Inhaltsstoffe erhalten bleiben.

Antioxidantien ...

... sind Pflanzenschutzstoffe, die nicht nur die Pflanzen vor Schädlingen und Krankheiten bewahren können. Auch in unserem Körper entfalten sie eine schützende und gesundheitsfördernde Wirkung. Sie tragen damit zu einem verminderten Krankheitsrisiko bei. Reichlich vorhanden in kalt gepressten Ölen und kräftig buntem Gemüse und Obst. Eine gute Versorgung mit Antioxidantien senkt das Risiko für Herz-Kreislauf-Erkrankungen und Entzündungen deutlich. Besonders reich an natürlich vorkommenden Antioxidantien sind Beerenfrüchte.
Fünf Portionen Gemüse und Obst pro Tag, so lautet die Empfehlung der Deutschen Gesellschaft für Ernährung. Bei schon bestehenden Erkrankungen erst recht.

Polyphenole gehören ebenso zur Gruppe der sekundären Pflanzenstoffe wie auch die Flavonoide, Anthocyane, Isoflavone und Lignane. Sie weisen eine starke antioxidative Wirkung auf, können sogenannte freie Radikale binden und so Zellen vor Zerstörung schützen. Außerdem helfen sie bei der Prävention eines Diabetes Typ II, wirken entzündungshemmend und krebsvorbeugend. Ihre positiven Eigenschaften können vor Arteriosklerose schützen und damit auch zum Schutz vor Herz-Kreislauf-Erkrankungen beitragen. Polyphenole sind reichlich enthalten in Beeren (wie z.B. Maulbeeren, Himbeeren, Heidelbeeren, Brombeeren, Johannisbeeren), Pflaumen, Kirschen, Äpfel, Trauben, Bittergemüse wie Artischocken, Chicorée, aber auch Grüntee, Cistustee, Kakao und Nüssen.

Prä- und Probiotika ...

... sind unentbehrlich für die Darmgesundheit. Der Darm ist nicht nur das größte Verdauungsorgan. Er ist von Millionen Nervenzellen umgeben, die in ständigem Kontakt mit dem Gehirn stehen und Botschaften austauschen. Daher wird er auch das »zweite Gehirn« oder »Bauchhirn« genannt. Der Darm ist Hauptquartier unseres Immunsystems und damit das größte Immunorgan des Körpers. Hier leben Billionen von Mikroorganismen, die gemeinsam die Darmflora, auch intestinale Mikrobiota oder Mikrobiom des Darms genannt, bilden. Ein eigenständiges Ökosystem, bestehend aus 1,5 bis 2 Kilogramm Mikroben, Bakterien, Viren und Pilzen. Lactobakterien und Bifidobakterien gehören zu den wichtigsten gesund haltenden Bakterienstämmen.
Im Darm wird die Verdauung geregelt, Nährstoffe werden aufgenommen, wichtige Stoffwechselaufgaben übernommen, Hormone gebildet, Vitamine und Aminosäuren synthetisiert. Eine intakte Darmflora wehrt gemeinsam mit der gesunden Darmschleimhaut wie ein Schutzschild schädliche Gifte und Krankheitserreger ab.
Gerät dieses Ökosystem durch falsche Ernährung, Medikamente, Antibiotika, Schadstoffe oder Stress aus dem Gleichgewicht, wird der Darm und damit auch unsere Gesundheit geschwächt. Die richtige Balance im Mikrobiom ist daher nicht nur mitentscheidend für entspannte Wechseljahre. Sie schützt uns auch vor vielen Krankheiten und Übergewicht.

Wir erinnern uns: Hormonsystem, Immunstem und Nervensystem stehen in engem Kontakt. Und: Nicht nur die körperliche Gesundheit, auch gute Laune entsteht im Darm. In einer intakten Darmflora können bis zu 95 Prozent unseres »Glückshormons« Serotonin gebildet werden. Mit einer ausgewogenen, probiotischen Ernährung können wir auch Depressionen entgegenwirken.

Probiotika sind lebende Bakterienkulturen aus vielen verschiedenen Stämmen der Milchsäure- (Lactobacillen) und Bifidobakterien, die unsere Darmflora gesund erhalten. Am besten können wir sie über Naturjoghurt, Kefir, Buttermilch und fermentiertes Gemüse aufnehmen. Das alte Wissen unserer Großmütter erfährt gerade eine wohlverdiente Renaissance. Frisches (!) Sauerkraut, eingelegte Bohnen, Sojabohnen (Natto), eingelegtes Kohlgemüse und rote Bete sind optimal zur Fermentierung geeignet. Ob unsere Darmflora gesund ist, lässt sich leicht durch eine Stuhluntersuchung feststellen. Eine zusätzliche Einnahme von Lacto- und Bifidobakterien kann sich positiv auf die Gesundheit des Mikrobioms auswirken.

Präbiotika (Ballaststoffe) gehören zur Gruppe der löslichen Ballaststoffe und befinden sich vorwiegend in pflanzlichen Lebensmitteln. Sie gehören zu den unverdaulichen Nahrungsbestandteilen, die als Energielieferanten für Milchsäure- und Bifidobakterien dienen. Unverzichtbar also für ein gesundes Mikrobiom.
Sie machen schnell und lang anhaltend satt, ohne selbst Kalorien zu liefern. Durch ihre hohe Wasserbindungsfähigkeit regen sie die Darmmobilität und damit die Verdauung an. Reichlich Ballaststoffe verringern das Risiko für viele ernährungsbedingte Erkrankungen, wie Diabetes, Bluthochdruck, Fettstoffwechselstörungen aber auch psychische Erkrankungen und (Darm-)Krebs. Den höchsten Anteil an Ballaststoffen finden wir in Hülsen-

früchten, Leinsamen, Weizenkleien, indischen Flohsamenschalen und Chiasamen. In Kohlgemüsen, Möhren, Kartoffeln, Zwiebeln, Trockenobst und Nüssen. Aber auch in Spargel, Chicorée, Topinambur, Zwiebeln, Knoblauch und Schwarzwurzeln, wohingegen tierische Produkte kaum Ballaststoffe enthalten.

Essenzielle Fettsäuren: Damit alles läuft wie geschmiert, muss auch das Räderwerk unseres Körpers mit hochwertigen Fetten geölt werden. Vor allem die essenziellen Omega-3-Fettsäuren Eicosapentaensäure (EPA), Docosahexaensäure (DHA) und Alpha-Linolensäure (ALA) sowie die zu den Omaga-6-Fettsäuren zugehörige Gamma-Linolensäure, kurz GLA, sind unverzichtbar für unsere Gesundheit.
Da der Körper sie nicht selbst herstellen kann, müssen wir sie über die Nahrung aufnehmen. Seefisch, Fischölkapseln und Algenöl gelten als super Quellen für Omega-3-Fettsäuren.
Die pflanzliche Omega-3-Fettsäure ALA nehmen wir am besten über Leinsaat/Leinöl, Chiasamen/Chiaöl und Walnüsse/Walnussöl sowie Rapsöl auf. Essenzielle Fettsäuren wirken entzündungshemmend und verbessern die Fließeigenschaft des Blutes. Sie wirken damit antithrombotisch, sorgen für gut durchblutete Schleimhäute, Sehnen und Bänder und sind essenziell für Gehirn und Nervenzellen.
EPA (E wie entzündungshemmend) und DHA tragen zur normalen Herzfunktion bei. DHA (D wie Denken) unterstützt zudem die Aufrechterhaltung einer normalen Gehirnfunktion und Sehkraft. Für die Leistungsfähigkeit unseres Gehirns bis ins hohe Alter und zur Vorbeugung depressiver Gemütszustände ist eine ausreichende Versorgung mit Omega-3-Fettsäuren von zentraler Bedeutung.

Auf den Punkt gebracht: Vitamin D, Magnesium, die B-Vitamine B12, B6, Biotin und Folsäure, Calcium, Kalium, Zink und

Omega-3-Fettsäuren sind essenzielle Mikronährstoffe, die zum festen Bestandteil der Gesundheitsprävention in den Wechseljahren gehören sollten, da sie vielen Stoffwechselstörungen entgegenwirken und weiterhin eine gute Hormonsynthese unterstützen können.

Fett macht nicht fett

In keinem Haushalt sollte es daher an guten Ölen fehlen, denn sie enthalten neben Omega 3 auch weitere wichtige Fettsäuren. Ob zum Verfeinern von Salaten oder Gemüse oder auf die Haut aufgetragen. Sie leisten einen wichtigen Beitrag zur Regulation und Regeneration des Hormonhaushalts. Hier seien vor allem folgende Öle erwähnt: Olivenöl, Walnuss-, Granatapfelkern-, Kürbiskern-, Schwarzkümmel- und Hanföl. Nachtkerzenöl erfreut sich besonderer Beliebtheit bei der Hautpflege, da es den Feuchtigkeitsverlust der Haut reduziert. Granatapfelkernöl ist besonders reich an Phytohormonen und kann durch seinen hohen Anteil an pflanzlichem Östrogen typische Wechseljahresbeschwerden wie Hitzewallungen, Schlafprobleme und urogenitale Symptome lindern helfen.

Da die wertvollen Fettsäuren bei hohen Temperaturen zerstört werden, sind sie nur für die kalte Küche geeignet. Fürs Braten sind hocherhitzbare Bratöle, Ghee (Butterschmalz) oder Kokosöl die Alternative.

Auch Saaten/Samen wie Kürbiskerne, Sonnenblumenkerne, Sesam, Pistazien, Nüsse aller Art enthalten hochwertige Fette und können wunderbar geknabbert oder als Beigabe über Salate und Suppen gestreut werden.

Essenzielle Fettsäuren haben einen positiven Einfluss auf den Cholesterinspiegel. Je höher ihr Anteil im Blut, desto ausgeglichener die Blutfettwerte. Ob Sie gut versorgt sind, können Sie durch eine Fettsäureanalyse im Blut feststellen lassen.

Gute-Laune-Lebensmittel

Ananas ist eine sehr beliebte Frucht bei Frauen im Wechsel. Reich gesegnet mit Trypothan, Enzymen wie Bromelain, Mineralstoffen und Spurenelementen wie Calcium, Kalium, Phosphor, Eisen, Zink, Mangan, Jod und Vitamin C und K.
Auch Bananen sind wahre Alleskönner. Sie sind nicht nur reich an L-Tryptophan, sondern auch an Vitamin B6, das hilft, den Blutzuckerspiegel zu regulieren.
Fisch und Algen sind reich an wertvollen Omega-3-Fettsäuren, die dafür sorgen, dass die Nervenzellen reibungslos funktionieren. Haferflocken sind reich an B-Vitaminen. Sie unterstützen die Freisetzung von Dopamin, einer Vorstufe von Serotonin. Das hebt die Stimmung und fördert die Konzentration. Kürbis sorgt mit reichlich Calcium, Kalium, Magnesium, Eisen, Zink und Mangan für gute Laune und beugt Müdigkeit vor. Nebenbei: Kürbiskerne wirken angeblich aphrodisierend. Schokolade gilt als L-Tryptophan-Bombe, die den Serotoninspiegel explodieren lässt. Der Figur zuliebe sind Sorten mit einem Kakaoanteil von mindestens 70 Prozent zu bevorzugen. Walnüsse sind reich an Aminosäuren, Vitaminen, Mineralstoffen und ungesättigten Fettsäuren. Sie vertreiben Müdigkeit und Stress und sorgen für gute Stimmung.

Gute-Laune-Tee mit Zitronenverbene (Verbenenkraut)
Da der Tee ausgleichend wirkt, hilft er bei leichter Nervosität, Stress und Einschlafproblemen. Er wirkt konzentrationsfördernd und stimmungsaufhellend. Von den vielseitigen Eigenschaften des Krauts durfte ich mich selbst beim Schreiben dieses Buches überzeugen. Ich habe meinen ganzen Verbenen-Strauch »weggetrunken«.
Ja, mit den richtigen Zutaten auf dem Teller bzw. im Glas kann die Stimmung auch in den Wechseljahren blendend sein – versprochen!

Neben all den guten Mikronährstoffen gibt es noch weitere Aspekte, die in der Gesundheitsprävention eine wichtige Rolle spielen. Auch ohne Wasser geht nichts in unserem Körper. Bis zu zwei Drittel unseres Körpergewichts besteht aus Wasser. Das sind bei einer 60 Kilo schweren Frau immerhin bis zu 40 Liter! Alle Zellen, alle Gewebe, alle Organe benötigen Wasser, um funktionieren zu können. Alle Körperflüssigkeiten (wie Blut, Lymphe und Verdauungssäfte) benötigen Wasser, um fließen zu können. Wasser transportiert Nährstoffe in die Körperzellen. Es reinigt unsere Gewebe und spült die Abbauprodukte entsprechend zurück zu den Ausscheidungsorganen (Nieren, Blase, Lunge, Haut). Es dient uns als hervorragendes Kühlmittel und hält unsere Körpertemperatur konstant. Täglich scheiden wir zwei bis drei Liter Flüssigkeit über die Haut, die Atmung, die Nieren und den Darm aus. Eine ganze Menge! Und während der Hormonumstellung ist es noch viel mehr. Allein durch die veränderten »klimatischen Bedingungen« in den Wechseljahren (Stichwort: Hitzewallungen und Schweißausbrüche) können je nach Ausprägung noch einmal ein bis zwei Liter zusätzlich ausgeschwitzt werden.

Ein Glas warmes Wasser auf nüchternen Magen am Morgen wirkt dann wie ein Lebenselixier. Es füllt den Wasserstand nach der durchschwitzten Nacht wieder auf und bringt den Stoffwechsel auf Trab. Gleichzeitig bereitet es die Zellen für die Aufnahme frischer Nährstoffe vor. Daher ist auch ein Glas Wasser als Aperitif vor jedem Essen eine gute Möglichkeit, den ersten Hunger zu stillen und gleichzeitig die Verdauung anzukurbeln. Kann aufgrund von Flüssigkeitsmangel die aufgenommene Nahrung nicht ausreichend eingespeichelt, können Nährstoffe nicht aufgespalten und weitertransportiert werden, sind die Auswirkungen im gesamten Magen-Darm-Trakt zu spüren. Die Nahrung liegt zu lange im Magen, was zu Magenschmerzen, Gärungsprozessen, Sodbrennen und Verstopfung führt. Nährstoffdefizite und ein Überschuss an Abfallstoffen in Zellen und Organen verursachen Schmerzen. In der Folge werden Betroffenen dann unnötigerweise Medikamente gegen Sodbrennen, Abführmittel und Schmerzmittel verordnet, welche die Nährstoffdefizite noch verschlimmern können. Chronischer Wassernotstand im Körper führt zu ernsten gesundheitlichen Problemen mit knirschenden Gelenken, knarzenden Bandscheiben und Sehnen, faltiger Haut und trockenen Schleimhäuten. Regelmäßiges Wassertrinken kann diesen Teufelskreis verhindern.

Die meisten Frauen trinken aus Angst, ständig aufs Klo zu müssen, leider viel zu wenig, um den Verlust ausgleichen zu können. Durstgefühl, ein trockener Mund, Leistungsminderung, Kopfschmerzen, Konzentrationsschwäche und Schwindel sind deutliche Hinweise darauf, dass es höchste Zeit ist, (zügig) nachzutanken. Anderthalb Liter bis zwei Liter Wasser oder ungesüßte Tees pro Tag sollten es mindestens sein. Zusätzlich kann sehr gut über frisches Gemüse und Obst aufgefüllt werden.

Welchen Krankheiten Sie vorbeugen können

Auf dem Weg zum Älterwerden können wir zahlreichen Beschwerden und Krankheiten vorbeugen. Besonderer Zuwendung bedürfen die Stoffwechselprozesse und Organe, die bisher unter hohem Östrogeneinfluss standen und mit der erniedrigten Hormonsituation gegebenenfalls nicht so gut zurechtkommen.

Ein sich verändernder Östrogenspiegel hat zahlreiche Auswirkungen in unserem Körper. Der Cholesterinspiegel, die Knochendichte und unsere Herzgesundheit benötigen daher nun ein wenig mehr Aufmerksamkeit.

Früherkennungsuntersuchungen beim Arzt können gesundheitliche Risiken wie Bluthochdruck, erhöhte Cholesterinwerte, Eisenmangel, Schilddrüsenfunktionsstörungen und Diabetes Typ 2 frühzeitig aufdecken. Doch wir selbst können viel früher die Reißleine ziehen, wenn wir bereit sind, die Signale unseres Körpers wahrzunehmen.

Erhöhte Cholesterinwerte

In den allermeisten Fällen steigt der Cholesterinwert nach den Wechseljahren stark an. Diese Beobachtung kann mit dem Abfall des Östrogenspiegels erklärt werden. Östrogen verbessert die Aufnahme von Cholesterin aus dem Blut in die Zellen. Das bedeutet kurz gesagt: viel Östrogen – wenig Cholesterin im Blut. Sinkt der Östrogenspiegel während der Wechseljahre, sinkt auch die Cholesterinaufnahme in die Zellen. Ergebnis: Der Cholesterinspiegel im Blut steigt.

Dennoch ist Cholesterin ein lebensnotwendiger Bestandteil unserer Zellen und keineswegs ein Stoff, der unbedingt eliminiert werden muss. Es dient als Vorstufe unserer Sexualhormone und des Cortisols und wird für die körpereigene Bildung von Vitamin D benötigt. Doch stark erhöhte Werte können Ablagerungen (Plaques) an den Gefäßwänden begünstigen, die zu Durchblutungsstörungen der Organe führen.

Die regelmäßige Überprüfung der Cholesterinwerte gehört zum Standardprogramm beim Gesundheits-Check-up in der Hausarztpraxis.

Auch Bitterstoffe gehören zu den unverzichtbaren Helfern für einen stabilen Cholesterinspiegel. Sie regen nicht nur die Gallensäfte an. Alle Verdauungssäfte werden aktiviert und bewirken, dass Eiweiße, Fette und Kohlenhydrate optimal aufgespalten und Nährstoffe entsprechend aufgenommen werden können. Sie beugen Heißhungerattacken vor, entgiften, helfen bei der Fettverbrennung und fördern das Sättigungsgefühl. Lieferanten sind alle Bittergemüse wie Rosenkohl, Chicorée, Rucola, Radicchio und Löwenzahn. Leider werden Bitterstoffe aus Gemüsesorten und Salaten herausgezüchtet, weil sie vielen Menschen nicht schmecken. Es ist jedoch so: Je unangenehmer uns Bittergemüse oder -salate sind, desto dringender benötigt sie unser Körper. Eine besonders hohe Dichte heilender Inhaltsstoffe finden wir auch in Kräutern und Gewürzen. Durch sie wird nicht nur unsere Mahlzeit zum Geschmackserlebnis. Sie unterstützen vor allem die Verdauung, machen krank machende Bakterien unschädlich, wirken Entzündungen entgegen und können somit auch vor Krebs schützen. Einige Gewürze wie Kurkuma werden auch in der Ernährungsmedizin eingesetzt.

Osteoporose

Was unsere Knochen brauchen, um langfristig vor Osteoporose geschützt zu sein, ist neben einer ausreichenden Hormonversorgung ein gesunder Lebensstil. Regelmäßige Bewegung, kräftige Muskeln sowie eine besonders mineralstoffreiche Ernährung sorgen für eine gute Mineralisierung unserer Knochen. Bewahren langfristig vor Verlust der Knochenmasse, vor Erweichung und Brüchigkeit. Vor allem in Hinblick auf unsere höhere Lebenserwartung ist es nie zu spät, ein Fitness-Junkie zu werden. Couch-Potatos weisen oft eine geringere Knochendichte als sportliche Menschen auf.

Unsere Knochen sind wichtige Mineralstoffdepots für Calcium, Phosphor und Magnesium. Sind im Organismus aufgrund einer Fehlernährung über längere Zeit zu wenige Mineralstoffe vorhanden, werden diese aus den Knochendepots geräubert, um Ausgleich an anderer Stelle zu schaffen. Langfristig kann sich dadurch das natürliche Gleichgewicht zwischen Knochenauf- und -abbau verschieben, was eine Osteoporose zur Folge haben kann. Um langfristige Stabilität und Elastizität zu gewährleisten, sind sie auf eine ausreichende Zufuhr von Mineralien und Mikronährstoffen angewiesen. Vor allem auf Calcium, aber nicht nur. Der Fokus richtet sich im Besonderen auch auf Magnesium, Phosphor, Silicium, Vitamin D3 und Vitamin K2 sowie eine ausreichende Versorgung mit den Spurenelementen Eisen, Selen, Zink, Bor, Kupfer, Mangan.

Die Knochendichte kann mittels Labor und einer DXA-Knochendichtemessung überprüft werden. Sie gibt Aufschluss über den Zustand unserer Knochen und darüber, was gegebenenfalls verbessert werden kann.

Herz-Kreislauf-Erkrankungen

Herz-Kreislauf-Erkrankungen wie Bluthochdruck, Herzinsuffizienz (Herzschwäche), koronare Herzerkrankung (KHK) und Herzinfarkt zählen zu den häufigsten Erkrankungen mit Todesfolge bei Frauen in Deutschland. Ein Grund mehr, öfter einmal auf unser Herz zu hören.

Denn mit der Hormonumstellung lässt der schützende Effekt der Östrogene auf Herz und Blutgefäße nach. Die Elastizität unserer Blutgefäße vermindert sich, die Blutgefäße werden starrer, was langsam, aber sicher den Blutdruck steigen lässt.

Unser Herz muss sich mehr anstrengen, was über die Jahre zu Herzschwäche führen kann. Durch die veränderte Stoffwechsellage verändert sich zudem die Zusammensetzung der Blutfette, was zu Entzündungen und Ablagerungen von Plaques an den Blutgefäßen führen kann.

Ursache sind jedoch nicht die Wechseljahre allein. Es sind vor allem die negativen Auswirkungen unseres Lebensstils. Vitalstoffarmes Essen z. B. begünstigt die übermäßige Entstehung von Homocystein. Eine Aminosäure, die die Innenauskleidung der Blutgefäße schädigt und damit zu Ablagerungen an den Gefäßwänden beiträgt, wodurch Herzinfarkt und Schlaganfall begünstigt werden.

Genau wie Bewegungsmangel, Rauchen, Übergewicht und Diabetes zu Arteriosklerose (Gefäßverkalkung) beitragen, die oft lange unentdeckt bleibt.

Die Einnahme hormoneller Verhütungsmittel, im Besonderen der »3. und 4. Generation Pille«, erhöht das Risiko auch für jüngere Frauen, eine Thrombose, eine Lungenembolie, einen Herzinfarkt oder Schlaganfall zu erleiden. Ebenso wie die Hormonersatztherapie in den Wechseljahren Thrombosen und Embolien begünstigen kann.

Bluthochdruck

Jede zweite Frau ab dem 65. Lebensjahr entwickelt einen höheren Blutdruck.

Von Bluthochdruck sprechen wir, wenn der obere (systolische) Wert über längere Zeit nicht unter 140 liegt und sich der diastolische (untere) Wert über 90 mm HG manifestiert. Neben einer genetischen Veranlagung und dem zunehmenden Alter stellen vor allem unsere Lebensgewohnheiten das größte Risiko dar. Dauerstress und lange währende psychische Belastungen können auch schon in jungen Jahren den Blutdruck ansteigen lassen. Unentdeckt und unbehandelt können Folgeerkrankungen wie eine Herzinsuffizienz, koronare Herzkrankheit oder Herzrhythmusstörungen schlimmstenfalls einen Herzinfarkt verursachen.

Bluthochdruck äußert sich anhand von Kopfschmerzen, Schwindel, Ohrensausen, Rötung im Gesicht, Nasenbluten und innerer Unruhe und/oder auch einem stärkeren Wärmegefühl im Körper.

Herzinsuffizienz (Herzschwäche)

Neben Bluthochdruck kann auch Eisenmangel als Ursache für chronische Herzinsuffizienz infrage kommen. Der Herzmuskel braucht täglich frische Energie, um durchschnittlich 70 x pro Minute fünf bis sechs Liter Blut durch unseren Körper zu pumpen. Eisen ist wichtig für den Energiestoffwechsel und die Versorgung unserer Körperzellen mit Sauerstoff. Darüber hinaus können ohne Eisen nicht ausreichend rote Blutkörperchen produziert werden. Kommt es dadurch zur sogenannten Blutarmut (Anämie), kann nicht genug Sauerstoff über das Blut in die Organe transportiert werden, was auf Dauer zu einer Herz-Kreislauf-Schwäche führt. Leiden Sie unter Haarausfall oder sind auffallend blass? Sind Sie schon bei kleinen Belastungen schnell außer Puste? Anzeichen für eine Herzschwäche ist eine stark verminderte Leistungsfähigkeit. Auch geschwollene Fußgelenke deuten darauf hin.

Broken-Heart-Syndrom

Das »Syndrom des gebrochenen Herzens«, die sogenannte Stress-Kardiomyopathie, ist eine ernst zu nehmende Erkrankung, die vermutlich durch starken Stress in Verbindung mit akuter Überforderung und/oder heftigen emotionalen Ereignissen (Trauer, Diagnose einer schweren Erkrankung, Liebeskummer – er/sie hat mir das Herz gebrochen) ausgelöst wird. Es sind fast ausschließlich Frauen nach den Wechseljahren betroffen (siehe auch Thema Stress).

Das akute Pumpversagen des Herzens zeigt sich wie der Herzinfarkt mit Symptomen wie kalter Schweiß, Atemnot, Herzrasen, Schwindel, Engegefühl, starken Schmerzen in der Brust und Todesangst. Allerdings kommt es hier nicht zu einem Infarkt aufgrund eines Gefäßverschlusses, sondern zu einer akuten Verkrampfung/Engstellung der Blutgefäße des

Herzens, weshalb das Herz nicht mehr ausreichend mit Sauerstoff versorgt ist. Daher ist das Broken-Heart-Syndrom auf den ersten Blick nicht von einem Herzinfarkt zu unterscheiden. Die eindeutige Diagnose kann meist erst durch eine Herzkatheteruntersuchung gestellt werden. Typisch ist auch, dass sich beim Broken-Heart-Syndrom die Herzsilhouette auffällig verändert und die Form eines bauchigen Tonkruges annimmt. Nach bisherigen Erkenntnissen wird in den meisten Fällen das Herz dabei nicht dauerhaft geschädigt und ist schon nach einigen Tagen bis wenigen Wochen wieder voll funktionstüchtig. Man kann jedoch auch daran sterben.

Herzinfarkt

Warnsignale eines Herzinfarktes äußern sich bei Frauen anders als bei Männern und werden daher häufig nicht ernst genug genommen. So haben Frauen bei einem Herzinfarkt nicht immer die typischen Symptome wie starke Brustschmerzen, extremes Engegefühl in der Brust mit Ausstrahlung in den linken Arm oder plötzliche Atemnot, sondern verspüren häufiger Übelkeit, Erbrechen, Luftnot und Schmerzen im Oberbauch. Auch eher vage Schulter-, Rücken- oder Unterkieferschmerzen werden beschrieben. Diese untypischen Symptome tragen zu einer höheren Rate von Fehldiagnosen bei. Sie verzögern nicht selten eine dringend notwendige Akutversorgung, was letztendlich zu einer höheren Herzinfarkt-Sterblichkeit bei Frauen beitragen könnte.

Herz-Kreislauf-Erkrankungen: Das hilft!

Beugen Sie entzündlichen Gefäßerkrankungen und vor allem Stress vor und essen Sie nach »Herzenslust«!

Eine **ausgewogene Ernährung** mit reichlich sekundären Pflanzenstoffen wie den Polyphenolen kann dazu beitragen, Herz-Kreislauf-Erkrankungen vorzubeugen. Um die gesundheitsfördernden Vorteile nutzen zu können, sollten regelmäßig frisches, vollreif geerntetes Gemüse, Beeren und Obst auf dem Speiseplan stehen und mindestens fünf Portionen pro Tag mit reichlich Omega-3-Fettsäuren wie z. B. über Olivenöl und Nüsse verzehrt werden. Durch den Verzicht auf Rauchen und Alkohol sowie regelmäßige Auszeiten können Frauen viel zu einem herzgesunden Leben beitragen.

Ein gutes Stressmanagement, eine positive Lebenseinstellung, die das Herz erfreut, und **regelmäßige körperliche Aktivität** bilden das Fundament für unsere Herzgesundheit. Auch durch die Reduzierung von Übergewicht tun Sie Ihrem Herzen viel Gutes. Herzgesunde **Mikronährstoffe** wie Vitamin B2, B6, B12 und Folsäure schützen vor Plaquebildung, Magnesium entspannt und kann sich wie Kalium positiv auf den Herzrhythmus und den Bluthochdruck auswirken. Das regelmäßige Blutdruckmessen zu Hause kann helfen, Bluthochdruck frühzeitig zu erkennen.

Kurbeln Sie regelmäßig auf sanfte Art und Weise Ihr Herz-Kreislauf-System an. Fit werden bzw. fit bleiben, ohne sich zu überfordern, gelingt am besten mit Ausdauersport, Schwimmen, Radfahren oder Nordic Walking. Allerdings tragen auch Gärtnern und die täglichen Arbeiten in Haus und Hof dazu bei, das Herz zu kräftigen und Kondition auszubauen bzw. zu erhalten.

Sport: Wer rastet, der rostet

So wichtig die Ernährung auch ist für unser Wohlbefinden: Ohne Bewegung ist das nur die halbe Miete. All die guten Nährstoffe nützen wenig, wenn wir nicht unseren Lebensstil entsprechend anpassen. Dass Rauchen, Alkohol und Fast Food nachweislich der Gesundheit schaden, dürfte allseits bekannt sein. Es bringt aber auch nichts, abends vor dem Fernseher ununterbrochen Rohkost zu mümmeln, statt sich Pizza und Pommes reinzuziehen, wenn wir zur Couch-Potato mutieren und uns tagsüber nicht ausreichend bewegen.

Denn nur wenn wir mal so richtig aus der Puste geraten, kommen Kreislauf und Stoffwechsel ordentlich in Schwung. Einerseits wird dadurch alles Wertvolle aus der Nahrung in die Zellen verteilt und in Energie umgewandelt. Und andererseits wird Stoffwechselmüll aus den Zellen abtransportiert und entsorgt. Egal wie, wo und wann wir uns bewegen – Hauptsache, wir sind regelmäßig und ausdauernd in Action. Und damit ist nicht gemeint, einmal am Tag den Müll rauszubringen oder permanent zwischen Sofa und Kühlschrank hin- und herzupendeln ...

Sport regt die Produktion wichtiger Immunzellen und Botenstoffe an. So kann regelmäßige, ausreichende Bewegung vor vielen Erkrankungen schützen.

Herz und Kreislauf kommen spürbar in Schwung, die Durchblutung, der Stoffwechsel und vor allem die Fettverbrennung werden ordentlich angeregt. Wir gewinnen ein Vielfaches an Energie und stärken nebenbei effektiv Sehnen, Bänder und Knorpel, die durch die verbesserte Durchblutung der Gelenkhäute besser mit Nährstoffen versorgt und zum Wachstum angeregt werden. Und damit effektiv Gelenks- bzw. Arthrosebeschwerden entgegenwirken können. Regelmäßiges Krafttraining erhält und stärkt die Muskelkraft, was uns anstrengende

Alltagstätigkeiten leichter bewältigen lässt. Kräftige Muskeln stützen die Wirbelsäule und verbessern unsere Körperhaltung, beugen damit Rücken- und Gelenkschmerzen vor. Moderates Krafttraining beugt zugleich dem Verlust von Knochenmasse vor, denn Knochen bleiben nur durch Druck- und Zugkräfte von außen ordentlich stabil. Da der Muskelabbau im mittleren Lebensalter deutlich zu spüren ist, sind die Wechseljahre der optimale Zeitpunkt, dem entgegenzuwirken.

Ausdauersport kann das Risiko für Herz-Kreislauf-Erkrankungen deutlich senken.

Ich selbst schwöre auf Nordic Walking, denn es trainiert den ganzen Körper. Das »Stöckeln«, wie es liebevoll genannt wird, ist ein probates Mittel, sich etwas Gutes zu tun. Geeignet ist diese sanfte, schonende Sportart für alle, die fit bleiben – oder fit werden möchten.

Durch effektive Bewegungsabläufe kräftigen wir die gesamte Muskulatur, verbessern die Durchblutung, stärken das Immunsystem und verfügen damit über ein Vielfaches mehr an Power für den Alltag. Das umfangreiche Trainingsprogramm wird mit Dehnungs-, Kräftigungs- und Lockerungsübungen abgerundet. Und da dieser Sport an der frischen Luft, inmitten der Natur, ausgeübt wird, tankt unsere Lunge reichlich Sauerstoff, und unsere Seele erfreut sich an schönen Eindrücken. Nordic Walking löst Verspannungen, stärkt die Venen, pumpt überschüssiges Wasser aus dem Körper, festigt die Knochen, sagt überflüssigen Pfunden den Kampf an – und lässt uns schwungvoll durch die Wechseljahre kommen.

Rück- und Ausblick

Wir waren unterwegs in unwegsamem Gelände. Mancherlei Geröll und der ein oder andere Felsbrocken haben den Weg zeitweise anstrengend und beschwerlich gemacht. Heulend und fluchend haben wir mit unseren Stimmungen gekämpft. Waren erschöpft und verzweifelt. Fast schien es, als würden wir die Hindernisse auf unserer Route in Richtung erfüllte zweite Lebenshälfte niemals überwinden.

Doch Schritt für Schritt kämpften wir uns voran, mit hochrotem Kopf und schweißnassem T-Shirt. Steil ging es bergauf; der Blick auf den Gipfel meist verborgen im Nebel. Doch je höher wir aufstiegen, desto klarer wurde die Sicht. Und dann: endlich angekommen, geschafft!

Wir halten inne und blicken von hoch oben zurück auf das Tal – auf den Weg, der hinter uns liegt, die Hürden, die wir überwunden, und die Erfahrungen, die wir gemacht haben. Eine große Last fällt von unseren Schultern, wir atmen tief durch und heißen die neue Energie willkommen, die durch unseren Körper strömt.

Ob wir bereits dabei sind, die Wechseljahre hinter uns zu lassen, ob wir uns auf halber Strecke befinden oder gerade erst losgegangen sind – es hilft, sich immer vor Augen zu halten: Das Ziel lohnt!

Wenn Newcomerinnen im Club der Wechseljährigen erfahren, dass die Hormonumstellung mehr als 30 mögliche »Nebenwirkungen« hat, klingt das sicherlich nicht gerade ermutigend. Aber: All die genannten Symptome *können* zwar auftreten, sie müssen es aber nicht. Schon gar nicht alle auf einmal bzw. jeweils in der gleichen Intensität. Außerdem: Sind es wirklich nur die Symptome, unter denen wir leiden – oder steckt auch eine große Verunsicherung durch die Horrorszenarien dahinter, die überall verbreitet werden?

Das Ende deiner Tage ist nicht das Ende aller Tage

In der Tat spielt das negative Image der Übergangszeit, das uns in Angst und Schrecken versetzt, eine große Rolle. Was immer noch fehlt: ein positiver Blick in die Zukunft und die Zuversicht, dass alles einen Sinn hat und am Ende gut wird.

Nie war die Lebenserwartung von Frauen so hoch wie heute. Mit Beginn der Wechselzeit haben wir tatsächlich meist erst die Hälfte des Lebens und damit noch mindestens 40 hoffentlich energievolle Jahre vor uns. Und diese Jahre freuen sich darauf, voller Tatendrang gelebt und gestaltet zu werden. Und nie zuvor hatten Frauen so viele Möglichkeiten, sich selbst und ihr Leben noch einmal neu zu definieren.

Früher oder später begeben sich alle Frauen auf die Reise. Jede auf ihre Weise, in ihrem eigenen Tempo, mit ihren ganz persönlichen Erlebnissen. Auch wenn gefühlt nie die (richtige) Zeit für die Wechseljahre ist.

Eventuelle Überlegungen, Wechseljahresbeschwerden durch eine Hormontherapie zu unterdrücken und auf später zu verschieben, gehen im wahrsten Sinne des Wortes nach hinten los. Denn aufgeschoben ist nicht aufgehoben.

Je eher wir uns den Herausforderungen der wechselhaften Zeiten stellen, je konstruktiver wir ihnen begegnen, desto eher können wir in eine entspannte Zukunft starten, jenseits des Zyklus und aller (gesellschaftlicher) Erwartungen unseren eigenen Rhythmus finden.

Wer den Weg nicht kennt,
auf dem er zum Meer gelangen kann,
der sollte sich einen Fluss als Begleiter suchen.

Die Wechseljahre selbst sind sicher nicht wirklich immer prickelnd. Und doch sind sie das, was wir daraus machen. Wenn wir ihnen schon im Vorfeld den Beigeschmack der Katastrophe nehmen, ist viel gewonnen. Wie wir uns vor einer Wanderung über den Streckenverlauf informieren, vielleicht sogar einen Tour-Guide engagieren, so können wir auch Informationen über die wechselhaften Zeiten einholen, die Orientierung und Sicherheit bieten. Beispielsweise in Form von Büchern wie dem vorliegenden oder im persönlichen Gespräch mit einer Wechseljahre-Beraterin. Sie weiß um die Kraft der Hormone, um die Widrigkeiten in Form der körperlichen und seelischen Symptome. Vor allem aber weiß sie um die Botschaften, die darin verborgen liegen. Um die erfüllenden Momente, die auf uns warten, wenn wir aus unserer Komfortzone geschubst werden und uns in unbekannte Gefilde vorwagen.

Was vielen Frauen fehlt, wie ich in Gesprächen mit meinen Klientinnen sowie Freundinnen und Bekannten festgestellt habe, sind Vorbilder. Ältere Frauen, die ihnen von ihren positiven Erfahrungen mit den Wechseljahren berichten. Von den Chancen, die sie bergen. Ich würde mir wünschen, dass Frauen sich nicht nur gegenseitig (unter-)stützen, sondern sich gemeinsam dafür einsetzen, dass Wechseljahre als ein natürlicher Bestandteil des (Frauen-)Lebens »gesellschaftsfähig« werden. Wir sind immerhin 16 Millionen Frauen zwischen 38 und 65 Jahren!

Es wäre ein Riesenschritt im Rahmen der weiblichen Emanzipation. Viele Frauenbewegungen im letzten Jahrhundert haben uns gezeigt, was möglich ist, was wir erreichen können, wenn wir es nur wirklich wollen. Es ist (noch) nicht die Zeit, uns auf den Lorbeeren unserer Vorkämpferinnen auszuruhen. Ganz im Gegenteil! Nur wir Frauen selbst können uns unseren Status, unseren Platz in der Gesellschaft erobern. Wenn wir nicht (selbst) mit der Veränderung beginnen – wer soll es dann tun?

Das gesellschaftliche Bild der Frau in den mittleren Lebensjahren ist nach wie vor geprägt von Klischees – insbesondere im Netz. Die Frau im Wechsel? Ein Mängelexemplar! Nach zwölf Jahren als Wechseljahre-Beraterin wird mir immer bewusster, dass es in unserer Gesellschaft nach wie vor an unterstützender Aufklärung, an mutmachender Begleitung mangelt.

Ich werde mich weiterhin dafür einsetzen, dass eines Tages die unabhängige Wechseljahre-Beratung in unserem Gesundheitssystem ihren Platz findet und von den Krankenkassen übernommen wird. Ein wichtiger Beitrag für Stabilität und Sicherheit für Frauen in unruhigen Zeiten. Damit die nachfolgenden Generationen, unsere Töchter und Enkelinnen sowie deren weibliche Nachkommenschaft, sich mit einer großen Portion Gelassenheit auf den Weg in und durch die Wechseljahre machen können – in dem Bewusstsein, dass die reife Frau beileibe kein Mängelexemplar ist, sondern weise, selbstbestimmt und glücklich das Leben genießt. Sich Träume erfüllt, die erst jetzt, in dieser Lebensphase, möglich sind.

Wir haben die Wahl, welchen Weg wir einschlagen. Letztlich müssen wir uns entscheiden: Wollen wir der Jugend hinterherrennen – wissend oder zumindest doch ahnend, dass dieser Versuch nicht von Erfolg gekrönt sein kann? Oder gehen wir dem Alter positiv entgegen? Voller Zuversicht, dass (wie Helge Schneider es ausdrücken würde) die Wundertüte des Lebens auch mit 50 plus noch viel Schönes für uns bereithält …

Glossar: die 100 meistgestellten Fragen & Antworten rund um die Wechseljahre

Was ist was? Wechseljahre, Klimakterium, Menopause

Alle drei Begriffe sind Synonyme für die Lebensphase, in der der Rhythmus der Frauen aus dem Takt gerät. Die Wechseljahre sind sehr wechselhafte Zeiten, die mit körperlichen und seelischen Herausforderungen einhergehen können. Es geht ums Verabschieden und um Neubeginn, um Herausforderungen, Kraftquellen und Ressourcen. Der Begriff »Klimakterium« bedeutet auch »Stufenleiter« und beschreibt die Zeit des Wandels, einer Übergangsphase und den inneren Reifungsprozess zur unabhängigen Frau. Die Menopause bezeichnet die letzte wahrgenommene Blutung. Wir können sie nur rückblickend datieren: wenn ein Jahr lang keine Blutung stattgefunden hat.

Warum haben wir überhaupt Wechseljahre?

Die Hormonumstellung wird ausgelöst, wenn der Vorrat an Eizellen in den Eierstöcken aufgebraucht ist. Wechseljahre sind daher für uns eine Übergangsphase von der körperlichen Fruchtbarkeit in eine kreative Phase der »geistigen Fruchtbarkeit«, die uns die wunderbare Chance zur persönlichen Weiterentwicklung bietet. Frei von Hormonschwankungen und allmonatlichem »Blutvergießen« können wir unsere Energie voll und ganz für neue Projekte nutzen, für die uns bisher aus diversen Gründen keine Zeit blieb.

Was soll das Positive an den Wechseljahren sein?

Ganz spontan würde ich sagen: Klarheit und Unabhängigkeit! Unabhängigsein vom Zyklus, von Verhütungsmitteln, der Meinung anderer und vom Streben nach Perfektionismus. Leichtigkeit (Stichwort: Ballast abwerfen) und Aufbruchstimmung.

Besonders Frauen mit starken Nebenwirkungen können die Sprache der Symptome für sich entdecken und die Chance darin wahrnehmen.

Woran kann ich selbst erkennen, ob ich in den Wechseljahren bin?
Es gibt eindeutige Kriterien, die ohne Zweifel auf die Wechseljahre hinweisen (siehe Fragebogen nach der Einleitung).

Ist es sinnvoll, in den Wechseljahren den Hormonspiegel bestimmen zu lassen?
Es kommt darauf an, was genau Sie untersuchen möchten, warum Sie es untersuchen möchten und mit welcher Methode. Um die Wechseljahre zu bestätigen, ist die Bestimmung des Hormonspiegels nicht notwendig. Um starke Beschwerden sinnvoll mit bioidentischen Hormonen zu unterstützen, aber in jedem Fall. Er kann ergänzend zu Ihren Symptomen wichtige Hinweise geben.

Mit welchen Symptomen kann ich in den Wechseljahren rechnen?
Die häufigsten sind Hitzewallungen, Schweißausbrüche, Schlafstörungen sowie körperliche und geistige Erschöpfung. Viele Frauen berichten auch über depressive Verstimmungen, verstärkte Reizbarkeit und Ängste. Auch Knochen- und Gelenkschmerzen, Herzrasen und trockene Schleimhäute kommen nicht selten vor.

Verändern sich Sexualität und Lustempfinden?
Die Wechseljahre bedeuten nicht das Ende der Leidenschaft. In Zeiten starker Hormonschwankungen kann es jedoch immer wieder zu »lustloseren« Phasen kommen. Verantwortlich dafür ist das oft wechselnde Verhältnis zwischen Testosteron und

Östrogen. Ein starkes Testosteron macht mehr Lust. Trockene Schleimhäute durch den Östrogenrückzug weniger. Neben den hormonellen Schwankungen können aber vor allem Beziehungsfrust, Ängste, Stress und das schwankende Selbstwertgefühl der Frau für vorübergehenden Libidoverlust eine Rolle spielen.

Habe ich Einfluss auf den Beginn der Wechseljahre?
Die genetische Veranlagung scheint ausschlaggebend zu sein. Rauchen verlegt den Eintritt der Wechseljahre um ein bis zwei Jahre nach vorne.

Kann ich eventuellen Wechseljahresbeschwerden vorbeugen?
Sorgen Sie schon im Vorfeld gut für sich! Eine vitalstoffreiche Ernährung, Aktivität und Bewegung tragen zu einem guten Stoffwechsel und zu guter Laune bei. Gut gefüllte Nährstoffdepots reduzieren Wechseljahresbeschwerden und Folgeerkrankungen. Überprüfen Sie Ihre innere Einstellung zum Thema Wechseljahre – sie sollte möglichst positiv sein.

Brauche ich eine Wechseljahre-Therapie?
In den meisten Fällen nicht, denn die Wechseljahre sind keine Krankheit. Sie können jedoch verschiedenste Beschwerden hervorrufen, die individuell bewertet und unterstützt werden sollten. Mit einer Wechseljahre-Beraterin können Sie Ihre individuellen Fragen erörtern. Zusammenhänge zwischen Symptomen und schon bestehenden gesundheitlichen Problemen oder seelischen Konflikten können im Gespräch sichtbar gemacht werden. Oft hilft schon die bewusste Veränderung des Lebensstils dabei, Symptome zu lindern.

Kann ich durch die Wechseljahre krank werden?
Wechseljahre leiten die zweite Lebenshälfte und damit das Älterwerden ein. Gesundheitsvor- und -fürsorge sind wichtige

Aspekte für Vitalität im Alter, denn Gesundheit im Alter ist kein Zufall (siehe Kapitel gesundes Älterwerden).

Ab wann sollte ich mit der Hormonumstellung rechnen?
Das ist sehr individuell. Sie beginnt oft schon schleichend ab Mitte/Ende 30, Anfang 40.

Womit hängt es zusammen, dass wir durch die Hormonumstellung so diffuse Beschwerden bekommen können?
Alle Zellen des Körpers sind mit Hormonrezeptoren ausgestattet und an einen bestimmten Hormonspiegel gewöhnt. Sinkt dieser nun auf ein niedrigeres Niveau ab, ist der Organismus zunächst einmal »not amused« und reagiert mit »Unverständnis«, das er durch diverse Symptome zum Ausdruck bringt. Daher möchte ich alle Frauen ermutigen, einmal in sich hineinzuspüren, was Körper und Seele ihnen mit diesen Symptomen vielleicht sagen wollen.

Was können Ursachen für eine zu frühe Menopause sein?
Wenn die Eierstöcke schon zwischen dem 35. und 40. Lebensjahr – in Ausnahmefällen sogar noch eher – ihre Funktion einstellen, spricht man von Klimakterium praecox. Laut der Deutschen Menopause Gesellschaft ist etwa ein Prozent der Frauen von vorzeitigen Wechseljahren betroffen.

Die Gründe sind vielfältig. Genetische Ursachen kommen ebenso infrage wie hoher Nikotinkonsum, Diabetes mellitus, eine Nebennierenschwäche oder onkologische Therapien. Auch Autoimmunerkrankungen wie z. B. Hashimoto-Thyreoiditis, die operative Entfernung der Eierstöcke und/oder der Gebärmutter können vorzeitige Wechseljahre auslösen.

Wie lange dauert die Hormonumstellung insgesamt?
Das kann nicht pauschal beantwortet werden. Jede Frau erlebt ihre ganz individuellen Wechseljahre.

Vom Beginn der Prämenopause bis zum Ende der Postmenopause kann der Wechsel einen Zeitraum von ca. 20 Jahren umfassen, wovon diverse Wechseljahresbeschwerden über zwei bis sieben Jahre auftreten und wahrgenommen werden können, aber längst nicht müssen.

Woran merke ich, dass die Wechseljahre beendet sind?
Wenn Sie mindestens ein Jahr lang keine Blutungen mehr hatten, ist die Perimenopause abgeschlossen. In der (nachfolgenden) Postmenopause gehen die Beschwerden zurück und wir können zunehmend unseren neuen Rhythmus genießen.

Kann ich an den Symptomen erkennen, in welcher Phase ich gerade bin?
Einzelne Symptome können bestimmten Phasen zugeordnet werden, denn jede Phase hat ihre eigenen Charakteristika. Doch die Übergänge sind fließend, sodass wir keine klaren Trennlinien ziehen können.

Bekommen alle Frauen Hitzewallungen und Schweißausbrüche?
Man schätzt, dass bis zu 80 % der Frauen in unterschiedlicher Stärke von Hitzewallungen und Schweißausbrüchen betroffen sind.

Ich bin sehr spät in die Pubertät gekommen, komme ich dann auch später in die Wechseljahre?
Bisher geht man davon aus, dass weder frühe noch späte Pubertät Einfluss auf den Beginn der Wechseljahre haben. Die genetische Disposition scheint ein Marker zu sein. Mütter, Großmütter und Tanten können hier wertvolle Auskünfte geben.

Kann ich meine Hormonbalance positiv beeinflussen?
Ja, indem wir das hormonelle Gleichgewicht mit geeigneten Maßnahmen unterstützen. Vor allem ein ausbalanciertes Seelenleben, eine vitalstoffreiche Ernährung, ein gesunder Stoffwechsel, Bewegung und Stressreduktion tragen zu einer guten Hormonbalance bei.

Ich habe jetzt wirklich keine Zeit für Wechseljahre – kann ich die nicht einfach nach hinten verschieben?
Durch einen massiven Eingriff in den Hormonhaushalt ist heute alles möglich – doch mit welchem Benefit? Dass sich die Frauen als 70-Jährige mit den »Nebenwirkungen« der Wechseljahre auseinandersetzen müssen und sich unter Umständen grämen, die Chance auf eine befreiende Neuorientierung mit 50 verpasst zu haben?

Bekommt jede Frau Wechseljahresbeschwerden?
Oder: Warum hat meine Freundin kaum Beschwerden – und ich fühle mich total aus der Bahn geworfen? Jede Frau erlebt die Wechseljahre anders. Ein Drittel der Frauen haben keine bis kaum Beschwerden. Zwei Drittel mehr oder weniger, davon die Hälfte stark.
Das Erleben ist sehr individuell, denn jede Frau bringt andere körperliche und emotionale Voraussetzungen mit.

Was lässt sich tun gegen starke Beschwerden in den Wechseljahren?
Die wichtigste Botschaft lautet zunächst einmal: Nach und nach gewöhnt sich der Körper an die hormonelle Umstellung.

Wenn man sich durch die Beschwerden sehr stark eingeschränkt fühlt, können zahlreiche Maßnahmen Abhilfe schaffen (siehe meine Tipps unter den jeweiligen Kapiteln).

Muss ich in den Wechseljahren noch verhüten?
Eine sichere Verhütung ist immer dann ein Thema, wenn eine Schwangerschaft unerwünscht, aber grundsätzlich noch denkbar ist, d.h. wenn Geschlechtsverkehr stattfindet, solange noch Eisprünge möglich sind.

Erst in der Postmenopause (nach mindestens einem ganzen Jahr ohne Blutung) finden keine Eisprünge mehr statt, sodass langsam auf Verhütung verzichtet werden kann.

Darf ich in den Wechseljahren noch die »Pille« nehmen?
Das hängt von sehr vielen Faktoren ab.

Aber das Risiko, eine Thrombose, eine Embolie oder einen Schlaganfall zu erleiden, steigt mit jedem Lebensjahr an.

Wie kann ich am besten verhüten?
Wählen Sie eine sichere Verhütungsmethode, die keine oder zumindest möglichst wenige Nebenwirkungen hat. Dazu gehören Barrieremethoden wie Kondom, Diaphragma, Femidom, Portiokappe oder hormonfreie Spiralen.

Die Vasektomie beim Mann (Sterilisation) ist eine sichere und unkomplizierte Methode, die Frauen der Verhütung enthebt.

Ist die Hormonspirale eine Option?
Die Liste der besonders negativen Nebenwirkungen von Hormonspiralen/Tabletten ist sehr lang. Vor allem der Wirkstoff Levonorgestrel wird für depressive Stimmung bis hin zu Depressionen mit Suizidgefährdung in Verbindung gebracht, was allerdings immer noch kaum irgendwo Erwähnung findet.

Ein möglicher Vorteil der Hormonspirale: Sie kann einem zu starken Aufbau der Gebärmutterschleimhaut in Zeiten der Östrogendominanz entgegenwirken.

Wieso fühle ich mich plötzlich so genervt und gestresst?

In den Wechseljahren wird die natürliche Hormonbalance vor allem durch den Rückzug von Progesteron empfindlich gestört, was auch das Verhältnis zwischen Stress- und Sexualhormonen erheblich durcheinanderbringen kann. Mitverursacher können auch Schilddrüsenerkrankungen und eine Unterversorgung mit Vitaminen und Mineralstoffen sein.

Warum bin ich nur noch erschöpft?

Erschöpfung ist tatsächlich die (logische) Folge von Stress, ständiger körperlicher Überforderung und seelischen Belastungen, zu niedrigen Hormonspiegeln. Energieräuber sind auch starke Blutungen, die Eisenmangel verursachen, Vitalstoffmangel, chronische (Stoffwechsel-)Erkrankungen ebenso wie psychische Überlastung.

Inwieweit können sich die Wechseljahre auf meine Psyche auswirken?

Alle Hormone haben spezifische Funktionen: Progesteron sorgt für Gelassenheit und Entspannung; Testosteron für Mut, Standhaftigkeit und mitunter für Aggressivität; Östrogen für Zickenalarm und Revierverteidigung. Sucht der Hormonhaushalt in den Wechseljahren ein neues Gleichgewicht, kann es im Auf und Ab der Hormone teilweise hoch hergehen. Das kann sehr anstrengend sein. Und deshalb fühlen wir uns oft unausgeglichen, angespannt, erschöpft oder auch depressiv verstimmt.

Kann Stress zu einer vorzeitigen Prämenopause führen?

Es gibt Anzeichen dafür. Der Körper reagiert aufgrund von Stress oder totaler Erschöpfung mit einer hohen Stresshormonausschüttung, was den Körper dazu bewegt, den Zyklus einzustellen bzw. unregelmäßiger werden zu lassen. So kann es im Vorfeld der Wechseljahre zu einer Unterversorgung mit Progesteron kommen. Diese frühzeitige Gelbkörperschwäche kann schnell mit einer vorzeitigen Prämenopause verwechselt werden.

Mit individuellen Maßnahmen zur Stressreduktion und Gelbkörperstärkung kann die Hormonproduktion wieder angekurbelt werden. Dieses Phänomen ist auch bei Leistungssportlerinnen bekannt.

Warum leide ich plötzlich an Ängsten, die mir bisher völlig fremd waren?

Ein ganzer Ursachenkomplex kann zu plötzlichen Ängsten in den Wechseljahren beitragen. Zum einen können Hormonschwankungen die Schilddrüse irritieren. Überfunktionssymptome können Stress und damit Ängste auslösen. Durch unser fehlendes Entspannungshormon Progesteron geht uns auch ein Stück weit die Gelassenheit verloren. Wir fühlen uns schneller überfordert. Viele Frauen powern sich im Laufe ihres Lebens aus, wodurch sich chronischer Stress manifestieren kann. Er bedeutet unter anderem einen über Jahre hinweg zu hohen Cortisolspiegel. Cortisol räubert jedoch sehr viel Progesteron und trägt damit zu vielen negativen Begleiterscheinungen bei wie Angstzuständen bis hin zu Panikattacken. Vor allem dann, wenn Frauen durch Medikamente über lange Zeit ihren natürlichen Progesteronspiegel unterdrückt haben.

Auch ein zu niedriger Testosteronspiegel kann zu Ängsten beitragen.

Wenn »der Hormonsee sinkt«, werden auch unsere Urängste (Verlustängste, ungelöste Konflikte mit den Eltern, Partnern, Kindern) deutlich sichtbar. In den Wechseljahren ist es an der Zeit, sich ihnen zu stellen.

Warum bin ich plötzlich so »dünnhäutig«?
»Dünnhäutigkeit« hat viel mit unserer Sensibilität und Empfindsamkeit zu tun und ist sehr individuell ausgeprägt.

Nimmt in den Wechseljahren die »Dünnhäutigkeit« zu, kann das mit erhöhten Stresshormonen und/oder einem niedrigen Testosteronspiegel zusammenhängen.

Über längere Zeit zu viel des Stresshormons Cortisol bewirkt, dass sich auch unsere Haut »dünnhäutig« zeigt. Allerdings kann uns auch der ganz normale Alterungsprozess dünnhäutig machen – im Innen wie im Außen.

Bewirken Wechseljahre Haarausfall?
Bei Haarausfall in den Wechseljahren können verschiedene Ursachen eine Rolle spielen. Ein hormonelles Ungleichgewicht zwischen Sexualhormonen, Stresshormonen und Schilddrüsenhormonen genauso wie Nährstoffmängel und Stoffwechselstörungen sowie ein Ungleichgewicht im Säure-Basen-Haushalt. Labortests können Auskunft geben.

Warum werde ich immer dicker?
Gewichtszunahme in den Wechseljahren hat viele Ursachen. Zuerst sind es Wassereinlagerungen, dann die Zunahme der Fettzellen durch eine Östrogendominanz und einen veränderten Stoffwechsel. Durchschnittlich verbrauchen wir 300 bis 400 kcal (1255–1674 kJ) weniger als vor der Hormonumstellung – die auch weniger gegessen werden sollten. Auch ein Zuviel an Stresshormonen macht dick.

Woher kommen Wassereinlagerungen bzw. -ausschwemmungen?
Bemerken wir vermehrte Wassereinlagerungen im Körper, ist das ein Zeichen für den Progesteron-Rückzug, denn Progesteron ist für die Wasserausscheidung zuständig. Das relative

Zuviel an Östrogen (Östrogendominanz) bindet Wasser, sodass wir »aufquellen«.

Mit dem Rückzug des Östrogens können die Zellen nicht mehr so viel Wasser binden, und wir rennen ständig aufs Klo, weil das Wasser aus den Zellen geschwemmt wird.

In der Zeit sind wir auch oft sehr »nah am Wasser gebaut«. Entweder entleeren wir uns mit Tränen aus den Augen, oder es tropft uns ständig die Nase.

Warum dauern die Wechseljahre so lange?

Körper und Seele benötigen ausreichend Zeit, um sich umzustellen und an die veränderte Situation anzupassen. Dabei durchlaufen wir verschiedene Umstellungsphasen. Die Prämenopause, Perimenopause inklusive Menopause und die Postmenopause. Die Übergänge sind fließend und hinsichtlich des zeitlichen Ablaufs sehr individuell.

Was bedeutet Prämenopause?

Als Prämenopause wird die Zeitspanne der hormonellen Umstellung vor dem letzten Eisprung bezeichnet. Sie geht fließend in die Perimenopause über.

Die Zeitrechnung beginnt bei ca. 35 bis 38 Jahren.

Was ist die Perimenopause?

Diese »heiße Phase« der Hormonumstellung kann sich durch stärkere Beschwerden wie Hitzewallungen, Schweißausbrüche und Schlafstörungen bemerkbar machen. Laut Schulmedizin sind das »die eigentlichen Wechseljahre«. Perimenopause bedeutet »um die Menopause herum«. Sie dauert etwa drei bis vier Jahre: zwei Jahre vor und ein bis zwei Jahre nach der letzten Regelblutung.

Wann beginnt die Postmenopause?

Sie beginnt, wenn ganz sicher ein komplettes Jahr ohne jegliche Blutung vergangen ist. Sie beschreibt einen Zeitraum, in dem sich Körper und Seele endgültig auf die veränderte hormonelle Situation einstellen und eine neue Balance finden. Die Postmenopause erstreckt sich über 10 bis 15 Jahre und endet etwa zwischen dem 60. und 65. Lebensjahr, wo sie dann ins Senium übergeht.

Werde ich nach den Wechseljahren zu einem hormonlosen Wesen?

Nein, keinesfalls. Wir sind von Natur aus keine Hormonmangelwesen, auch wenn diese Behauptung viele Frauen stark verunsichert.

Nach den Wechseljahren werden Hormone im Fettgewebe (Östrogene), in geringen Mengen im Eierstock (Testosteron) und in den Nebennieren (Progesteron, Östrogene, Testosteron) gebildet.

Aber es werden mit der Zeit tatsächlich weniger Hormone produziert, weil sie für die Fortpflanzung nicht mehr relevant sind. Der reduzierte Anteil reicht normalerweise aus, um uns gesund zu erhalten. Stress, Umwelteinflüsse, Medikamente (auch synthetische Hormonpräparate), Mineralstoffmangel und Krankheiten können den Hormonspiegel jedoch sehr negativ beeinflussen. Ein Speichelhormontest gibt Auskunft über die noch aktiven Hormone im Körper.

Welchen Einfluss haben die Wechseljahre auf Osteoporose?

Auch Knochenzellen befinden sich unser ganzes Leben lang in einem lebendigen Auf- und Abbauprozess. Wird dieses Gleichgewicht gestört, kommt es zu einem Missverhältnis zwischen Knochenaufbau und Knochenabbau. Östrogene und Progesteron haben beide einen positiven Einfluss auf die Knochenzellen und schützen sie vor krankhaften Veränderungen wie der Osteoporose. Progesteron stärkt die Osteoblasten, die knochenaufbauenden Zellen. und die Östrogene bremsen die Osteoklasten, die knochenabbauenden Zellen. Mit Beginn der Wechseljahre sinkt der Hormonspiegel, weshalb dieser Schutz sukzessive verloren geht.

Doch Knochen brauchen weit mehr als nur Hormone; sie brauchen vor allem Bewegung, Muskulatur, eine ausgewogene Ernährung und Mineralstoffe wie Vitamin D, Magnesium, Calcium, Mangan, Silizium und Bor in einem ausgewogenen Verhältnis.

Die Knochendichtemessung mittels DXA-Methode und entsprechende Laborwerte geben frühzeitig Hinweise auf einen übermäßigen Rückgang der Knochenmasse

Was sind Phytoöstrogene?

Phytoöstrogene sind sekundäre Pflanzenstoffe, die stark unseren körpereigenen Hormonen ähneln. Sie wirken zwar deutlich schwächer als die körpereigenen Östrogene, können in unserem Körper aber eine ausgleichende Wirkung erzielen, da sie sowohl östrogene als auch antiöstrogene Wirkungen entfalten (können). Daher werden sie auch selektive Östrogenrezeptor-Modulatoren (SERM) genannt. Das heißt, sie regulieren und harmonisieren die Östrogene in die eine oder andere Richtung – je nachdem, was der Körper gerade braucht. Daher kann eine abwechslungsreiche, pflanzenbasierte Kost zu einer Abmilderung von Wechseljahresbeschwerden wie Schlafstörungen oder Hitzewallungen beitragen. Die wichtigsten Vertreter der Pflanzenöstrogene sind die Isoflavone (in Soja, Rotklee), die Lignane (in Leinsamen, Bohnen, Oliven) und die kleine Gruppe der Coumestane (in Alfalfa- oder Sojasprossen).

Helfen sekundäre Pflanzenstoffe gegen Wechseljahresbeschwerden?

Die gezielte Anwendung hormonell wirksamer Pflanzenstoffe kann sich positiv auf die Wechseljahre auswirken. Die asiatische Heilkunst setzt seit Jahrtausenden Heilkräuter als Therapeutika ein. Die am besten getesteten bei uns sind unter anderen der Mönchspfeffer (Agnus castus), die Passionsblume, Melissenblätter, Lavendelblüten und Johanniskraut, die Traubensilberkerze (Cimicifuga racemosa), Rotklee und Sibirischer Rhabarber (Rhapontik-Rhabarber) sowie Salbei und Weißdorn.

Sie können als Tees, Dilutionen oder hoch dosierte Konzentrate in Tabletten- oder Kapselform eingesetzt werden. Bei einer unzureichenden Resorption über den Darm und/oder einer abgeschwächten Leberfunktion ist ein pflanzlicher Hormonausgleich oft nicht ausreichend wirksam. Tipp: Sollte nach drei Monaten keine Besserung eingetreten sein, ist auch keine Wirkung mehr zu erwarten.

Was sind Umwelthormone?

Umwelthormone werden auch Xenoöstrogene genannt. Das sind Chemikalien, die hormonähnlich wirken und die natürliche Wirkung unserer körpereigenen Hormone stark aus dem Gleichgewicht bringen, indem sie diese entweder verstärken oder abschwächen.

Die krank machenden Effekte können Störungen in Wachstum und Entwicklung, eine negative Beeinflussung der Fortpflanzung und Fruchtbarkeit oder eine erhöhte Anfälligkeit für spezielle Erkrankungen hervorrufen.

Diese Chemikalien sind in fast allen Haushalten in Form von Reinigungsmitteln, Kosmetik, in Plastikverpackungen und Getränkeflaschen, Kunststoffauskleidungen von Konservendosen und der Innenbeschichtung der Schraubverschlüsse von Glaskonserven, in Vorratsbehältern, Babyflaschen und Schnullern, ggf. in Aufbissschienen zum Zahnschutz sowie wiederverwendbaren Trinkflaschen aus Kunststoff zu finden.

Stark hormonähnlich wirkende Substanzen sind z. B. Phthalate, Bisphenol A, Pestizide, Parabene, UV-Schutz in Sonnencreme oder auch in Medikamenten, die uns in Kombination mit anderen Umwelteinflüssen krank machen können. Auch die Hormonabbauprodukte von Frauen, die hormonell verhüten, landen über den Urin als Xenohormone in unseren Abwässern.

Haben häufige Zahnfleischentzündungen mit den Wechseljahren zu tun?

Ja, die Hormonumstellung kann sich auf die Zahn- und Mundgesundheit auswirken. Das Zahnfleisch verliert durch die Östrogendominanz an Festigkeit. Es wird weicher, schmerzempfindlicher, blutet schneller und entzündet sich leichter. Durch einen später folgenden niedrigeren Östrogenspiegel bildet sich weniger Speichel, der jedoch eine wichtige Reinigungs- und Mineralisierungsfunktion übernimmt und uns vor Entzündungen und vor Zahnverlust schützt.

Zu wenig Speichel verändert daher die Mundflora, und Bakterien haben leichteres Spiel. Zahnfleischentzündungen häufen sich und erhöhen das Risiko für Karies und Zahnverlust.

Hier greifen eine penible Zahnhygiene und eine gute Mineral- und Vitalstoffversorgung, die das Gewebe sowie das Immunsystem stärken und Entzündungen entgegenwirken.

Lockern sich die Zähne ab den Wechseljahren?

Eine abnehmende Knochendichte nach der Menopause wirkt sich auch auf den Kieferknochen aus und macht sich durch lockere Zähne bemerkbar.

Das beste Gegenmittel sind gerade nach dem 40. Geburtstag eine sehr gute Zahnhygiene sowie eine ausreichend hohe Versorgung mit Mikronährstoffen, die die Knochen stärken und Entzündungen verhindern.

Was ist Progesteron?

Progesteron, das Hormon des Gelbkörpers und deshalb auch Gelbkörperhormon genannt, ist das Hormon der zweiten Zyklushälfte und der Gegenspieler von Östrogen. Es ist auch das Vorstufenhormon vieler anderer Sexualhormone wie Testosteron, Östradiol und Östriol sowie Cortisol.

Was ist der Unterschied zwischen Progesteron und Gestagen?

Progesteron ist das wichtigste natürliche Gestagen und wird daher meist Gestagen genannt. Das führt oft zu Verwirrung und Verwechslungen. Progesteron ist ein körperidentisches Gestagen. Im Gegenzug dazu ist körperidentisches Gestagen immer Progesteron. Um Verwechslungen auszuschließen, empfiehlt es sich, den Begriff »Gestagen« nur zu verwenden, wenn es sich um die chemischen Verwandten handelt. Synthetische Produkte mit ähnlichen, aber körperfremden Strukturen. Die Wirkungen sind ähnlich wie die des Progesterons, aber nicht identisch. Während natürliches Progesterons eine große Rolle in der Kinderwunschbehandlung spielt, dienen synthetische Gestagene unter anderem dazu, eine Schwangerschaft zu verhüten.

Was sind Gestagene?

Gestagene sind synthetische Hormone, die in ihrer Wirkung dem körpereigenen Progesteron ähneln. Sie werden als (Hormon-)»Ersatz« für Progesteron verordnet und haben eine völlig andere Wirkung als das Progesteron selbst. Gestagene werden auch als Progestine, Progestogene oder Progestativa bezeichnet und sind in hormonellen Verhütungsmitteln und Medikamenten zur Hormonersatztherapie enthalten. Sie verursachen oft starke Nebenwirkungen: Dazu zählen u.a. Migräne, Schlaflosigkeit, Flüssigkeitseinlagerung, Blutgerinnungsstörungen mit erhöhtem Embolie- und Schlaganfallrisiko und vor allem auch Depressionen.

Warum ist es so wichtig, unsere Schleimhäute gut zu pflegen?
Eine gute Schleimhautpflege ist Voraussetzung für ein gesundes Leben. Die gesamte Nahrungs- und Nährstoffverwertung hängt von gesunden Schleimhäuten ab, die Gelenke bleiben nur geschmeidig, wenn wir sie ausreichend mit Schmierstoffen versorgen, und nicht zuletzt sollte die regelmäßige Pflege der Vulvo-Vaginal-Schleimhaut zum täglichen Happy Aging gehören, um einen vulvovaginalen Gewebeschwund (Atrophie) nach der Menopause zu verhindern.

Was sind bioidentische Hormone?
Bioidentisch, körperidentisch oder naturidentisch – all diese Begriffe haben die gleiche Bedeutung. Diese Hormone weisen zu 100 Prozent die gleiche chemische Struktur auf wie unsere körpereigenen Hormone. Daher können sie, richtig dosiert und angewendet, auf natürliche Art und Weise helfen, einen unausgeglichenen Hormonhaushalt zu regulieren und unser Wohlbefinden positiv zu beeinflussen.

Doch sie sind weder »bio« noch »natürlich«. Sie sind halb synthetisch, doch »naturidentisch«, also dem Körper entsprechend. Auch sie werden im Labor aus pflanzlichen Ausgangsstoffen aus der Yamswurzel oder aus Soja in entsprechende bioidentische Hormone umgewandelt.

Kann Diosgenin als Hormonersatz dienen?
Diosgenin aus der Yamswurzel ist eine Vorstufe zu Progesteron, kann jedoch vom Körper selbst nicht in Progesteron umgewandelt werden. Da einige Frauen jedoch von positiven Erfahrungen berichten, könnte es als Modulator wirken und eine hormonausgleichende, progesteronähnliche Wirkung erzielen. Um aus dem Phytohormon Diosgenin humanidentes Progesteron zu erhalten, sind laborchemische Schritte notwendig.

Was ist unter einer Hormonersatztherapie (HET) zu verstehen?
Der Name Hormonersatztherapie (HET, englisch: HRT) führt in die Irre. Es handelt sich nicht um Hormone, sondern um Medikamente, die hormonähnliche Wirkung entfalten. Da sie in Kapseln oder Tabletten verabreicht werden müssen, ist eine individuelle Dosierung unmöglich, was zu unerwünschten (Neben-)Wirkungen führen kann. Dazu gehören u.a. Wassereinlagerungen, Brustspannen, eine erhöhte Gefahr für Brustkrebs und eine erhöhte Thromboseneigung.

Was ist die »moderne« Hormontherapie, auch BHT (Bioidentische Hormontherapie) genannt?
Bei der Behandlung von Wechseljahresbeschwerden setzt sich immer mehr die Anwendung von bioidentischen Hormonen durch, um die stärksten Nebenwirkungen der Wechseljahre und der Postmenopause auf sanftere Art und Weise auszugleichen.

Diese Hormone entsprechen in ihrer chemischen Struktur zu 100 Prozent den körpereigenen Hormonen und können somit auch zu 100 Prozent die gleiche Wirkung entfalten. Doch sie sind weder »bio« noch »natürlich«. Sie sind »naturidentisch«; ihre chemische Struktur ist identisch mit der unserer körpereigenen Hormone. Sie werden im Labor aus pflanzlichen Ausgangsstoffen wie z.B. dem Diosgenin aus der Yamswurzel oder Sojabohnen hergestellt.

Idealerweise können sie transdermal (über die Haut) oder über die Schleimhaut (vaginal) angewendet werden. Sie gelangen sofort ins Blut und können unmittelbar ihre Wirkung entfalten – ohne den Umweg über die Verstoffwechselung in der Leber. Unser Körper kann sie wie seine eigenen verarbeiten und damit unser Wohlbefinden positiv beeinflussen. Diese Herangehensweise kann eine enorme Bereicherung für Frauen mit starken Wechseljahresbeschwerden darstellen.

Die BHT kann und sollte immer individuell, symptom- und

bedarfsorientiert angewendet werden. Denn ein Zuviel kann zu ähnlichen Nebenwirkungen führen wie das Zuwenig. Die Dosis macht daher das Gift.

Ob für Sie eine Unterstützung mit [bioidentischen] Hormonen sinnvoll oder angebracht ist, wird nach ausführlicher Recherche deutlich. Daher geht es immer um die ganzheitliche Betrachtung Ihrer Beschwerden. In einer persönlichen Wechseljahre-Beratung können Möglichkeiten und Alternativen ausgelotet werden.

Seien Sie achtsam bei der Selbstanwendung von Hormonen. Überdosierungen mit den entsprechenden Symptomen und Gefahren sind leider nicht selten.

Wichtig zu wissen: Es ist nur da körperidentisches Progesteron drin, wo auch Progesteron draufsteht.

Beim Östrogen ist es das 17-Beta-Östradiol.

Warum haben so viele Frauen mit hormoneller Schieflage zu kämpfen?

In unserer modernen Welt belasten viele äußere Einflüsse unser Hormonsystem. Dazu gehören Verhütungsmittel wie »Pille«, Spirale oder Hormonring mit hormonähnlichen Substanzen genauso wie Umweltgifte, Kosmetik und Gebrauchsgegenstände des Alltags mit hormonähnlich wirksamen Inhaltsstoffen.

Nicht zu unterschätzen ist der Einfluss durch belastete Nahrungsmittel wie Fleisch, Milch und Milchprodukte von Tieren aus der Hormonmast oder Gemüse und Obst aus stark mit Spritzmitteln belasteten Anbaugebieten.

Was genau ist Östrogen?

Östrogen, im englischen und medizinischen Sprachgebrauch Estrogen genannt, ist nicht nur ein Hormon, sondern die verwirrende Bezeichnung von verschiedenen Östrogenen, die in einer Gruppe zusammengefasst werden. Die wichtigsten drei sind Östradiol Ö2, Östriol Ö3 und Östron Ö1, die alle ganz unterschiedliche Funktionen haben.

Sie werden im Eierstock, in der Nebenniere und ab den Wechseljahren besonders auch im Fettgewebe synthetisiert.

Was hat es mit Östradiol Ö2 auf sich?
Östradiol (englisch Estradiol) ist das einzige weiblich prägende und mit Abstand am stärksten wirksame Östrogen. Es sorgt dafür, dass der Körper Wasser und Fettzellen speichern kann, und modelliert dadurch auch unsere weiblichen Kurven. Östradiol ist der Taktgeber unseres Zyklus und für unsere Fruchtbarkeit ständig dabei, das Brustgewebe, die Gebärmutterschleimhaut und die Eizellen im Eierstock auf-, um- und abzubauen, damit eine Schwangerschaft möglich werden kann. Durch seine hohe Stoffwechselaktivität liefert es uns viel Energie.

Es ist jedoch auch ein sehr »aggressives« Hormon, das von seinem starken Gegenspieler Progesteron im Zaum gehalten werden muss, damit es nicht »bösartig« wird und Krebszellen wachsen lässt.

Was bewirkt Östriol Ö3?
Östriol ist das Hormon mit der stärksten Wirkung auf die Schleimhäute und wird daher auch »Schleimhauthormon« genannt. Es sorgt für eine gute Durchblutung und Befeuchtung, ohne die die Elastizität und Geschmeidigkeit aller Gelenk- und Schleimhäute verloren geht.

Was ist Östron Ö1?
Östron ist eine Art Speicher-Östrogen und nach Östradiol das zweitstärkste Östrogen. Von großer Bedeutung vor allem für Frauen in der Postmenopause, wenn die Eierstöcke ihre Produktion herunterfahren.

Es wird im Fettgewebe gebildet und kann bei Bedarf in Östradiol und Östriol umgewandelt werden. Es kompensiert damit den Rückzug der Hormonproduktion aus den Eierstöcken.

Was bedeutet eine Östrogendominanz?
Richtiger würde es heißen »Östradioldominanz«! Von einer Östrogendominanz sprechen wir dann, wenn das Verhältnis zwischen Östradiol und seinem Gegenspieler Progesteron in Schieflage gerät.

Sie kann auch dann vorliegen, wenn Östradiol zwar niedrig, das Verhältnis zum Gegenspieler Progesteron aber trotzdem zu groß ist. Eine Östradiol-Dominanz kann auch schon vor den Wechseljahren auftreten (z. B. durch die Einnahme der »Pille« oder durch Hormonspiralen) und zu den entsprechenden Beschwerden führen.

Was können Ursachen für eine Östrogendominanz sein?
Die Ursachen sind vielfältig. Vor allem in unseren großen hormonellen Umstellungsphasen Pubertät, Schwangerschaft und Wechseljahren kommt es zur Dysbalance zwischen Progesteron und Östrogen.

In der Prämenopause sinkt der Progesteronspiegel früher als der Östrogenspiegel, da es immer häufiger zu Zyklen ohne Eisprung kommt, in denen kein Progesteron gebildet wird.

Auch Xenoöstrogene, Übergewicht oder Schilddrüsenprobleme können Verursacher sein.

Was sind Symptome einer Östrogendominanz?
Wassereinlagerungen, Brustspannen, vermehrte Bildung von Fettzellen mit Einlagerung von Fett an Hüften, Gesäß und Bauch, stärkerer Aufbau der Gebärmutterschleimhaut, Neigung zur Myombildung in der Gebärmutter, erhöhte Gefahr

von Tumorwachstum in der Brust, depressive Verstimmungen bis hin zu Depressionen, gehäuftes Auftreten von Kopfschmerzen, Blutdruckschwankungen mit Neigung zu hohem Blutdruck, erhöhtes Risiko für das Wachstum von Gallensteinen, erhöhte Thromboseneigung. Eine Östrogendominanz ist sehr gut im Speichelhormontest nachweisbar.

Was sind Androgene?
Als Androgene werden unsere männlichen Geschlechtshormone bezeichnet, die in der Nebennierenrinde als die Hormonvorstufen DHEA und Androstendion produziert und dann in verschiedenen Geweben in Testosteron und Dihydrotestosteron oder auch in Östron umgewandelt werden. Auch Östradiol wird mithilfe von Testosteron synthetisiert.

Wofür ist Testosteron bei Frauen wichtig?
Testosteron ist ein wichtiges Androgen und für uns Frauen ein wichtiges Wohlfühlhormon. Es wird in den Eierstöcken und in den Nebennieren gebildet und ist das Vorstufenhormon für unser Östradiol. Ein guter Testosteronspiegel versorgt damit unsere weibliche und unsere männliche Seite. Durchsetzungsvermögen, eine gute Libido, kräftige Muskeln und damit auch ausreichend Energiereserven sind gute Gradmesser für einen ausgewogenen Testosteronspiegel. Testosteron ist daher auch ein wichtiges Hormon für unseren Knochenstoffwechsel. Ist der Testosteronspiegel jedoch zu hoch, zeigt sich das durch unreine Haut/Akne, Haarausfall und einen Damenbart.

Welche Bedeutung hat Cortisol?
Cortisol ist ein wichtiges »Stresshormon«. Es wird in den Nebennieren produziert und in Belastungssituationen vermehrt ausgeschüttet. Ein gesunder Cortisolspiegel ist morgens am höchsten und abends natürlicherweise am niedrigsten. Corti-

sol wirkt stark entzündungshemmend und hat unter anderem Einfluss auf den Blutzuckerspiegel und den Fettstoffwechsel.

Machen Hormone dick?

Hormone machen nur dann dick, wenn sie außer Kontrolle geraten und der Hormonhaushalt aus der Balance gerät. Bei Frauen, die zu viel an Gewicht zunehmen bzw. nur sehr schwer abnehmen können, muss der Spiegel vieler Hormone berücksichtigt und entsprechend reguliert werden. Darunter Insulin, Leptin, Ghrelin, Östrogen, Testosteron …

Warum ist gerade das Bauchfett so gefährlich?

Östron wird im Fettgewebe produziert. Viel Fettgewebe heißt viel Östron, was nicht unbedingt negativen Einfluss auf uns hat.

Hat sich allerdings zu viel viszerales Bauchfett angesammelt, sorgt das sowohl bei Männern als auch bei Frauen für einen Östradiol-Überschuss – mit allen negativen Folgen.

Bauchfett produziert jede Menge Gewebshormone, die in hohen Mengen über längere Zeit chronische Entzündungen und dadurch Erkrankungen verursachen.

Warum steigt das Brustkrebsrisiko nach der Postmenopause?

Derzeit erkrankt eine von acht Frauen im Laufe ihres Lebens an Brustkrebs. Dabei steigt das Risiko mit zunehmendem Alter. Ab dem 40. und besonders ab dem 50. Lebensjahr erhöht sich das Risiko, um ab dem ca. 70. Lebensjahr wieder abzusinken. Das mittlere Erkrankungsalter liegt bei ca. 64 Jahren.

Hormone in Balance lösen keinen Krebs aus. Die Ursachen liegen in einem lang andauernden hormonellen Ungleichgewicht – beispielsweise durch Umweltgifte, die Antibabypille oder eine Hormonersatztherapie mit synthetischen Hormonen gegen Wechseljahresbeschwerden. Auch eine frühe erste

Blutung oder späte letzte Blutung kann eine Rolle spielen. Übergewicht, eine vitalstoffarme Ernährung und ein regelmäßiges Zuviel an Alkohol erhöhen ebenfalls das Risiko.

Nicht zuletzt können auch ererbte Risikogene verantwortlich sein.

Warum schlafe ich so schlecht seit den Wechseljahren?

Durch den Rückzug unseres Entspannungshormons Progesteron sind wir eher hyperaktiv bis gestresst unterwegs.

Die Östrogendominanz hält auch die Schilddrüse und unser Blutzuckersystem auf Trab – und zwar tagsüber und nachts. Der Organismus hat rund um die Uhr viel zu tun, um die Dysbalance auszugleichen. Das wirkt sich auch auf unsere Schlafqualität aus.

Auch erhöhte Stresshormone lassen uns nicht gut schlafen. Ist z. B. der Cortisolspiegel erhöht, kann das Schlafprobleme mit sich bringen. Cortisol ist unter anderem ein Gegenspieler von Melatonin, unserem Schlafhormon.

Wie kann ich besser durchschlafen?

Indem Sie sich mehr und mehr von körperlichen und mentalen Belastungen und von Überforderung befreien, regelmäßige Entspannungsübungen in den Alltag integrieren und Ihre Ernährungsgewohnheiten überdenken.

Die Essenzeiten auf eine frühere Stunde vorzuverlegen und die Umstellung auf eine kohlenhydratarme Kost am Abend können ebenfalls helfen. Hormon-ausgleichender Schlaf und Beruhigungstee mit Lavendel, Schafgarbenkraut, Melisse, Süßholzwurzel und Hopfen kann helfen, eine ruhige Nacht zu verbringen.

Warum ist die Lebergesundheit so wichtig?

Die Leber sorgt für einen optimalen Hormonhaushalt – also für ein gutes Gleichgewicht im Körper. Sie ist unsere Hormonfabrik und das Hauptentgiftungsorgan. Sie synthetisiert Hormone wie z. B. Vitamin D und baut überschüssige Hormone ab, die dann über die Gallenflüssigkeit und den Stuhlgang abtransportiert werden.

Wozu sollen diese unangenehmen Hitzewallungen gut sein?
An Hitzewallungen scheiden sich die Geister, weil bisher nicht eindeutig geklärt ist, was sie genau auslöst.

Wir können uns jedoch vorstellen, dass es sich um überschüssige Energien handelt, die der Körper loswerden muss. Sie als ein Zeichen eines inneren Reinigungsprozesses verstehen, da die Schweißausbrüche für eine gute Entgiftung gleich hinterhergeschickt werden.

Wie kann ich Hitzewallungen und Schweißausbrüche lindern?
Lebensstiländerungen und Seelenpflege können diese Symptome abmildern.

Sich über die eigenen Stressoren klar werden. Maßvoll und nichts Heißes essen und trinken, wenig Kaffee oder Alkohol trinken, regelmäßig in die Sauna gehen, Ausdauersport treiben, mineralstoffreich und lebergesund essen und vor allem Mikronährstoffe auffüllen, die durch starkes Schwitzen verloren gehen. Entspannungstechniken anwenden.

Warum habe ich mit solch starken Blutungen zu kämpfen?
(Wie) Kann ich starken Blutungen vorbeugen? Starke Blutungen entstehen in der Phase der Östrogendominanz. Daher lohnt es, diese Phase mit hormonregulierenden, naturheilkundlich orientierten Maßnahmen zu unterstützen, frühzeitig an eine Ernährungsumstellung zu denken und Kosmetik auszumisten, die hormonell wirksame Inhaltsstoffe enthält. Das können Konservierungsstoffe wie Parabene und UV-Filter sein.

Braucht jede Frau eine Hormontherapie?
Nein, nicht jede Frau braucht und profitiert von einer Hormontherapie. Eine individuelle ganzheitliche Beratung kann bei der Entscheidungsfindung helfen.

Warum sind Hormone denn so gefährlich?
Hormone sind nicht gefährlich, sondern wahre Kraftpakete, die wichtige Aufgaben in unserem Körper übernehmen. Sie haben nur dann negative (Aus-)Wirkungen, wenn sie aus dem Gleichgewicht geraten. Denn jedes Hormon braucht einen gleich starken Gegenspieler, der im Einklang mit ihm seine ihm zugeteilten Aufgaben erfüllt.

Wenn in den Wechseljahren Hormone von außen zugeführt werden, müssen sie bedarfsorientiert eingesetzt werden, und auch der Gegenspieler muss Berücksichtigung finden. Ohne seinen Gegenspieler kann ein Hormon heftige Nebenwirkungen bis hin zu Krankheiten verursachen. Ein synthetisches Präparat kann nicht die gleichen Aufgaben erfüllen wie ein natürliches, auch wenn die Wirkung ähnlich ist. In Tabletten und Spiralen sind immer synthetische Hormone (mit-)enthalten.

Daher wird eine Therapie im besten Fall begleitend, so kurz wie möglich und so gering dosiert wie nötig verordnet.

Wirken Hormone tatsächlich nur örtlich, wenn ich sie z. B. im Genitalbereich als Creme oder Zäpfchen verwende?
Alle Hormonanwendungen, die lokal angewendet werden, wirken im ganzen Körper. Egal, ob sie über die Haut angewendet oder mit der Spirale in die Gebärmutter eingesetzt werden.

Muss ich Hormone nehmen, um gesund zu bleiben?
Viele Faktoren spielen eine Rolle für unsere Gesundheit. Hormone sind eine Möglichkeit von vielen. Bei nachgewiesener Unterversorgung sind sie eine wichtige gesundheits-

fördernde Maßnahme und eine sinnvolle Therapieergänzung bei bestimmten Krankheiten wie z. B. dem urogenitalen Menopausensyndrom (GSM).

Was ist der Grund für meine Gelenkschmerzen?

Gelenke benötigen stets genügend »Schmiermittel« in Form von nährstoffreicher Gelenkflüssigkeit, damit der schützende Knorpel auf den Gelenkflächen geschmeidig und druckelastisch bleibt. Unter anderem sorgen Östrogene für eine ausreichende Wasserspeicherung und Kollagenbildung im Knorpel. Mit der Hormonumstellung geht diese Fähigkeit stark zurück. Knorpel trocknet ein, verhärtet, bildet sich zurück, und die Gelenkflächen reiben aufeinander. Es kommt zu Entzündungen und Gelenkschmerzen.

Besonders die Rhizarthrose bei Frauen ist ein Phänomen der Wechseljahre. Prävention in Form einer Ernährungsumstellung mit ausreichender Mikronährstoffversorgung, einer verbesserten Flüssigkeitszufuhr und/oder speziell entwickelter Gelenknahrung ist die beste Möglichkeit, den Knorpel langfristig zu schützen. Auch eine gute Pflege der Schleimhäute kommt den Gelenken zugute.

Was sind Myome in der Gebärmutter?

Myome sind gutartige Muskelgeschwulste, die durch einen Überhang von Östrogenen in der Gebärmuttermuskulatur wachsen.

Warum können Mikronährstoffe eine Bereicherung gegen Wechseljahresbeschwerden sein?

Unter anderem gehen durch starkes Schwitzen viele Mineralstoffe verloren, die wir für unsere Hormonsynthese, unsere Gelassenheit, Entspanntheit und gute Laune, aber auch für gesunde Knochen jetzt dringend benötigen. Die Schutzfunktion

der Hormone lässt nach und kann durch eine ausreichende Mikronährstoffversorgung ausgeglichen werden.
50-Jährige haben einen höheren Bedarf als 30-Jährige, da sich der Stoffwechsel stark verändert.

Welche Rolle spielt Vitamin D bei Wechseljahresbeschwerden?
Die stoffwechselaktive Form von Vitamin D gehört wie unsere Sexualhormone zu den Steroidhormonen und ist damit auch für zahlreiche Stoffwechselprozesse unverzichtbar. In seiner Rolle als Prohormon unterstützt es die Synthese der Sexualhormone und sorgt für ein stabiles Gleichgewicht im Hormonhaushalt. Dadurch können auch starke Hormonschwankungen während der Wechseljahre gemildert werden. Vitamin D nimmt außerdem eine führende Rolle bei der Mineralisierung unserer Knochen ein.

Wieso steigt mit den Wechseljahren der Cholesterinspiegel?
Dass der Cholesterinspiegel nach den Wechseljahren steigt, ist durchaus nichts Ungewöhnliches. All unsere Geschlechtshormone werden aus dem Cholesterin synthetisiert. Wird nun ab der Menopause nicht mehr so viel Cholesterin (Cholesterol) verbraucht, steht dem System mehr zur Verfügung, was sich in einem erhöhten Laborwert ausdrückt.

Was bedeuten die »Kältewellen« nach den Hitzewellen?
»Kältewellen« oder »Frostphasen« in und nach den Wechseljahren können fast unangenehmer als Hitzewallungen sein und auf eine Unterfunktion der Schilddrüse und/oder der Nebennieren hinweisen.

Dürfen Frauen, die an Brustkrebs erkrankt waren, eine Hormonersatztherapie gegen Wechseljahresbeschwerden anwenden?
Das wird nach den Leitlinien der Deutschen Gesellschaft für

Gynäkologie und Geburtshilfe nicht empfohlen, weil eine HET ein erneutes Tumorwachstum anregen kann. Wie es sich mit einer bioidentischen Hormontherapie (BHT) verhält, ist noch nicht eindeutig geklärt, kann jedoch im Einzelfall bei starken Beschwerden erwogen werden, wenn alle nicht hormonellen Therapieversuche gescheitert sind.

(Wann) Ist ein Hormontest sinnvoll?

Bei starken Wechseljahressymptomen sind Hormontests eine gute Orientierungshilfe, um starke Defizite zu erkennen und vor allem ein hormonelles Ungleichgewicht gezielt auszugleichen.

Wie kann der Hormonstatus bestimmt werden?

Die Bestimmung des Hormonspiegels erfolgt durch eine Laboruntersuchung.

Hormone können im Speichel, im Blut und im Urin nachgewiesen werden.

Für welche Hormone ist der Speicheltest sinnvoll und für welche Hormone ist ein Bluttest sinnvoll?

Speichel ist »gefiltertes Blut«. In den Speicheldrüsen wird das Blut gefiltert, wobei rote Blutzellen zurückgehalten werden. Hormone hingegen gelangen aus dem Blut in den Speichel. Sinnvoll ist der Speicheltest für die Hormone Cortisol, DHEA, Melatonin, Progesteron, Testosteron, Östriol und Östradiol, weil diese durch die Membran der Speicheldrüse passieren können. Bluttests sind dagegen sinnvoll für z. B. Schilddrüsenhormone.

Was ist der Unterschied zwischen Bluttest und Speichelhormontest?

Der Bluttest: Die Hormondiagnostik aus dem Blutserum oder Plasma erfasst die Gesamtmenge aller vorhandenen Geschlechtshormone, also sowohl die an ein Transportprotein gebundenen inaktiven als auch die freien aktiven Hormone. Der Test gibt Auskunft darüber, ob noch ausreichend Hormone produziert werden.

Im Speichelhormontest (SHT) werden nur die freien, wirklich aktiven Anteile der Hormone bestimmt. Hier kann man auch sehr detailliert die Verhältnisse der Hormone zueinander erkennen und gezielt eventuelle Dysbalancen ausgleichen. Der SHT dient als Grundlage für eine hormonelle Unterstützung mit bioidentischen Hormonen.

Durch eine Kontrolluntersuchung umgeht man die Gefahr der Überdosierung, denn ein Zuviel des Guten kann genau die gleichen Nebenwirkungen hervorrufen wie ein Hormondefizit.

Die Probenentnahme kann selbstständig zu Hause durchgeführt werden. Eine vorhergehende Beratung durch eine Hormonfachkraft oder einen Arzt klärt darüber auf, welche Hormonbestimmung für Sie wirklich sinnvoll ist.

Warum kann ich meinen Partner »nicht mehr riechen«?

Synthetische Gestagene verändern den Geruchssinn. Dadurch nehmen wir nach Absetzen der Verhütungsmittel Gerüche intensiver bzw. ganz anders wahr. Mitunter könnte es dann heißen: »Mensch, das stinkt mir aber!« oder auch: »Du stinkst mir!«, »Ich kann dich nicht mehr riechen!«.

Wie ist der Zusammenhang zwischen Gallensteinen und Hormonen?

Das Risiko, an Gallensteinen zu erkranken, ist in Zeiten der Östrogendominanz am höchsten. Dadurch verändert sich die Zusammensetzung des Gallensaftes, was zur Bildung von Gallensteinen führt. Daher kommt es in den Wechseljahren vermehrt zu Gallensteinen, genau wie in der Schwangerschaft, unter Einfluss der »Pille«, einer HET und bei Übergewicht.

Woher kommen Herzrasen, Herzklopfen, Herzstolpern, das Gefühl: »Mir schlägt das Herz bis zum Hals!«?

Viele Frauen berichten vor allem zu Beginn der Perimenopause von stärkerem Herzklopfen oder Herzrasen, was Angst vor einem Herzinfarkt auslöst. Ursache sind das Ungleichgewicht von Progesteron und Östrogen. Hormonschwankungen machen sich im Herz-Kreislauf-System und in der Schilddrüse bemerkbar. Eine Schilddrüsenüberfunktion begünstigt Herzrasen. Auch Stress kann Auslöser von starkem Herzklopfen, -stolpern oder Druck auf dem Herzen sein. Eine Untersuchung der Schilddrüse und ein EKG zum Ausschluss anderer Ursachen beruhigen und geben Klarheit. Im Laufe der Wechseljahre, sobald sich die Hormone wieder ausbalanciert haben, verschwinden diese Symptome. Allerdings können wir auch empfindlicher auf Koffein, Alkohol und Blutzuckerschwankungen reagieren, was auch den Puls steigen lässt.

Sind die Wechseljahre schuld an meinem Blähbauch und Blähungen?

Ja, tatsächlich, durch eine niedrigere Östriol-Versorgung wird die Verdauungsleistung im Magen-Darm-Trakt eingeschränkt. Die Schleimhäute werden trockener, die Verdauungssäfte fließen langsamer. Damit kann die Nahrung nicht mehr so gut aufgespalten werden. Es kommt zum Blähbauch. Auch die Peristaltik hat keine Lust mehr auf den täglichen Kampf, die Verdauungsreste rauszuschaffen. Es »flutscht« einfach nicht mehr so wie früher. Der Stuhlgang staut sich und gärt im Darm vor sich hin, was zu Blähungen führt.

Warum entsteht Übelkeit in den Wechseljahren?

Übelkeit in den Wechseljahren ist eine Nebenwirkung des veränderten Stoffwechsels.

Der verminderte Progesteronspiegel trägt zu vermehrter

Ausschüttung von Stresshormonen bei, was zu stärkeren Blutzuckerschwankungen führen kann. Eine veränderte Verdauung bringt den Stoffwechsel durcheinander. Bestimmte Nahrungsmittel können nicht mehr so gut verdaut und damit auch nicht mehr so gut vertragen werden. Insbesondere »leere« Kohlenhydrate und Alkohol können Blutzuckerschwankungen verstärken. Daher sollte besonders am Abend darauf verzichtet werden, damit die Leber nicht zu stark belastet wird.

Wie kann ich die seelischen Begleitsymptome der Wechseljahre am ehesten abmildern oder gar abwenden?

Indem Sie regelmäßig Ihre Lebensentwürfe überprüfen. Die Istsituation mit Ihren Wünschen und Träumen abgleichen: Leben Sie ein Leben nach Ihren Vorstellungen oder wird Ihr Leben durch die Vorstellungen anderer bestimmt?

Indem Sie regelmäßig in sich hineinhorchen und sehr genau wahrnehmen lernen, was Ihr Bauch(-Gefühl) und Ihr Herz zu dem ein oder anderen Symptom zu sagen haben.

Indem Sie Ihre eigenen Grenzen kennen, wahrnehmen und lieben lernen. Sich selbst lieben lernen.

Was genau ist eine Wechseljahre-Beraterin?

Eine Fachfrau für die hormonelle Umstellungsphase, die durch ihr eigenes Erleben, fundierte Weiterbildungen und das tiefe Verständnis dieser Lebensphase anderen Frauen die Möglichkeit gibt, sich zu informieren, sich mitzuteilen und auszutauschen. Sie ist Zuhörerin, Aufklärerin, Mutmacherin, Begleiterin und Impulsgeberin. Sie bietet Frauen in Zeiten der Unsicherheit Orientierung und Sicherheit, indem sie sie dabei unterstützt, die positive Absicht des Körpers hinter hartnäckigen Wechseljahressymptomen zu entdecken.

Was versteht man unter einer lösungsorientierten Wechseljahre-Beratung?

Die lösungsorientierte Wechseljahre-Beratung macht Zusammenhänge zwischen dem Hormonrückzug, belastenden, schwer zu bewältigenden Situationen und Wechseljahressymptomen sichtbar. Sie eignet sich daher zur Standortbestimmung, zur Entdeckung der eigenen Ressourcen, der Formulierung von Zielen und Lebensträumen und vor allem zur Umsetzung derselben. Die positiven Aspekte der Hormonumstellung rücken in den Vordergrund und Wechseljahressymptome können deutlich gelindert werden.

Werden die Kosten einer Wechseljahre-Beratung von den Krankenkassen erstattet?

Eine generelle Erstattung durch die Krankenkassen ist leider (noch) nicht vorgesehen, nach persönlicher Rücksprache mit Ihrer jeweiligen Krankenkasse jedoch nicht gänzlich ausgeschlossen. Einige bieten spezielle Bonusprogramme, die im Rahmen der Gesundheitsprävention eine Wechseljahre-Beratung eventuell mit einbeziehen. Daher ist es in jedem Fall einen Versuch wert, sich darüber mit seiner Krankenkasse auszutauschen. Je mehr Frauen nachfragen, desto mehr Aufmerksamkeit bekommt dieses individuelle Angebot für Frauen in der Lebensmitte.

Was soll der Sinn der Wechseljahre sein?

Nicht immer fällt es leicht, den Sinn der Wechseljahre zu erkennen. Was leichterfallen dürfte: ihnen selbst einen Sinn zu geben. Denn der Rhythmuswechsel im Hormonhaushalt schützt uns nicht nur vor den »aggressiven« Östrogenen, wenn der ausgleichende Progesteronspiegel sinkt. Er gibt auch den Blick frei auf das, was (wahrscheinlich schon länger) im Argen liegt. Vielleicht ist das der Gesundheitsstatus, die Partnerschaft, die Beziehung zu den Eltern, ein unbefriedigender Arbeitsplatz …

Die Wechseljahre helfen uns …

… zu erkennen, dass es an der Zeit ist, unbefriedigende Lebensentwürfe zu hinterfragen und neue Prioritäten zu setzen,

… wahrzunehmen, dass zum Ende der fruchtbaren Jahre die Zeit gekommen ist, auch unsere Lebensrollen neu zu definieren,

… dass es an der Zeit ist, den Autopiloten zur Alltagsbewältigung abzuschalten und einen selbstbestimmten Weg einzuschlagen,

… eingefahrene Partnerschaften zu hinterfragen, die eigene Haltung zu überprüfen und mutig anzusprechen, was genau wir uns an Veränderung wünschen, oder sich mutig zu befreien und Neues zu wagen.

Haben Männer auch Wechseljahre?

Wechseljahre, so wie wir sie bei der Frau kennen, gibt es beim Mann nicht, sagt Frank Sommer, weltweit erster Professor für Männergesundheit.

Denn sie haben keinen Zyklus, der dann endet. Aber auch bei Männern verändert sich der Hormonhaushalt: Ab Mitte 40 zieht sich das Testosteron langsam zurück. Das Nachlassen der körperlichen Leistungsfähigkeit, Veränderungen der Libido, Schlafstörungen und Stimmungstiefs kennen daher auch die Herren. Weniger Bewegung bei gleicher Ernährung lässt die Muskeln schrumpfen und den Körperfettanteil steigen, besonders am Bauch – vor allem in Kombination mit Stress. Im Bauchfett wird vermehrt Östrogen gebildet, was einen Anstieg der Östrogenwerte zur Folge hat; es kann zu einer Östrogendominanz kommen. Auch der übermäßige Genuss von Bier (enthält viele Kalorien und Hopfen, der wiederum viel Östrogen enthält) trägt zu einer vermehrten Einlagerung von Östrogen im Bauchfett bei (»Bierbauch«). Die Männer werden sanftmütiger, sind oft nicht mehr so dominant. Hormone im Bauchfett fördern Krankheiten wie Bluthochdruck, die Prostata wird größer, Libido und Fruchtbarkeit nehmen ab, und den Männern wächst eine Brust (Gynäkomastie). Starkes Schwitzen kommt ebenfalls vor. Ursache können wie bei Frauen ein Ungleichgewicht im Hormonhaushalt, Stresshormone und Schilddrüsenfunktionsstörungen sein. Färbt sich der Mann jedoch plötzlich die Haare »bunt«, legt sich eine Harley oder eine superjunge Freundin zu, sind das eher Zeichen einer Midlife-Crisis.

Meine Informationen ersetzen nicht das Fachgespräch mit Ihrem/r Arzt/Ärztin oder Ihrem/r Psychotherapeut*in.
Achten Sie bitte bei allen Produktempfehlungen auf die Dosierungsempfehlung der Hersteller.

Zum Weiterlesen

Béliveau, Prof. Dr. med. Richard/
Gingras, Dr. med. Denis
Krebszellen mögen keine Himbeeren
Goldmann Verlag 2010

Buchner, Elisabeth
Wenn Körper und Gefühle Achterbahn spielen ...
Familienverlag Buchner 2009

Bührer-Lucke, Gisa
Wechseljahre ohne Hormone
Knaur Verlag 2004

Clio – Die Zeitschrift für Frauengesundheit
FFGZ Berlin

Engelbrecht, Sigrid
Heiße Jahre
GU-Verlag 2007 (antiquarisch erhältlich)

Esche-Belke, Dr. med. Susanne/
Kirschner-Brouns, Dr. med. Suzann
Midlife Care
Lübbe Life 2020

Estés, Clarissa Pinkola
Die Wolfsfrau
Heyne Verlag 1995

Fischer, Heide
Ab 40
Nymphenburger Verlag 2018

Gerhard, Prof. Dr. med. Ingrid
Das Frauengesundheitsbuch
Trias Verlag 2009

Gröber, Uwe
Mikronährstoffe
Wissenschaftliche Verlagsgesellschaft 2011

Kaffka, Andrea A.
Zu den Quellen weiblicher Kraft
Joy Verlag 2006

Wechseljahre Wandlungsjahre
Joy Verlag 2007

Kast, Verena
Lebenskrisen werden Lebenschancen
Herder 2011

Abschied von der Opferrolle
Herder Verlag 2012

Kleine-Gunk, Prof. Dr. med. Bernd
Entspannt durch die Wechseljahre
GU Verlag 2017

Lee, John R.
Natürliches Progesteron
Akse Verlag 1997

Madejsky, Margret
Lexikon der Frauenheilkräuter
AT Verlag 2008

Müller-Frahling, Margot/Kasperzik, Birte
Biochemie nach Dr. Schüßler
Deutscher Apotheker Verlag 3. Auflage 2011

Nissim, Rina
Wechseljahre Wechselzeit
Orlanda 2006

Northrup, Dr. med. Christiane
Weisheit der Wechseljahre
Zabert Sandmann 2001

Olbricht, Ingrid
Was Frauen krank macht
Kösel 2002

Offit, Avodah
Das sexuelle Ich
Klett Cotta Verlag 1979 (antiquarisch erhältlich)

Onken, Julia
Feuerzeichenfrau: Ein Bericht über die Wechseljahre
C.H. Beck Verlag 2006

Platt, Dr. med. Michael
Die Hormonrevolution
VAK Verlag 2007

Scheuernstuhl, Dr. med. Annelie /Hild, HP Anne
Natürliche Hormontherapie
Aurum 2009

Sieber-Mahler, Martina
Kursbuch Stoffwechsel
Südwest Verlag 2010

Silbernagel, Stefan/Despopoulos Agamemnon
Taschenatlas der Physiologie
Thieme Verlag 5. Auflage

Spinas, Giatgen A./Fischli, Stefan
Endokrinologie und Stoffwechsel
Thieme Verlag 2011

Tekal, Ronny
Sorry, das waren die Hormone
Orell Füssli Verlag Zürich 2013